U0262792

噬血细胞综合征

第 2 版

主编 王 昭

科学出版社

北 京

内 容 简 介

本书是在第 1 版基础上的全面升级,从框架到内容均与前一版有较大差别。全书共 10 章,详细介绍了不同类型噬血细胞综合征的发病现状、诊断及治疗,内容包括原发性噬血细胞综合征、感染相关噬血细胞综合征、肿瘤相关噬血细胞综合征、巨噬细胞活化综合征及其他类型噬血细胞综合征,同时对噬血细胞综合征伴中枢神经系统受累情况,以及噬血细胞综合征实验室诊断技术和造血干细胞移植治疗技术、免疫化学治疗及分子靶向治疗等进行了全面深入的阐述。

本书内容实用,充分反映了作者团队诊治噬血细胞综合征的经验及最新研究进展,可供血液科临床医师、研究生参考。

图书在版编目(CIP)数据

噬血细胞综合征/王昭主编 . —2 版 . —北京:科学出版社,2022.9
ISBN 978-7-03-073044-2

Ⅰ.①噬… Ⅱ.①王… Ⅲ.①淋巴细胞增多症 – 诊疗 Ⅳ.① R557

中国版本图书馆 CIP 数据核字(2022)第 161364 号

责任编辑:康丽涛 刘 川/责任校对:张小霞
责任印制:肖 兴/封面设计:吴朝洪

科 学 出 版 社 出版
北京东黄城根北街16号
邮政编码:100717
http://www.sciencep.com

北京汇瑞嘉合文化发展有限公司 印刷
科学出版社发行 各地新华书店经销
*
2017年11月第 一 版 开本:787×1092 1/16
2022年 9 月第 二 版 印张:14 1/2
2022年 9 月第二次印刷 字数:343 000
定价:128.00元
(如有印装质量问题,我社负责调换)

《噬血细胞综合征》第2版
编写人员

主　　编　王　昭

副 主 编　王晶石　王旖旎

编　　者　（按姓氏汉语拼音排序）

陈蕾蕾　　崔亭亭　　迪娜·索力提肯

冯翠翠　　龚　颖　　何晓丹　　贺凌博

华政洁　　金志丽　　刘孟涵　　孟广强

宋　悦　　宋德利　　王　昭　　王晶石

王晓迪　　王旖旎　　魏　娜　　吴　林

伍超凡　　阴晴霞　　尹冬飞　　尤亚红

喻明珠　　张　嘉　　张若曦

编写秘书　吴　林

前　言

噬血细胞综合征（hemophagocytic syndrome，HPS）是一种由遗传性或获得性免疫功能异常导致的，以病理性炎症反应为主要特征的临床综合征。该综合征临床表现多样，而其本质是病理性免疫活化引发的过度炎症反应，临床进程与许多潜在因素相关，包括固有的基因缺陷，以及感染性疾病、恶性肿瘤、风湿免疫性疾病等，甚至其他少见的临床免疫紊乱状态，可发生于各年龄段人群。

噬血细胞综合征最早被描述是在 20 世纪 30 年代，1991 年国际组织细胞协会将其命名为"噬血细胞性淋巴组织细胞增多症"。自此，"噬血细胞性淋巴组织细胞增多症"开始作为这一疾病的命名出现在国际各类论文报道中，而国内更多习惯采用"噬血细胞综合征"这一命名。近年来，随着对噬血细胞综合征研究的深入，人们对这一综合征给予了更多的关注，使该领域有了显著的发展，更多患者得以及时诊断、治疗，死亡率大幅度下降。

2017 年，王昭团队结合北京友谊医院血液内科诊治噬血细胞综合征的经验及国内、国际相关研究进展，编写了国内第一部关于噬血细胞综合征的专著《噬血细胞综合征》，详细介绍了噬血细胞综合征的发病现状、诊断标准、治疗原则及研究进展。时光荏苒，转眼四年多过去了，在这期间我们得到了很多同行及患者的肯定，也收到了很多宝贵的意见和建议，同时国际上涌现出很多新的检验技术、新药物和新方法。《噬血细胞综合征诊治中国专家共识》及《淋巴瘤相关噬血细胞综合征诊治中国专家共识》的诞生，标志着我国噬血细胞综合征诊治已日渐规范。

为了更好地帮助临床医师开展噬血细胞综合征诊治工作，针对噬血细胞综合征涉及范围广、知识更新快的特点，结合近年来团队的临床经验和国内外指南、文献等资料，我们再次组织有关专家编写了《噬血细胞综合征》（第 2 版）。本书是在第 1 版基础上的全面升级，从框架到内容均与前一版有较大差别。本书分为原发性噬血细胞综合征、感染相关噬血细胞综合征、肿瘤相关噬血细胞综合征等 10 章，从噬血细胞综合征分类诊治、造血干细胞移植治疗、实验室诊断技术及新的治疗方法等多个方面对噬血细胞综合征进行了全面深入的阐述。

在编写过程中，我们特别注意兼顾时效性与实用性。本书既包含本学科的发展动向，也强调临床实用性，可用于指导或帮助血液内科临床一线工作者。同时也希望能够对相关交叉学科临床医师有所帮助。尽管本书中的内容已经过编者的反复推敲、修改，但是限于编者的知识范围及学科的更新，不足之处在所难免，敬请广大同仁不吝赐教。

编　者
2022 年 1 月

目　　录

第一章 总 论

第一节 概 述

一、噬血细胞综合征的定义

噬血细胞综合征（hemophagocytic syndrome，HPS）又称噬血细胞性淋巴组织细胞增多症（hemophagocytic lymphohistocytosis，HLH），是一种由遗传性或获得性免疫调节异常导致的过度炎症反应综合征。临床上，这种综合征以发热、肝脾大和全血细胞减少为特点，并可在造血器官发现活化的巨噬细胞。根据致病原不同，将噬血细胞综合征分为原发性噬血细胞综合征和继发性噬血细胞综合征两大类。原发性噬血细胞综合征具有明确的家族遗传性和（或）存在遗传性的基因缺陷。国外研究资料显示，原发性噬血细胞综合征在儿童的年患病率为 1/100 万～10/100 万，5 万个活产婴儿中有 1 人发病，性别比约为 1∶1。然而，随着分子诊断技术的进步，研究证实原发性噬血细胞综合征也可迟至青少年期或成人期发病。继发性噬血细胞综合征则与许多潜在基础疾病相关，并影响各年龄段人群。主要诱因包括自身免疫性疾病、持续性感染、恶性肿瘤。其他少见类型，如获得性免疫缺陷综合征（AIDS）患者，或由药物引起的，或器官移植和造血干细胞移植后也存在发生噬血细胞综合征的风险。罕见的噬血细胞综合征的诱因还包括代谢性疾病。随着临床诊断水平的提高，继发性噬血细胞综合征不再是一种罕见疾病，它常与很多基础疾病状态伴随出现。原发性噬血细胞综合征和继发性噬血细胞综合征的发病机制有所不同，但其本质均是受各种潜在致病原过度活化的免疫系统导致严重的过度炎症反应和病态免疫，从而产生一系列临床相似的征象。总的来说，噬血细胞综合征是一类由多种因素引发的过度的病理性炎症反应。所有噬血细胞综合征的症状都是由高浓度的炎性细胞因子驱动的，包括白介素（IL）-1、IL-6、IL-10、IL-12、IL-16、IL-18、肿瘤坏死因子（tumor necrosis factor，TNF）-α 和 γ 干扰素（interferon-γ，IFN-γ），可激活树突状细胞、巨噬细胞及淋巴细胞，尤其是自然杀伤细胞（natural killer cell，NK 细胞）和 CD8[+] T 细胞。细胞毒活性的受损妨碍了刺激源的清除并削弱了通过细胞凋亡对免疫反应进行的负调控，从而产生恶性细胞因子循环，导致噬血细胞综合征的发生，并造成组织损伤和进展性的器官衰竭。

二、噬血细胞综合征的"前世今生"

20 世纪 40 年代，Robert 出生于爱丁堡，外表与其他新生儿看起来一样健康，并在父母的陪伴下茁壮成长。然而，出生不到 8 周，Robert 开始表现出无精打采和焦躁的状态，11 天后开始出现发热和呕吐等现象，父母见状迅速将其送到了爱丁堡皇家儿童医院（Royal Edinburgh Hospital for Sick Children）。入院当天 Robert 的外周血结果显示正常色素性贫血，粒细胞减少，血小板计数降低。在紧接着的 1 周内，Robert 持续发热、精神萎靡、粪便松散且含有黏液。除此之外，Robert 的皮肤还呈现出"晒伤样"的外观，同时伴有肝脾大。奇怪的是，临床检测并未发现可导致发热的感染因素，咽拭子、直肠拭子和血培养结果也均为阴性。面对这样一个病因不明的疾病，医生也难以进行明确的诊断，一系列治疗也未能阻止疾病的进程，最终 Robert 在住院后第 10 天不幸去世。医生在病例报告中这样写道："该疾病进展迅速，具有致死性。表现为发热、进行性全血细胞减少、终末出现黄疸而尿中无任何过量的尿胆素原；肝脾大持续不变，并出现了相当广泛的皮肤瘀斑。且大剂量青霉素治疗无效，少量输血对于疾病无缓解作用。"

时隔一年，这对夫妻迎来了他们的第二个孩子 Rachael。不幸的是，出生后 9 周，Robert 的症状同样出现在了 Rachael 身上。发热、呕吐、腹泻、精神萎靡如出一辙，就连皮肤上也同样呈现出"晒伤样"的外观。父母意识到，相同的症状发生在相同的年龄，可能预示着 Rachael 也将面临同 Robert 一样的命运。初步检查发现 Rachael 与死亡同胞的临床表现非常相似。在一系列治疗过程中，医生使用了更加强效的抗生素，但依旧未能逆转 Rachael 的病症，在患病 94 天后病魔又一次夺走了孩子的生命。此后医生建议这对夫妇停止妊娠，因为若继续坚持，其子女可能都会因相同疾病而夭折。尽管如此，由于求子心切，这对夫妻并未采纳医生的建议，于 1952 年 8 月生下了第三个孩子。

1952 年 5 月，Farquhar 和 Claireaux 将这一疾病命名为"家族性噬血细胞性网状细胞增生症"，也就是如今我们所知的"噬血细胞综合征"。值得注意的是，在发表的论文中 Farquhar 和 Claireaux 提到：这种进展迅速的罕见的致命性疾病的临床表现早在 Scott 和 Robb-Smith 于 1939 年发表的论文中就已报道过。其中描述了 4 例成人患者出现发热、淋巴结病、脾大和肝大，随后出现黄疸、紫癜、贫血和白细胞减少。尸检组织通过显微镜观察，发现大量吞噬红细胞的组织细胞。该综合征被认为是霍奇金淋巴瘤的一种非典型形式，被称为"组织细胞髓质网织红细胞增多症"。这也就意味着人类发现"噬血细胞综合征"这一疾病是在 1939 年甚至更早的时期。

1952 ～ 1958 年，Farquhar 对上述提到的第三个孩子进行了随访，10 周龄时该婴儿也同样出现了严重的厌食，伴有轻度贫血，且血液中异型淋巴细胞持续存在至出生后 18 个月。然而，她的状况并没有恶化，当她在 4 岁 4 个月接受最后一次检查时，发现血红蛋白水平和血液中的白细胞均正常。第三个孩子的健康成长无疑坚定了父母对子女的渴望，不久这对夫妻便生下了他们的第四个孩子。不幸的是，第四个孩子同他们的前两个孩子一样，在 14 周龄时出现厌食、烦躁，4 周后入住爱丁堡皇家儿童医院，并于 9 天后不幸离世。

Farquhar 发现每例致死性病例，在出生后第 3 ～ 4 个月均发生全身性不适，伴有全血细胞减少和肝脾大。贫血似乎是组织细胞增殖及噬红细胞作用引起的红细胞过度清除所导致，同时也观察到了吞噬白细胞作用。家族中一些成员的血清中有时会检测到自身抗体，强烈提示红细胞的过度破坏不是由于红细胞缺陷。在对这位父亲的检测中，医生从未发现任何异常的临床特征，但在一次检查中显示他患有中度贫血，并在他的血清中发现了自身抗体。可以合理地假设，这一现象并不是偶然，而是 3 名患者发生的致死性疾病的较轻表现。由此推断，发病似乎更有可能是由隐性基因造成的，致死是由于隐性纯合子的表达。这便是人类对家族性噬血细胞性淋巴组织细胞增多症最初的认识。

之后，在不同家系中，符合"家族性噬血细胞性网状细胞增生症"临床特点的病例被陆续报道。病例报告中也出现了多种对该疾病名称的命名：家族性莱特勒－西韦病（Letterer-Siwe disease）、家族性噬红细胞性淋巴组织细胞增生症、泛发性淋巴组织细胞浸润和家族性网状内皮组织增生症等。研究者试图解决混淆的命名，并将该疾病确定为一种独特的临床综合征。除此之外，自身免疫、原发性组织细胞增殖和移植物抗宿主反应等发病机制的设想也被相继提出。直到 20 世纪 70 年代，多项病例报告显示在成人中检测到"家族性噬血细胞性网状细胞增生症"临床症状，这也提示该疾病可能不仅仅是家族遗传所导致，后天机体状态的改变也会导致疾病的发生。

1974 年和 1976 年研究者相继发现，"家族性噬血细胞性网状细胞增生症"常伴随高甘油三酯和低纤维蛋白原血症，而这一现象也作为噬血细胞性淋巴组织细胞增多症的诊断标准沿用至今。1981 年研究者发现其临床表现除了发热、肝脾大和全血细胞减少外，还有脑膜受累，表现为神经系统症状和淋巴组织细胞增多伴脑脊液中蛋白质水平升高。1979 年感染相关的噬血细胞性淋巴组织细胞增多症首次被报道，19 例骨髓涂片显示患者组织细胞增生伴有明显噬血细胞现象，并发现与活动性病毒感染相关。14 例患者有疱疹病毒活动性感染，1 例患者有腺病毒活动性感染。其实早在 1976 年就有科学家报道，在患者体内检测到多种抗体水平的升高，尤其是抗风疹病毒和 EB 病毒（Epstein-Barr virus，EBV）的抗体，并认为 EBV 感染与疾病发生具有相关性。1980 年该设想得到了证实，一名 22 月龄的女孩发生了急性 EBV 感染相关的快速致死性噬血细胞性淋巴组织细胞增多症，自此人们意识到所有诊断为组织细胞髓质网织红细胞增多症的病例除评估宿主反应外，还应尝试检测与感染相关的因素。

此后的研究中，人们发现包括细菌、病毒等在内的多种感染因素，淋巴瘤、白血病等多种肿瘤，以及类风湿疾病均可导致噬血细胞性淋巴组织细胞增多症临床表现的发生，并将噬血细胞性淋巴组织细胞增多症分为由遗传缺陷导致的原发性和后天由于感染、肿瘤等因素导致的继发性两类。20 世纪 80 年代初期，病理组织学研究显示，该病患者存在广泛的淋巴细胞和成熟巨噬细胞浸润，且伴有明显的噬血细胞现象，尤其会影响肝脏、脾脏、淋巴结和中枢神经系统。1991 年，国际组织细胞协会将其命名为"噬血细胞性淋巴组织细胞增多症"，自此，"噬血细胞性淋巴组织细胞增多症"开始作为这一疾病的命名出现在国际各类论文报道中，而国内多习惯采用"噬血细胞综合征"这一命名。

三、噬血细胞综合征的研究发展历程

家族性噬血细胞性网状细胞增生症（即噬血细胞综合征）自 1952 年被首次命名后，

相关的研究和文献报道非常少。直到 20 世纪 80 年代，才开始渐渐得到医学界的关注，到 20 世纪末的 20 年内，相关研究论文的发表量约为 80 年代前总和的 10 余倍。这些研究针对家族性和继发性噬血细胞综合征的疾病特征、诊断和治疗进行了大量报道。关于家族性噬血细胞综合征的研究提示近亲结婚有可能大幅增加子女患病的风险。同时人们也发现了更多可导致噬血细胞综合征临床表现的疾病，并在巨细胞病毒、EBV 感染方面进行了较多报道。1984 年，研究者首次发现在噬血细胞综合征患者中自然杀伤活性严重受损，同时指出了自然杀伤活性检测在噬血细胞综合征诊断中的价值，并可作为疾病活动的指标；1986 年和 1989 年相继发表的两篇重要研究分别指出，噬血细胞综合征患者存在高铁蛋白血症和可溶性白介素 -2 受体的升高。时至今日，该两项指标仍然是噬血细胞综合征诊断和预后判断的重要参考。与此同时，免疫学研究提供了淋巴细胞功能紊乱的证据，并强调了 T 细胞在疾病中的关键作用。1991 年，研究发现噬血细胞综合征患者存在高细胞因子血症。这些成果的出现对噬血细胞综合征的诊断具有极大的推动作用，并对噬血细胞综合征的诊断治疗仍具有深远的影响。经过 50 余年来科学家对于噬血细胞综合征的不断探索，国际组织细胞协会 HLH 研究组于 1991 年提出了第一部噬血细胞综合征的诊断指南（HLH-1991）。该诊断标准将发热、脾大、血细胞减少、高甘油三酯 / 低纤维蛋白原血症和噬血现象规定为诊断噬血细胞综合征的充分必要条件。

自 20 世纪 90 年代以来，分子生物学、细胞生物学、免疫学等基础学科的发展日趋成熟，医学界对于噬血细胞综合征的认识不断深入，重视程度不断提高，进入 21 世纪后，相关研究如雨后春笋般增加。截至 2020 年底，近 20 年的研究论文总量达到了 20 世纪总和的 27 倍之多。随着人类基因组计划的完成及数字化信息时代的到来，噬血细胞综合征的诊断与治疗也进入崭新的历史篇章。

2004 年 1 月，国际组织细胞协会推出了 HLH-2004 方案。该方案对先前的 HLH-1991 进行了修订，在原诊断标准的基础上增加了铁蛋白 $\geqslant$ 500 mg/ml、NK 细胞活性降低及 sCD25（可溶性 IL-2 受体）升高 3 项临床指标。根据更新的 HLH-2004 方案，满足既往的 5 项临床指标和新增的 3 项临床指标中的任意 5 项即可诊断噬血细胞综合征。并且除了临床诊断指标之外，HLH-2004 方案提出，分子诊断同样可作为噬血细胞综合征的诊断标准。从噬血细胞综合征被首次描述至 20 世纪末，噬血细胞综合征的诊断主要依赖于发热、脾大及血细胞、血小板减少等临床表现。21 世纪至今，经过深入的基础研究，人类已发现多种与噬血细胞综合征发生相关的基因，包括 *PRF1*、*UNC13D*、*STX11*、*STXBP2* 等在内的 12 种基因已经应用于临床诊断。新的候选基因的筛选和论证工作也在蓬勃开展中。

由于继发性噬血细胞综合征的临床特点可能受到噬血细胞综合征潜在病因的影响，HLH-2004 方案在继发性噬血细胞综合征中的敏感度、特异度和适用性受到越来越多的挑战。国际研究团队对于全身性幼年型特发性关节炎（systemic juvenile idiopathic arthritis，sJIA）、系统性红斑狼疮（systemic lupus erythematosus，SLE）、肿瘤等相关噬血细胞综合征的诊断提出了各自的建议。也有学者提出 HScore 是一种适用于成人患者的回顾性网页式在线计算器，包含临床分级和实验室参数，可能有助于诊断，尤其是成人噬血细胞综合征。在长达 10 年的临床试验中，HLH-2004 方案的每一条诊断指标都经过了敏感度和特异度的研究，结果表明 HLH-2004 方案的可行性依然值得肯定。现阶段提出的关于不同疾病导致的噬血细胞综合征的诊断建议都是基于有明确诱发因素前提下的回顾性研究结论，而事实上，更多的噬血细胞综合征在临床初诊时，其潜在病因并不明确。所以，过分强调不同亚型噬血细胞综合征的独有的诊断标准并不利于临床实际应用，而 HLH-2004 方案却依然可以发挥其诊断的前瞻性价值。因此，在更优秀的诊断标准出台之前，HLH-2004 方案仍是被广泛应用的金标准。

噬血细胞综合征作为一种快速致死性疾病，自然病程一般不超过 2 个月，因此早期诊断、早期治疗是疾病治愈的关键。关于噬血细胞综合征最初人们尝试了包括细胞毒性药物在内的多种治疗，疗效欠佳。依托泊苷（etoposide，VP-16）作为单核巨噬细胞特异性较强的细胞毒类药物，自 1980 年用于治疗噬血细胞综合征且具有较好的疗效；皮质类激素（如地塞米松）由于具有杀伤淋巴细胞、抑制细胞因子的作用，在噬血细胞综合征治疗中同样效果显著。1986 年报道了首例针对噬血细胞综合征患者的骨髓移植治疗，患者在联合化疗预处理后接受了人类白细胞抗原（human leukocyte antigen，HLA）匹配的骨髓移植，在 3 个月内实现了疾病的进展控制，并保持无疾病状态，实现了重大治疗突破。1989 年也出现了类似报道，尽管移植后败血症导致了患者死亡，但研究者提出骨髓移植应在病程早期尝试，可能会在噬血细胞综合征治疗中发挥作用。1991 年 22 例噬血细胞综合征患儿中 16 例经过化疗后获得持续的临床和生物学缓解，其中 6 例接受了异基因骨髓移植（HLA 相合 5 例，HLA 不相合 1 例），4 例 HLA 相合的移植患者获得长期缓解。由此研究者提出了完全缓解期进行 HLA 匹配骨髓移植的合理性。如今，异基因造血干细胞移植已被认为是治愈噬血细胞综合征的唯一方法。基于以上研究成果，1994 年国际组织细胞协会针对 5 岁以下噬血细胞综合征患者开展了第一项国际多中心临床研究，即 HLH-1994 方案。在 HLH-1994 方案中，初始治疗以依托泊苷和皮质类固醇为基础，随后依托泊苷和类固醇持续治疗，联合环孢素（cyclosporin A，CsA），针对中枢受累的病例，鞘内注射甲氨蝶呤。此外，建议对疾病持续和再激活的儿童进行造血干细胞移植。应用该方案治疗，患者的生存状况远超预期。通过使用初始和维持治疗，显著延长了患者存活期，使得更多儿童拥有接受造血干细胞移植的机会。除此之外，同种异体干细胞移植患者的存活期也远超出预期。HLH-1994 方案的成功为噬血细胞综合征的治疗提供了可靠路径，同时极大程度地提升了人们对该疾病的认知，在噬血细胞综合征的诊治进程中具有里程碑式的意义。根据 HLH-1994 方案的经验，国际组织细胞协会于 HLH-2004 方案中对治疗进行了修改，显著的改变是将 CsA 的应用提前到诱导治疗阶段。尽管 HLH-1994 方案和 HLH-2004 方案都取得了成功，但其中涉及使用依托泊苷、CsA 和持续高剂量糖皮质激素，这些广泛的免疫抑制治疗具有明显的毒性，以及感染和长期不良反应风险。尤其是 HLH-2004 方案对于 CsA 应用的修正未对患病结局产生有统计学意义的促进，且 CsA 与一系列治疗初期副作用和禁忌证相关。因此，需要更有针对性和毒性更低的治疗方法。

经过 70 多年来的不断探索，噬血细胞综合征的病理生理机制逐步得到阐释。目前主流学术观点认为，噬血细胞综合征的发生是以细胞毒细胞没有能力杀伤和消除感染的抗原提呈细胞为基础，各种免疫细胞持续活化，不断分泌细胞因子和趋化因子，如 IFN-γ、TNF-α、IL-6、IL-8、IL-10、IL-12、IL-18 和巨噬细胞集落刺激因子（M-CSF）等产生的严重的"细胞因子风暴"。IL-1β、IL-18、IL-6、IL-12、IFN-γ 及 IL-33 等炎性细胞因子，在噬血细胞综合征中具有重要的意义。针对这些炎症因子的多种阻断药物如芦可替尼、阿那白滞素（anakinra）、依帕伐单抗、重组 IL-18 结合蛋白等，已应用于临床治疗。尽管联合细胞因子阻断的相关研究还未开展，但基于目前人类对噬血细胞综合征这一疾病的认识，这种策略很可能具有一定的疗效。越来越多的人认识到，噬血细胞综合征的诱因不同，患者细胞因子谱存在相当大的差异，因此阐明这些差异对于噬血细胞综合征的诊治将具有巨大的推动作用。

尽管医学进步大幅度提高了噬血细胞综合征患者的生存预后，但迄今为止噬血细胞综合征仍是一种高致死性疾病，关于噬血细胞综合征的诊断治疗的研究依旧任重而道远，在未来的发展中仍需要基础学科在分子机制上的深入探索、相关领域不断支持，以及专科医护人员在诊治过程中的观察与尝试。

第二节　噬血细胞综合征的诊断

噬血细胞综合征具有典型但缺乏特异性的临床表现。最常见的表现是发热，患者往往体温升高持续超过 1 周，且抗感染治疗无效，同时伴有肝脾大和进行性血细胞减少所引起的一系列相应的临床症状体征。噬血细胞综合征造成的过度炎症反应可能导致全身多脏器功能受累，肝脏是最常见的受累器官，其严重程度不等，可从非常轻度的氨基转移酶（转氨酶）升高到暴发性肝衰竭。凝血功能障碍和多变的神经系统症状，如昏迷、癫痫、脑膜炎、脑脊髓炎、海绵窦综合征和脑出血可在 1/3 以上的患者中观察到。部分患者可以出现皮疹、消化道病变等非特异性临床表现。噬血细胞综合征的表现错综复杂，临床认识不足易延误诊治，而疾病本身进展迅速，成为本病致死率较高的原因之一。近 20 年来的研究正在逐渐揭开噬血细胞综合征本质的面纱，噬血细胞综合征是一类由多种因素引发的过度的病理性炎症反应。及时、准确、完整地诊断噬血细胞综合征需要遵循疑似诊断—确定诊断—病因诊断三步骤原则。

一、疑似诊断——尽早发现噬血细胞综合征疑似病例

噬血细胞综合征是一种进展迅速的高致死性疾病，因此及时发现噬血细胞综合征疑似病例，并及时正确地诊断至关重要。恰当的治疗应在机体受到高细胞因子血症的不可逆损伤之前开始。但是诊断噬血细胞综合征没有单一的特异性标准，很多情况下，诊断标准在初诊时并未能完全满足，因此可能延误诊断。发热是噬血细胞综合征患者最常见的临床表现，通常体温 ≥ 38.5 ℃，持续发热超过一周，且抗感染治疗无效，发热无法用感染或其他疾病原因来解释，而是高炎症因子血症所致。区分噬血细胞综合征和其他不明原因引起的发热比较困难，当患者接受常规的临床诊治仍无法解释发热的原因，并且同时出现外周血细胞减少时，其发生噬血细胞综合征的可能性便会增加。脾大可见于大多数噬血细胞综合征患者，但不包含其他可能引起脾脏增大的疾病所导致的脾大，这可能与淋巴细胞及组

织细胞浸润有关。部分患者还伴有肝大，以及全身多发的淋巴结肿大。血细胞减少表现为一系或多系血细胞减少，通常为两系以上血细胞减少。血红蛋白＜ 90 g/L（＜ 4 周婴儿＜ 100 g/L），血小板＜ 100×10⁹/L，中性粒细胞＜ 1.0×10⁹/L，其中白细胞和血小板的变化更为多见。血细胞的减少并非由骨髓造血衰竭导致，而是由噬血细胞综合征患者体内 CD8⁺ T 细胞持续抗原提呈导致的以 IFN-γ 为核心的多种细胞因子过度产生，引起了造血系统功能异常。

目前国际主流学术观点认为，患者出现持续发热、肝脾大和血细胞减少三联征，应当怀疑噬血细胞综合征的可能。此外，大多数噬血细胞综合征患者均有肝炎表现，这可能因为活化的巨噬细胞导致组织浸润引起肝脾大、转氨酶升高、乳酸脱氢酶升高和胆红素增高，并产生大量炎性细胞因子造成组织损伤，引起了肝细胞功能的损害。其严重程度不等，可从非常轻度的转氨酶升高到暴发性肝衰竭。若患者存在发热、全血细胞减少合并不明原因的肝功能损伤，也应考虑发生噬血细胞综合征的可能。由于活化的巨噬细胞分泌铁蛋白，血清铁蛋白的水平持续升高。铁蛋白＞ 500 μg/L 成为噬血细胞综合征的诊断标准之一，其诊断噬血细胞综合征的敏感度是 84%。也有研究认为在儿童中血清铁蛋白＞ 10 000 μg/L 对噬血细胞综合征的诊断有 90% 的敏感度及 96% 的特异度。作为一个简便、时效性高的诊断指标，当疑似病例同时合并铁蛋白显著升高时对噬血细胞综合征的诊断具有强烈的提示意义。因此，当患者出现不明原因的发热、血细胞减少、肝脾大和（或）肝功能损伤时，通常提示应完善确诊噬血细胞综合征相关的检查。如同时合并血清铁蛋白水平的升高，则即刻开展噬血细胞综合征的确定诊断迫在眉睫。

二、确定诊断——HLH-2004 解读

从 1991 年国际组织细胞协会正式命名"噬血细胞性淋巴组织细胞增多症"这一疾病开始，诞生了首个噬血细胞综合征的诊断标准。这一标准在使用 10 余年之后，于 2004 重新修订，并作为现在唯一国际公认，纳入国际共识和中国专家共识的噬血细胞综合征诊断标准，称为 HLH-2004。该标准规定，包括临床和实验室指标，满足以下两条中任意一条，噬血细胞综合征诊断即可成立。

1. 分子诊断符合 在目前已知的噬血细胞综合征相关的致病基因，如 *PRF1*、*UNC13D*、*STX11*、*STXBP2*、*RAB27A*、*LYST*、*SH2D1A*、*BIRC4*、*ITK*、*AP3B1*、*MAGT1*、*CD27* 等基因中发现病理性突变。

2. 符合以下 8 条指标中的 5 条

（1）发热：体温＞ 38.5 ℃，持续＞ 7 天。

（2）脾大。

（3）血细胞减少（累及外周血两系或三系）：血红蛋白＜ 90 g/L，血小板＜ 100×10⁹/L，中性粒细胞＜ 1.0×10⁹/L 且非骨髓造血功能减低所致。

（4）高甘油三酯血症和（或）低纤维蛋白原血症：甘油三酯＞ 3.0 mmol/L 或高于同年龄的 3 个标准差，纤维蛋白原＜ 1.5 g/L 或低于同年龄的 3 个标准差。

（5）在骨髓、脾脏、肝脏或淋巴结中找到噬血细胞。

（6）NK 细胞活性降低或缺如。

（7）血清铁蛋白升高：铁蛋白 ≥ 500 μg/L。

（8）sCD25 升高。

噬血现象是噬血细胞综合征的关键标志，骨髓穿刺是证实可疑噬血细胞综合征的优先选择，84% 的成人患者穿刺后呈阳性。骨髓活组织检查的有效性比骨髓穿刺低（64%），但是对排除其他血液系统肿瘤有所帮助。此外，脾脏、淋巴结或皮肤也可出现吞噬血细胞现象。在穿刺标本中加做 CD163 免疫组化有助于提高诊断的敏感度。噬血现象在 1991 年的首个诊断标准中是不可或缺的指标之一。但随着对噬血细胞综合征本质认识的加深，在 HLH-2004 诊断标准中，噬血现象不再是诊断噬血细胞综合征的充分必要条件。发现噬血现象并不代表噬血细胞综合征的诊断一定成立，因为噬血现象也可能由一些其他状况导致，包括输血、感染、自身免疫性疾病和其他原因引起的骨髓衰竭或红细胞破坏。当其他临床或生物学特点缺乏时，发现噬血现象不能过高评价其诊断噬血细胞综合征的意义。同样，没有噬血现象也不能排除噬血细胞综合征的诊断，因为噬血细胞综合征的本质已被证实是一种过度炎症反应和病态免疫。

铁蛋白 ≥ 500 μg/L 是噬血细胞综合征的诊断标准之一，并与疾病变化密切相关。但有研究认为铁蛋白升高受很多因素的影响，发生于所有能够导致铁代谢异常的疾病，因此缺乏特异性。因此，关于血清铁蛋白在疾病中的整体水平及在诊断中截断值的修订实质上是一项复杂而难以客观评价的工作。但是目前的研究均支持血清铁蛋白 < 500 ng/L 在儿童和成人中对诊断噬血细胞综合征都有很好的负性评价意义。铁蛋白快速下降提示经过治疗过度炎症反应得到控制和预后改善，而疾病恶化时，由于炎症反应不断放大，血清铁蛋白水平不断升高。研究认为铁蛋白下降不足 50% 相比于 96% 甚至更多的下降提示死亡可能性更大，而且最初 3 周内铁蛋白的最高值越高，提示预后越差。因此，血清铁蛋白水平的下降或升高程度是评价噬血细胞综合征死亡风险的一个很有价值的指标。

TNF-α 高表达可降低脂蛋白酶活性，造成甘油三酯（TG）显著升高，巨噬细胞吞噬白细胞也可分解产生大量的 TG。空腹 TG > 3.0 mmol/L 是噬血细胞综合征的诊断指标之一。但由于其影响因素较多，缺乏较好的敏感度和特异度。有研究发现，当噬血细胞综合征得到有效控制后，TG 水平也随之下降，认为 TG 水平对于诊断噬血细胞综合征和评估治疗反应是有意义的。细胞因子 IL-1β 及活化的巨噬细胞均可激活纤溶酶原为纤溶酶，从而增加纤维蛋白原（fibrinogen，Fbg）分解，引起低纤维蛋白原血症及纤维蛋白原降解产物（fibrinogen degradation product，fDP）水平升高。当 Fbg < 1.5 g/L 时，具有诊断意义。此外，纤维蛋白原主要在肝脏内合成，肝功能受损导致凝血因子合成能力下降，同时清除活化的凝血因子及纤溶酶功能受损，平衡状态被打破后可导致低凝或高凝状态，故噬血细胞综合征患者可出现出血与血栓并存的凝血功能障碍。

噬血细胞综合征患者的 NK 细胞活性降低或缺如被认为是具有里程碑意义的发现，成为诊断噬血细胞综合征的重要指标之一。无论是原发性噬血细胞综合征还是继发性噬血细胞综合征，在疾病过程中均有可能出现 NK 细胞活性的减低和缺失。在原发性噬血细胞综合征患者中，即使 NK 细胞数量正常时，也可以出现 NK 细胞功能异常的情况；继发性噬血细胞综合征患者在疾病活动期可能 NK 细胞数量较低，NK 细胞功能下降，在治疗后可恢复正常。需要指出的是，NK 细胞活性降低是指 NK 细胞杀伤靶细胞的功能降低，不能简单以 NK 细胞的数量或比例来替代。关于 NK 细胞活性的检测方法，国内外没有统一的规定，推荐使用荧光细胞构建与流式细胞技术相结合的手段检测 NK 细胞杀伤活性，该方法具有很好的准确性、简便的操作性和稳定的可重复性。对于疑似噬血细胞综合征的患者，及时送检 NK 细胞活性有助于早期确定诊断。

巨噬细胞活化引起可溶性白介素 -2 受体（soluble interleukin-2 receptor，sIL-2R，又称 sCD25）持续升高提示进行性加重的 T 细胞反应，是噬血细胞综合征病程中非常有意义的炎症标志物。儿童中，sCD25 升高对噬血细胞综合征诊断的敏感度为 93%，较铁蛋白升高更为敏感。成人患者中 sCD25 升高对噬血细胞综合征诊断的敏感度为 90%，特异度为 77%。关于 sCD25 水平，国际组织细胞协会曾定义为 ≥ 2400 IU/ml，但很多研究以 pg/ml 作为检测单位，这与检测的方法不同有关。根据国内协作组的研究结果和梅奥医学中心的结果推荐，sCD25 ≥ 6400 pg/ml 也可以作为诊断标准之一。sCD25 与噬血细胞综合征严重程度的即刻状态密切相关，sCD25 通常在噬血细胞综合征临床明显恶化之前即可上升，而在炎症反应恢复过程中快速下降。研究发现，sCD25 升高对于判断预后的意义，患者 sCD25 < 10 000 U/ml 的 5 年生存率为 78%，而 sCD25 > 10 000 U/ml 的 5 年生存率仅为 36%。

诊断原发性噬血细胞综合征需要依靠基因测序，检测方法包括传统的双脱氧 DNA 链合成终止法进行 PCR 产物直接测序，以及高通量 DNA 测序技术。常见的突变类型包括错义突变、无义突变、移码突变和剪接点序列变异。基因缺陷导致遗传性噬血细胞综合征，患者淋巴细胞细胞毒作用损伤，与基因突变相关的蛋白功能紊乱，因此细胞毒作用的功能性分析和相关的免疫缺陷检查有助于快速筛选出需要进行基因测序的高危人群。但在一些罕见病例中患者表现近乎正常，因此，基因学检测是最终诊断原发性噬血细胞综合征的金标准。尽管原发性噬血细胞综合征在成人中罕见，一些噬血细胞综合征成人患病群体中还是可以检测出疾病相关基因突变。因此，一些患者及亲属有类似疾病，包括噬血细胞综合征、局部白化病、复发性疾病及感染 EBV 或淋巴细胞增生，也应重视基因学检测；对于诱因不明的噬血细胞综合征患者也应行基因学检测。此外，目前有关噬血细胞综合征相关候选基因的研究仍是冰山一角，而全外显子组测序和全基因组测序技术的应用无疑对鉴定和拓展新的有害基因突变较传统的 Sanger 测序凸显优势。

无论在儿童还是成人患者，HLH-2004 诊断指南都是目前临床诊断噬血细胞综合征应该遵循的原则。新的检测手段将在噬血细胞综合征诊断中发挥作用。例如，NK 细胞和细胞毒性 T 细胞（cytotoxic T lymphocyte，CTL）的功能检测，特别是脱颗粒功能检测（CD107a 检测）将成为诊断噬血细胞综合征的重要手段之一；穿孔素、颗粒酶 B、信号淋巴细胞活化分子相关蛋白（SAP）、X 连锁凋亡抑制蛋白（XIAP）等与噬血细胞综合征缺陷基因相对应的蛋白表达量的检测可以成为快速鉴别原发性噬血细胞综合征的可靠依据。由于噬血细胞综合征的很多临床表现和实验室检查发现都可以用淋巴细胞和组织细胞浸润组织器官及高细胞因子血症来解释，因此高通量检测噬血细胞综合征相关细胞因子谱，可以协助提高诊断噬血细胞综合征的敏感度和特异性。

由于制定 HLH-2004 诊断标准是基于大多数儿童患者群体，而事实上噬血细胞综合征可以影响各个年龄段人群，与多种潜在疾病相关，因此近年来关于 HLH-2004 诊断标准适用性的讨论日趋热烈，如儿童和成人群体、不同类型噬血细胞综合征群体、各项指标的截断值等。目前有研究认为 HScore 比 HLH-2004 更适用于诊断继发性噬血细胞综合征。该积分系统由 9 个临床简单易得的参数组成（表 1-1）。

表 1-1　HScore 积分系统

参数	积分标准
已知潜在的免疫抑制 a	无（0 分）；有（18 分）
体温（℃）	< 38.4（0 分）；38.4 ~ 39.4（33 分）；> 39.4（49 分）
器官肿大	无（0 分）；肝大或脾大（23 分）；肝脾大（38 分）
细胞减少 b	一系（0 分）；二系（24 分）；三系（34 分）
铁蛋白（ng/ml）	< 2000（0 分）；2000 ~ 6000（35 分）；> 6000（50 分）
甘油三酯（μmol/L）	< 1.5（0 分）；1.5 ~ 4（44 分）；> 4（64 分）
纤维蛋白原（g/L）	> 2.5（0 分）；≤ 2.5（30 分）
谷草转氨酶（IU/L）	< 30（0 分）；≥ 30（19 分）
骨髓穿刺发现噬血现象	无（0 分）；有（35 分）

注：a 人类免疫缺陷病毒阳性或接受长期的免疫抑制治疗（糖皮质激素、环孢素、硫唑嘌呤等）；b 血红蛋白 ≤ 92 g/L，白细胞 < 5.0×10^9/L，血小板 < 110×10^9/L。

　　积分越高，发生噬血细胞综合征的概率就越大，HScore > 169 分被认为是最佳的截断值，研究认为该积分系统对 90% 的继发性噬血细胞综合征患者可以做出精准的诊断。但是 HScore 的研究结果来自回顾性研究，使得研究结果不可避免地存在偏倚。因此，HScore 对于噬血细胞综合征的诊断意义及其与 HLH-2004 的优劣有待更多的前瞻性研究来证实。

　　噬血细胞综合征中枢神经系统受累是噬血细胞综合征的一种特殊存在形式，可作为噬血细胞综合征首发症状出现，也可发生于噬血细胞综合征后期病程中。表现为神经和（或）精神症状（如易激惹、惊厥、癫痫、脑膜刺激征、意识改变、共济失调、偏瘫等）、中枢神经系统（central nervous system，CNS）影像学异常（头颅 MRI 提示脑实质或脑膜异常改变）、脑脊液（cerebrospinal fluid，CSF）异常［脑脊液细胞 > 5/μl 和（或）蛋白质升高 > 35 mg/dl］等。当噬血细胞综合征患者出现上述一项或多项征象时，需考虑噬血细胞综合征伴中枢神经系统受累。

三、病因诊断——发现噬血细胞综合征背后的隐藏线索

　　噬血细胞综合征由于触发因素不同，通常被分为"原发性 / 遗传性"和"继发性 / 获得性"两大类。原发性噬血细胞综合征具有明确的家族遗传性和（或）基因缺陷，多于婴幼儿和年幼时发病，被认为是有固定的细胞毒性功能缺陷。继发性噬血细胞综合征则无家族病史或已知的遗传基因缺陷，通常由感染、恶性肿瘤或风湿性疾病等潜在疾病触发。病因诊断对选择合理的治疗手段，纠正潜在的免疫缺陷和控制原发病，达到防止噬血细胞综合征复

发的目的至关重要。确诊噬血细胞综合征的患者需通过仔细询问病史、查体及相关实验室检查，确定导致噬血细胞综合征的可能原因。

1. 原发性噬血细胞综合征 主要是一种常染色体或性染色体隐性遗传病。目前已知的明确与噬血细胞综合征相关的基因有 12 种，根据缺陷基因的特点将原发性噬血细胞综合征分为家族性噬血细胞综合征（FHL）、免疫缺陷综合征相关噬血细胞综合征、X 连锁淋巴组织增生综合征（X-linked lymphoproliferative disease，XLP）和 EBV 驱动噬血细胞综合征。① FHL：共有 5 个亚型，包括 FHL-1、FHL-2、FHL-3、FHL-4 和 FHL-5。FHL-1 相关的缺陷基因及编码蛋白至今仍未被确定，而 FHL-2 至 FHL-5 则分别对应了 *PRF1*、*UNC13D*、*STX11* 及 *STXBP2* 基因及其相关编码的蛋白。②免疫缺陷综合征相关噬血细胞综合征：主要包括格里塞利综合征 2 型（Griscelli syndrome type 2，GS-2）、契－东综合征（Chediak-Higashi syndrome，CHS）1 型和赫曼斯基－普德拉克综合征 2 型（Hermansky-Pudlak syndrome type 2，HPS-2），缺陷基因分别为 *RAB27A*、*CHS1\LYST* 和 *AP3β1*。③ XLP：包括 XLP-1 和 XLP-2（XIAP），是最经典的 EBV 驱动噬血细胞综合征，分别对应 *SH2D1A* 及 *BIRC4* 两种基因突变。除此之外，NLRC4（NLR family CARD domain containing 4）、CDC42（cell division cycle 42）暂时也被分为此类。④ EBV 驱动噬血细胞综合征：包括 IL-2 诱导的 T 细胞激酶（IL-2-inducible T-cell kinase，ITK）缺乏、CD27/CD70 缺乏，以及镁离子转运基因 1（magnesium transporter gene 1，MAGT1）、*CTPS1*（CTP synthase 1）、*RASGRP1*（RAS guanyl releasing protein 1）基因的突变。

无论儿童还是成人，都存在原发性噬血细胞综合征的可能。基因测序确定噬血细胞综合征相关缺陷基因是诊断原发性噬血细胞综合征的金标准。由于基因测序费时长、花费大，对于噬血细胞综合征患者排查原发性噬血细胞综合征可能的临床诊断思路可遵循以下原则选择进行：①所有确诊噬血细胞综合征的患者都应进行功能检测，包括 NK 细胞活性和脱颗粒功能检测（NK 细胞和 CTL 细胞膜 ΔCD107a），穿孔素、颗粒酶 B、SAP、XIAP 等与噬血细胞综合征缺陷基因相对应的蛋白表达量的检测，对于检测结果存在明确异常的患者应及时送检基因测序；②发病年龄≤ 2 岁的患者，应送检基因测序；③未找到明确病因的患者，应送检基因测序；④反复发作的患者，应送检基因测序。

需要指出的是，关于噬血细胞综合征相关致病基因的研究仍在不断发展中，对于未能在目前已知的噬血细胞综合征相关致病基因上发现异常突变，但功能检测却持续异常的患者，不能除外原发性噬血细胞综合征的可能。

2. 继发性噬血细胞综合征 与各种潜在疾病有关，是由感染、肿瘤、风湿性疾病等多种病因启动免疫系统的活化机制所引起的一种反应性疾病，通常无家族病史或已知的遗传基因缺陷。对于未检测出目前已知的致病基因，但原发病因不明的患者仍归类于继发性噬血细胞综合征。

（1）感染相关噬血细胞综合征：是继发性噬血细胞综合征最常见的形式，包括病毒、细菌、真菌及原虫感染等，可以表现为感染触发和（或）宿主免疫损害时的机会致病。对于此类患者，应详细了解其基础疾病、免疫功能状态、特殊药物使用情况及仔细询问旅游史，特别是有无热带地区旅游史。无论是健康人群还是免疫抑制患者的再激活，病毒感染均是最常见的诱因。疱疹病毒，尤其是 EBV 感染是最主要的诱因。EBV 既可以作为噬血细胞综合征的直接病因，也可以作为诱发因素与其他类型的噬血细胞综合征合并存在，推动病情的发展。无论是存在已知基因缺陷的原发性噬血细胞综合征、恶性肿瘤相关噬血细胞综合征，还是风湿免疫病相关噬血细胞综合征，EBV 感染都有可能参与了复杂的疾病过程。因此，对怀疑发生噬血细胞综合征的患者，在诊断过程中进行 EBV-DNA 检测和监测，对于协助寻找噬血细胞综合征的病因或诱发因素及判断病情的变化具有重要意义。

（2）恶性肿瘤相关噬血细胞综合征：恶性肿瘤患者容易罹患噬血细胞综合征，主要是血液系统肿瘤，可见于淋巴瘤、急性白血病、多发性骨髓瘤、骨髓增生异常综合征等。噬血细胞综合征也在少数实体肿瘤患者中发生，包括胚胎细胞肿瘤、胸腺瘤、胃癌等。有研究认为，恶性肿瘤相关噬血细胞综合征在成人噬血细胞综合征中的发生率高达 45%。其中，淋巴瘤相关噬血细胞综合征是最常见的类型，并且以 T 细胞来源多见。研究资料显示，非霍奇金 T 细胞或 NK/T 细胞淋巴瘤是最多见的类型，占所有恶性肿瘤相关噬血细胞综合征的 69%，其他还包括血管免疫母细胞性 T 细胞淋巴瘤、皮下脂膜炎样 T 细胞淋巴瘤、原发皮肤 T 细胞淋巴瘤、套细胞淋巴瘤、间变性大细胞淋巴瘤等。B 细胞淋巴瘤以弥漫大B 细胞淋巴瘤为常见类型，约占恶性肿瘤的 20%。朗格汉斯组织细胞增生症（Langerhans cell histiocytosis，LCH）诱发的噬血细胞综合征多见于儿童患者。肿瘤引起噬血细胞综合征的原因有多种，可于恶性肿瘤诊断之前发生，也可在肿瘤的治疗过程中出现，可由淋巴细胞转化丧失抑制性免疫功能而直接引起免疫活化所致，也可由疾病本身或治疗诱发的骨髓功能衰竭所致。致病机制包括肿瘤与肿瘤细胞产生的细胞因子所致免疫功能异常，也可能与感染触发有关。根据典型病史，结合 PET-CT、免疫分型、染色体、病理活检等检查手段在鉴别肿瘤相关噬血细胞综合征中具有重要的临床意义。对于那些不明原因发生噬血细胞综合征，临床提示淋巴瘤可能性极高且有可能隐藏在脾脏的患者，可建议行脾切除术。

（3）巨噬细胞活化综合征（macrophage activation syndrome，MAS）：是噬血细胞综合征的另一种表现形式，目前认为超过 30 种系统性或器官特异性自身免疫性疾病与噬血细胞综合征相关。其中，全身性幼年型特发性关节炎（sJIA）是 MAS 最常见的病因，系统性红斑狼疮（SLE）和成人斯蒂尔病（adult onset Still disease，AOSD）也是常见病因。这些患者罹患噬血细胞综合征的主要诱因是感染，少数患者合并药物因素。区别于其他类型噬血细胞综合征的主要表现在于此类患者在疾病早期多表现为非感染因素的白细胞、血小板升高，C 反应蛋白升高，红细胞沉降率（血沉）增快，纤维蛋白原升高。但是随着疾病的进展，外周血细胞的进行性下降和炎症指标异常是协助诊断的重要指标。

（4）其他类型的噬血细胞综合征：妊娠、药物、器官和造血干细胞移植也可诱发噬血细胞综合征。罕见的噬血细胞综合征诱因还包括代谢性疾病，如赖氨酸尿性蛋白耐受不良、多种硫酸酯酶缺乏和脂质贮积病等。

总而言之，噬血细胞综合征不是一个独立的疾病，而是一个广泛的临床条件下达到的共同终点——过度的病理性炎症反应。了解噬血细胞综合征的临床特点，掌握噬血细胞综合征临床诊断的思路和手段并鉴别潜藏在噬血细胞综合征背后的原发病，做出及时正确的诊断，是制订合理的治疗方案，提高生存预后的关键。

第三节 噬血细胞综合征的治疗

噬血细胞综合征的治疗原则分为两个主要方面：短期策略以控制过度炎症状态为主，长期策略以纠正潜在的免疫缺陷为主。控制过度炎症状态通过以下几个方面实现：①控制和消除致病诱因；②阻止 T 细胞增殖和活化；③通过阻断过度的细胞因子生成及其功能来阻止和控制炎症进程。纠正潜在的免疫缺陷包括进行异基因造血干细胞移植（allogeneic hematopoietic stem cell transplantation，allo-HSCT）来纠正缺陷基因（原发性噬血细胞综合征）及积极控制原发病（继发性噬血细胞综合征）。

一、诱导治疗：选择 HLH-1994 还是 HLH-2004

国际第一个噬血细胞综合征治疗方案由国际组织细胞协会于 1994 年首次提出，10 年的研究随访结果表明，该方案将儿童噬血细胞综合征的诱导缓解率从过去的不足 10% 显著提高到 70% 左右，随之进行的 allo-HSCT 更使得将近 50% 的患者受益。该方案以皮质类固醇、依托泊苷（VP-16）为核心，用以消除活化 T 细胞，抑制炎症因子的产生。同时对于噬血细胞综合征伴中枢神经系统受累患者鞘内注射甲氨蝶呤和地塞米松。VP-16 被认为是治疗噬血细胞综合征的关键药物，可特异性抑制小鼠体内的 T 细胞增殖和炎性细胞因子分泌。多项研究均支持在初始治疗阶段及时使用 VP-16 能够使患者获益。HLH-2004 是基于 HLH-1994 的重新修订。与 HLH-1994 方案的区别仅在于，HLH-2004 推荐从治疗初始就同时给予环孢素（CsA）治疗，HLH-1994 方案中则是在 8 周诱导治疗后才加入 CsA（图 1-1）。将 CsA 提前至诱导期与 VP-16 同时使用的主要目的是在诱导治疗期增强抑制活化的免疫细胞增殖并阻止细胞因子风暴。2017 年国际组织细胞协会公布了 HLH-2004 的研究结果，其 5 年总生存率达到 61%，略高于 HLH-1994 研究的 54%，但这一修正未对患病结局产生有统计学意义的促进。在 HLH-2004 研究中，患者接受 allo-HSCT 的比例高于 HLH-1994 研究，诱导缓解后桥接 allo-HSCT 的时间比 HLH-1994 研究缩短，但移植前的死亡率与 HLH-1994 研究相比并没有显著的改善，因此认为 HLH-2004 的总生存率的小幅提高获益于该研究中更多的患者积极接受 allo-HSCT，而非诱导缓解率的提高。考虑到 CsA 与一系列治疗初期的副作用和禁忌证相关，HLH-1994 方案仍作为目前的首选方案。即使患者的潜在病因可以明确从 CsA 治疗获益，但也不建议在噬血细胞综合征初始治疗首周与全剂量地塞米松联用 CsA，这会导致血压大幅升高及可逆性后部白质脑病综合征等并发症。

需要指出的是，新的国际共识和中国专家共识都认为，根据临床情况（包括潜在病因、年龄、脏器功能）进行剂量调整的 HLH-1994 方案更适用于临床实际应用。当使用 HLH-1994 方案时，VP-16 的剂量即使对于体重低于 10 kg 的儿童患者也应按体表面积为单位计算。药理研究也支持 VP-16 按照体表面积配量。噬血细胞综合征的细胞因子风暴和 HLH-1994 方案的化疗过程都可以导致患者的器官损伤。成人患者，尤其是老年患者可能还有其他合并症，更加脆弱。因此，继发性噬血细胞综合征推荐使用个体化制定的类

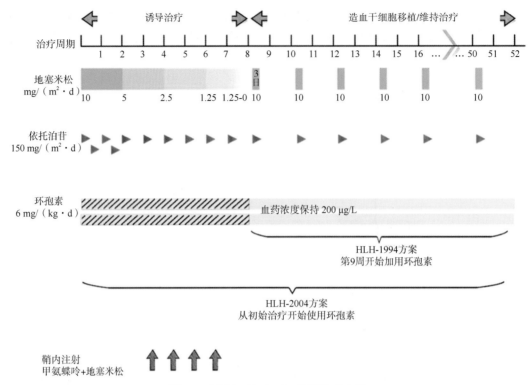

图 1-1　HLH-1994/2004 诱导治疗方案

HLH-1994 方案。基于年龄调整的 VP-16 使用剂量和给药间隔已逐步得到认可。继发性噬血细胞综合征患儿仍需 HLH-1994 方案治疗的非重型病例，可从 VP-16 每周一次用量每剂 150 mg/m² 开始。年长一些的青少年和成人考虑每周一次减量 50 ～ 100 mg/m² 的 VP-16。由于 VP-16 主要由肾清除，倘若患者存在肾功能损伤，应适当减量。肌酐为 20 ～ 40 ml/（min·1.73 m²）体表面积（body surface area，BSA）时降低 25% 的 VP-16 用量；肌酐＜ 20 ml/（min·1.73 m²）时降低 50% 的 VP-16 用量。血细胞减少和（或）肝功能损伤不应成为初始 VP-16 治疗的禁忌证，因为由疾病继发的骨髓和肝功能异常都会在噬血细胞综合征针对性治疗后得到改善。

二、诱导治疗的时机和疗程

临床是否给予 HLH-1994 方案治疗的决策并不仅仅依赖于满足 8 条中的 5 条及以上的噬血细胞综合征诊断标准，还依赖于临床进展的严重程度。有一些噬血细胞综合征病例虽未满足 8 条中的 5 条，但及时的 HLH-1994 方案治疗对其也有正面效应。与诊断标准的符合度相比，疾病临床表现的严重程度和进展才是决定何时开始 HLH-1994 方案的关键因素，包括一些不在 HLH-2004 范围内的非正式指标，如神经症状、脑脊液细胞增多、高胆红素血症、转氨酶升高、低白蛋白血症、低钠血症或 D- 二聚体升高。在单独中枢神经系统疾病的病例中，患者通常无法满足 5 条以上的噬血细胞综合征诊断标准。已发布及未发布的临床经验显示这些患者能够受益于得到及时的 HLH-1994 方案治疗。在那些怀疑或确诊噬血细胞综合征的患者中，由于各种原因需要推迟 HLH-1994 方案治疗的个体，必须至少每天重新评估一次病情。原发性噬血细胞综合征的分子诊断虽然是 HLH-2004 研究中诊断标准的一部分，但并不是开始 HLH-1994 方案治疗的指征。如果没有临床症状，必须严格监测患者体征，一旦出现症状，立即开始治疗。一些携带致病基因的临床无症状患者，如患者的兄弟姐妹，在出生时被检测为严重双等位基因突变的携带者，可以考虑使用 CsA 作为噬血细胞综合征发作前或 allo-HSCT 前的预防治疗方法。

针对的噬血细胞综合征的治疗常常在潜在疾病明确之前就开始，但治疗方式不能"一刀切"，全面的病因筛查将为噬血细胞综合征提供附加的治疗方案。淋巴瘤相关噬血细胞综合征的治疗应当在控制噬血细胞综合征和治疗肿瘤之间取得平衡。皮质类固醇经常作为抗炎的一线用药，若噬血细胞综合征高度活跃，或可能发生严重器官损害的情况下，调整剂量的 VP-16 可以在肿瘤的针对性治疗之前使用，VP-16 也可加入 CHOP 方案或类 CHOP 方案。DEP 方案不仅是难治 / 复发性噬血细胞综合征的有效挽救治疗方案，更可以作为淋巴瘤相关噬血细胞综合征的一线治疗方案。EBV 相关噬血细胞综合征的严重程度不一，需要不同等级的强度和时长的治疗应对。病情的迅速恶化，尤其在 EBV 感染患者的初始治疗过程中出现的迅速恶化，需要立刻给予 VP-16 治疗。短程皮质类固醇治疗（有 / 无静脉注射免疫球蛋白）适用于症状没那么严重或临床表现有所缓解的患者。高于 10^3 拷贝 /ml 的 EBV-DNA 水平被认为与 EBV 相关噬血细胞综合征的发生相关。以单核巨噬细胞系统为靶点的病原体感染如利什曼原虫感染、结核杆菌感染等的患者可能会发生噬血细胞综合征，但不需要类似 HLH-1994 方案的免疫抑制疗法，它们对特定的抗菌药应答良好。由于部分发病机制不同，巨噬细胞活化综合征继发噬血细胞综合征的治疗方式和噬血细胞综合征的推荐治疗方案有所不同。推荐个体化、分级的治疗方案。按照惯例，皮质类固醇是一线用药。大剂量甲泼尼龙静脉注射（1 g/d，连续 3 ～ 5 天）是常用的一种初始治疗方案。反应不充分的患者可加用 CsA[2 ～ 7 mg/（kg·d）]，对于患有严重活动性疾病或累及中枢神经系统的患者，CsA 和（或）减量 VP-16 可能非常有效，应当经全面评估风险后应用，不要拖延给药。

诱导治疗并不意味着必须给予 8 周的治疗。在原发性噬血细胞综合征中，8 周的初始治疗后续贯"维持治疗"是作为通向 allo-HSCT 的桥梁。在继发性噬血细胞综合征中，"维持治疗"往往是不必要的。大部分继发性噬血细胞综合征患者也不是必须完成 8 周的诱导治疗，而应根据患者的具体情况评估病情，在达到完全的临床应答后做出是否停止治疗的决策。"维持治疗"只作为通向 allo-HSCT 的桥梁，但并没有明确证据证明持续治疗是否能够防止噬血细胞综合征复发。

三、噬血细胞综合征治疗的新手段

尽管 HLH-1994 方案将这一致命性疾病的临床缓解率由过去的不足 10% 提高到了 50%～70%，成为目前推荐的一线治疗方案。但是，噬血细胞综合征依然是一种难治性疾病，新的治疗手段是目前国际研究的热点。这些新的治疗手段包括改进的化学免疫治疗方案及新的细胞因子生物靶向治疗等。

DEP 方案是一种由脂质体多柔比星（又称阿霉素）、VP-16 和甲泼尼龙组成的联合化疗方案，首先在成人难治性噬血细胞综合征中开展临床研究。Wang 等报道的单臂研究结果显示，对 HLH-1994 方案治疗无应答的难治性患者，使用 DEP 方案挽救治疗后，总应答率达到 76.2%，其中完全应答（complete response，CR）占 27%，部分应答（partial response，PR）占 49.2%。对 DEP 挽救方案无应答的 15 例患者均在开始挽救治疗后的 4 周内死亡；达到 PR 和 CR 的 48 例患者中，有 29 例在噬血细胞综合征得到缓解后强化原发病治疗，病情得到持续缓解。接受 DEP 挽救方案后获得 CR 的患者总体生存时间较 PR 患者明显延长（$P=0.027$）。这提示了 DEP 方案是一种有效的挽救治疗成人难治性噬血细胞综合征的手段，能够延长患者生存期，为寻找噬血细胞综合征原发病提供机会，可能成为诱导治疗向病因治疗过渡的桥梁。DEP 方案与 HLH-1994 方案的对照研究仍在进行中，被国际组织细胞协会评价为第一个成人噬血细胞综合征的前瞻性临床试验。经过反复的临床实践，改良后的 DEP 方案已被《噬血细胞综合征诊治中国专家共识》及国际组织细胞协会的成人噬血细胞综合征的管理建议办法推荐，用于挽救治疗难治 / 复发性噬血细胞综合征，并可作为淋巴瘤相关噬血细胞综合征的初始诱导治疗。

L-DEP 方案治疗难治性 EBV 相关噬血细胞综合征的临床研究，是以 DEP 方案为核心，联合培门冬酶（pegaspargase），并调整了糖皮质激素的剂量和疗程。Wang 等报道了该研究的初步结果，针对 HLH-1994 方案无应答的难治性 EBV 相关噬血细胞综合征这一亚型，L-DEP 方案可以将总体诱导应答率提高到 82%，这比 DEP 方案的应答率提高了将近 10%，因此被《噬血细胞综合征诊治中国专家共识》推荐用于难治性 EBV 相关噬血细胞综合征的挽救治疗。与此同时，将 L-DEP 方案提前至 EBV 相关噬血细胞综合征初始诱导治疗的临床研究也在进行中。

抗胸腺细胞免疫球蛋白（anti-thymocyte immunoglobulin，ATG）是一种多克隆抗体，通过补体依赖方式溶解 T 细胞和其他目标细胞并修复失控的免疫系统，因其骨髓毒性弱且对 T 细胞毒性强，被认为是治疗噬血细胞综合征的药物选择之一。Mahlaoui 等回顾性分析了 38 例应用 ATG 治疗 [5 ～ 10 mg/（kg·d），持续 5 天] 的原发性噬血细胞综合征患者。结果显示，73% 的案例迅速达到完全缓解，24% 的案例达到部分缓解，1 人无应答；早期缓解即进行骨髓移植的患者具有较高的治愈率，整体存活率为 55.3%；10 人出现感染，其中 4 人将 ATG 作为一线治疗，6 人作为挽救治疗。这提示 ATG 在噬血细胞综合征治疗过程中可能起到积极作用，但是这些患者的早期复发率也非常高，在长期生存上也并未体现优势。并且关于 ATG 导致严重输液反应、感染率增加，甚至诱发噬血细胞综合征复发的报道也不少见。因此，2015 年开展了混合免疫疗法治疗噬血细胞综合征的研究，入组 18 岁以下的儿童和青少年患者，将 ATG 与 VP-16 和地塞米松联合应用，观察其疗效和安全性，但研究结果至今尚未公布。

阿仑单抗（alemtuzumab）是一种抗 CD52 单克隆抗体，可高效耗竭 T、B 淋巴细胞和巨噬细胞，但对表面低表达该标志物的 NK 细胞作用不明显，因而推测其具有特异性治疗噬血细胞综合征的功能。Keith 等报道了首例阿仑单抗成功治疗 SLE 相关噬血细胞综合征的个案，治疗第 3 ～ 4 周时，血红蛋白与纤维蛋白原水平回归正常，且铁蛋白、C 反应蛋白等指标均有改善，治疗后 19 个月噬血细胞综合征及 SLE 均呈持续缓解状态，并无明显感染。因此，认为当常规治疗不佳或患者不耐受常规细胞毒性化疗时可考虑附加阿仑单抗。Marsh 等将阿仑单抗应用于 22 例难治性噬血细胞综合征儿童患者的挽救治疗，64% 的患者达 PR，另有 23% 的患者至少有 1 项指标改善超过 25%，77% 的患者存活至 allo-HSCT。这些提示难治性噬血细胞综合征可能对阿仑单抗的治疗产生应答，创造向 allo-HSCT 过渡的机会。关于阿仑单抗用于初治的原发性噬血细胞综合征诱导治疗的前瞻性临床研究，以及阿仑单抗联合 HLH-1994 方案治疗成人噬血细胞综合征的临床研究正在进行中。

大量实验室检查结果显示，噬血细胞综合征患者体内会过度产生包括 IL-1、IL-6、IL-12、IL-18 在内的多种细胞因子，并诱导一系列临床效应。目前已有不少通过阿那白滞素（anakinra）抑制 IL-1 受体并阻断其生物效应，从而成功控制噬血细胞综合征病情的案例。托珠单抗（tocilizumab）是一种 IL-6 受体单克隆抗体，可特异性结合 IL-6，抑制其信号转导并阻断其生理功能。Savage 等首次报道了托珠单抗成功治愈成人 Still 病继发 MAS 的个案。以自身免疫性疾病为基础的 MAS 是继发性噬血细胞综合征的一种亚型，激活的巨噬细胞分泌过量炎症因子 IL-6 引发噬血细胞综合征临床症状，因此研究者推测托珠单抗可通过特异性抑制 IL-6 治疗噬血细胞综合征。Teachey 等对博纳吐单抗（blinatumomab）治疗急性 B 淋巴细胞白血病后诱发噬血细胞综合征的患者采用托珠单抗治疗，靶向抑制 IL-6 受体，患者的临床症状迅速缓解，提示 IL-6 通道阻滞对噬血细胞综合征的治疗有重要作用，但早期应用托珠单抗是否可获得更好的效果仍缺少数据佐证。关于托珠单抗单药或联合 HLH-1994 方案治疗噬血细胞综合征的前瞻性临床试验正在进行中。

依帕伐单抗即 NI-0501，是一种高亲和力、非竞争性的全人源 IFN-γ 单克隆抗体。动物模型实验证实 CD8$^+$ T 细胞持续抗原提呈导致的 IFN-γ 过度产生，与造血系统功能异常及噬血细胞综合征的病情进展有密切联系，在噬血细胞综合征的发病机制中扮演了重要的角色，在噬血细胞综合征患者体内也常能发现 IFN-γ 水平的升高，因此 IFN-γ 抗体被认为是一种具有很好的应用前景的治疗噬血细胞综合征的靶向药物。全球第一个关于依帕伐单抗治疗原发性噬血细胞综合征有效性和安全性的临床研究已结束患者招募，初步研究结果显示在 27 名复发/难治性或不能耐受常规噬血细胞综合征治疗的原发性噬血细胞综合征儿童患者中，63% 的患者对依帕伐单抗产生应答，70% 的患者能够过渡至 allo-HSCT。常见副作用包括感染、高血压、输注相关反应、低钾和发热。2018 年末，美国食品药品监督管理局（FDA）批准了依帕伐单抗用于常规治疗效果欠佳的儿童（新生儿及以上）和成人复发/难治性原发性噬血细胞综合征。此外，依帕伐单抗用于治疗其他类型的噬血细胞综合征，如恶性肿瘤相关噬血细胞综合征、巨噬细胞活化综合征继发噬血细胞综合征的临床研究，以及依帕伐单抗治疗的长期随访研究和用于原发性噬血细胞综合征初始诱导治疗的临床研究正在进行中。

芦可替尼（ruxolitinib）是一种 JAK1/2 抑制剂，在小鼠原发性和继发性噬血细胞综合征模型中被证实可以抑制 IFN-γ、IL-6 和 IL-12 的产生，并改善噬血细胞综合征相应的临床症状。Broglie 等应用芦可替尼治疗 1 例 11 岁男性难治性噬血细胞综合征患者，取得了很好的临床疗效，患者 24 小时内体温降至正常，呼吸功能、肝功能和血流动力学快速改善，炎症标志物好转，输血需求减少。Sin 等报道了 1 例 38 岁难治性 EBV 相关噬血细胞综合征女性患者，使用芦可替尼后血清铁蛋白、乳酸脱氢酶、纤维蛋白原和肝功能等明显改善。首例芦可替尼用于继发性噬血细胞综合征挽救治疗的个案报道，一名 38 岁女性噬血细胞综合征患者对常规治疗应答欠佳，血清炎症标志物持续上调，临床持续恶化，经芦可替尼挽救治疗后血清铁蛋白、乳酸脱氢酶、纤维蛋白原及肝功能均有好转，但最终死亡。Wang 等使用芦可替尼单药治疗难治/复发性噬血细胞综合征患者 34 例，结果显示芦可替尼可以改善体温、铁蛋白和 sCD25 等炎症指标，但对潜在疾病无明显治疗作用。芦可替尼虽不能治愈噬血细胞综合征，但有助于控制活动性的噬血细胞综合征炎症状态，为治疗潜在疾病或进行 allo-HSCT 提供机会。这些研究结果均表明虽然未观察到芦可替尼临床治愈的效果，但对难治/复发性噬血细胞综合征可能存在积极的疗效。目前关于芦可替尼治疗噬血细胞综合征的临床研究正在蓬勃开展，有待更多临床数据支持。

一些其他治疗手段也在进行尝试，如脾切除术治疗原因不明的难治性噬血细胞综合征。在这项已入组 19 例患者的研究中，7 例在脾脏找到淋巴瘤的证据。因此，可以考虑脾切除术作为原因不明的复发难治性噬血细胞综合征的诊断和治疗手段。而基因编辑治疗联合用于修复基因缺陷，将有功能的穿孔素基因转移到穿孔素基因缺陷小鼠的自体造血干细胞，可以恢复穿孔素的表达，部分修复细胞毒缺陷，改善噬血细胞综合征症状。SAP 基因转移的疗效在 XLP 小鼠模型中已得到证实，提示特异性的基因修复技术将可能成为治疗原发性噬血细胞综合征的有效手段。如果这些研究结果在噬血细胞综合征患者中能够成功复制，将可能成为噬血细胞综合征治疗的重大进展。

四、噬血细胞综合征患者选择造血干细胞移植的关键要点

Allo-HSCT 是目前原发性噬血细胞综合征长期治愈的唯一选择。原发性噬血细胞综合征患者即使急性期已得到控制，也仍将终身面临复发的高风险。因此，通过 allo-HSCT 替换缺陷的免疫系统是目前唯一的治愈手段。移植的决策相当复杂，受很多因素影响，如患者的年龄、基因型、噬血细胞综合征疾病状态、干细胞来源，以及供者的可用性。因此，明确诊断的原发性噬血细胞综合征患者均应在确诊时进行 allo-HSCT 的准备。至于给无症状噬血细胞综合征致病基因携带者实施预防性的 allo-HSCT，这样的决策需要平衡治疗过程中的风险和密切关注不予治疗的风险。倘若有家庭成员在婴幼儿期出现噬血细胞综合征的临床表现，对于家族内的噬血细胞综合征相关基因双等位突变的无症状携带者应考虑allo-HSCT。再者，存在无法治愈的潜在疾病的复发/难治性噬血细胞综合征患者，以及患有某种特定恶性肿瘤的患者也应考虑 allo-HSCT。淋巴瘤相关噬血细胞综合征及 EBV 相关噬血细胞综合征是成人噬血细胞综合征的主要病因。相当一部分复发/难治性噬血细胞综合征患者应考虑 allo-HSCT，即便只有半相合供者可用。此外，对于那些持续高 EBV 拷贝数或慢性活动性 EBV 感染的患者，也应接受 allo-HSCT。

对于潜在病因不明的噬血细胞综合征患者，allo-HSCT 并不作为首先考虑的手段。但如果患者表现出持续免疫缺陷，如穿孔素或 SAP 基因低表达或 CD107a（脱颗粒标志物）表达降低、NK 细胞活性持续低下等，则需考虑 allo-HSCT。因为这些患者可能存在潜在

的基因缺陷，但现有的检测手段不足以明确支持。那么这些患者若存在疾病的复发，且没有可控的触发因素时，就应考虑 allo-HSCT。伴有中枢神经系统症状的患者，尤其是没有 MAS 证据或潜在中枢神经系统感染的患者，应考虑 allo-HSCT。因为中枢神经系统受累通常提示可能存在基因缺陷及长期复发风险，而随着供者免疫功能重建的进行，中枢神经系统疾病可得到控制。

噬血细胞综合征患者的供者筛选除了需要考虑年龄、HLA 相合度、供者健康状况等，还需要评价供者是否存在与移植受者相关的疾病风险，如细胞毒功能（包括 NK 细胞活性、CD107a、噬血细胞综合征相关蛋白表达）、EBV-DNA 等。原发性噬血细胞综合征患者的兄弟姐妹或其他亲属在成为供者之前，应该检测体内是否存在噬血细胞综合征突变基因。杂合突变基因的携带者是可以成为供者的。目前，没有明确的证据显示存在单等位基因杂合突变的兄弟姐妹或双亲发展成为噬血细胞综合征的风险会升高。移植的疗效与移植前的疾病状态有密切关系，确证有噬血细胞综合征家族史的患者在出现系统症状之前，无家族史的患者在药物治疗达到临床缓解后进行移植可以取得较高的总体生存率。

五、重视支持治疗是提高噬血细胞综合征疗效的基础保障

噬血细胞综合征患者常合并感染和多脏器功能受累。支持治疗的准则应与正在进行 allo-HSCT 患者的标准相似，包括预防卡氏肺孢子虫肺炎及真菌感染、静脉补充免疫球蛋白和防范中性粒细胞减少症。任何新出现的发热，需考虑噬血细胞综合征复发及机会性感染的可能，并进行经验性广谱抗生素治疗。

噬血细胞综合征患者由于严重的血小板减少和凝血功能异常，自发性出血的风险很高。治疗期间的目标是将血小板计数维持在 50×10^9/L 以上。对于急性出血患者应输注血小板、新鲜冰冻血浆、凝血酶原复合物，必要时需要补充Ⅶ因子。重组人血小板生成素（recombinant human thrombopoietin，rhTPO）也可在噬血细胞综合征治疗期间用于提高血小板计数水平。国内有研究表明噬血细胞综合征患者血清 TPO 水平明显低于正常健康人群。在噬血细胞综合征治疗早期，联合使用 TPO 可以提高血小板计数水平，缩短血小板减少的持续时间，促进血小板恢复正常范围，减少输血次数和严重出血事件发生，并且对噬血细胞综合征治疗无任何负面影响。

由于炎症反应或可能的药物毒性损害，患者可能在疾病过程中出现或发展为心功能、肝功能、肾功能等多脏器功能不全。因此，在诊断时应充分评估患者的脏器储备功能，在治疗过程中注意水、电解质平衡，严密监测心脏功能，尽可能避免使用心脏毒性大的药物。

确诊噬血细胞综合征伴中枢神经系统受累的患者应每周行鞘内注射甲氨蝶呤和地塞米松治疗，直到脑脊液恢复正常和临床症状消失。对于无中枢神经系统症状的患者是否有必要进行鞘内注射目前尚无定论。可逆性后部脑病综合征在诱导治疗中发病风险较高，其病因尚不完全清楚，但更常发生于高血压患者中，也与 CsA 的使用相关，因此诱导治疗过程中应积极监测及控制血压。

六、噬血细胞综合征疗效评价标准

中国专家共识一致推荐将以下 6 项指标作为临床疗效评价的参考依据：①血清 sCD25；②血清铁蛋白；③血细胞计数；④甘油三酯；⑤噬血现象；⑥意识水平（如有中枢神经系统症状的噬血细胞综合征患者）。

1. 完全应答　上述所有指标均恢复正常，定义为完全应答。

2. 部分应答　≥ 2 项症状 / 实验室指标改善至少 25% 以上者定义为部分应答，其中各单项指标还需符合以下特定标准：① sCD25 下降 2/3 以上。②铁蛋白和甘油三酯下降超过 25%。③不输血情况下：中性粒细胞计数 < 0.5×10^9/L 者，需增加 1 倍，并高于 0.5×10^9/L；中性粒细胞计数为（$0.5 \sim 2.0$）$\times 10^9$/L 者，需增加 1 倍并恢复正常。④谷丙转氨酶 > 400 U/L 者，需下降 50% 以上。

初始诱导治疗后的 2 ～ 3 周应进行疗效评估，对于那些经初始诱导治疗未能达到部分应答及以上疗效的患者建议尽早接受挽救治疗。

无论是原发性噬血细胞综合征还是继发性噬血细胞综合征，患者初诊时均以过度炎症反应为突出表现，其短期治疗策略是一致的，都以控制过度炎症状态为主，初始诱导治疗的应答率影响患者的近期生存；而远期治疗策略以纠正潜在的免疫缺陷和消除免疫刺激，防治疾病本身进展和再活化，原发病的控制状况影响着患者的长期存活。迄今为止，HLH-1994 方案仍是国际专家共识和中国专家共识共同推荐的噬血细胞综合征一线治疗手段。但随着新的临床研究的不断开展，新药研发及药物联合治疗新方案的制定必将进一步提高噬血细胞综合征这一难治性疾病的缓解率，改善生存预后。

（伍超凡　尤亚红　王旖旎）

参考文献

噬血细胞综合征中国专家联盟，中华医学会儿科学分会血液学组，2018. 噬血细胞综合征诊治中国专家共识 [J]. 中华医学杂志，98（2）：91-95.

中国抗癌协会淋巴瘤专业委员会，2018. 淋巴瘤相关噬血细胞综合征诊治中国专家共识 [J]. 中华医学杂志，98（18）：1389-1393.

Bergsten E，Horne A，Aricó M，et al，2017. Confirmed efficacy of etoposide and dexamethasone in HLH treatment：long-term results of the cooperative HLH-2004 study[J]. Blood，130（25）：2728-2738.

Blanche S，Caniglia M，Girault D，et al，1991. Treatment of hemophagocytic lymphohistiocytosis with chemotherapy and bone marrow transplantation：a single-center study of 22 cases[J]. Blood，78（1）：51-54.

Canna S W，Wrobel J，Chu N，et al，2013. Interferon-γ mediates anemia but is dispensable for fulminant Toll-like receptor 9-induced macrophage activation syndrome and hemophagocytosis in mice[J]. Arthritis Rheum，65（7）：1764-1775.

Cohen R A，Hutter J J，Boxer M A，et al，1980. Histiocytic medullary reticulosis associated with acute Epstein-Barr（EB）virus infection[J]. Am J Pediatr Hematol Oncol，2（3）：245-248.

Corry D B，Lewis D E，2006. Cytokine storm and an anti-CD28 monoclonal antibody[J]. N Engl J Med，355（24）：2592.

Das R，Guan P，Sprague L，et al，2016. Janus kinase inhibition lessens inflammation and ameliorates disease in murine models of hemophagocytic lymphohistiocytosis[J]. Blood，127（13）：1666-1675.

Divithotawela C，Garrett P，Westall G，et al，2016. Successful treatment of cytomegalovirus associated hemophagocytic lymphohistiocytosis with the interleukin 1 inhibitor - anakinra[J]. Respirol Case Rep，4（1）：4-6.

Farquhar J W，Claireaux A E，1952. Familial haemophagocytic reticulosis[J]. Arch Dis Child，27（136）：519-525.

Feldmann J，Callebaut I，Raposo G，et al，2003. Munc13-4 is essential for cytolytic granules fusion and is mutated in a form of familial hemophagocytic lymphohistiocytosis（FHL3）[J]. Cell，115（4）：461-473.

Henter J I，Samuelsson-Horne A，Aricò M，et al，2002. Treatment of hemophagocytic lymphohistiocytosis with HLH-1994 immunochemotherapy and bone marrow transplantation[J]. Blood，100（7）：2367-2673.

Jordan M B，Hildeman D，Kappler J，et al. 2004. An animal model of hemophagocytic lymphohistiocytosis（HLH）：CD8[+] T cells and interferon gamma are essential for the disorder[J]. Blood，104（3）：735-743.

Keith M P，Pitchford C，Bernstein W B，2012. Treatment of hemophagocytic lymphohistiocytosis with alemtuzumab in systemic lupus erythematosus[J]. J Clin Rheumatol，18（3）：134-137.

Komp D M，McNamara J，Buckley P，1989. Elevated soluble interleukin-2 receptor in childhood hemophagocytic histiocytic syndromes[J]. Blood，73（8）：2128-2132.

La Rosée P，2015. First prospective clinical trial in adult HLH[J]. Blood，126（19）：2169-2171.

Marsh R A，Allen C E，McClain K L，et al，2013. Salvage therapy of refractory hemophagocytic lymphohistiocytosis with alemtuzumab[J]. Pediatr Blood Cancer，60（1）：101-109.

Maschalidi S，Sepulveda F E，Garrigue A，et al，2016. Therapeutic effect of JAK1/2 blockade on the manifestations of hemophagocytic lymphohistiocytosis in mice[J]. Blood，128（1）：60-71.

Matsuda K，Toyama K，Toya T，et al，2018. Reactivation of hemophagocytic lymphohistiocytosis triggered by antithymocyte globulin[J]. Intern Med，57（4）：583-586.

Perez N，Virelizier J L，Arenzana-Seisdedos F，et al，1984. Impaired natural killer activity in lymphohistiocytosis syndrome[J]. J Pediatr，104（4）：569-573.

Rigaud S，Fondaneche M C，Lambert N，et al，2006. XIAP deficiency in humans causes an X-linked lymphoproliferative syndrome[J]. Nature，444（7115）：110-114.

Stephan J L，Donadieu J，Ledeist F，et al，1993. Treatment of familial hemophagocytic lymphohistiocytosis with antithymocyte globulins，steroids，and cyclosporin A[J]. Blood，82（8）：2319-2323.

Stepp S E，Dufourcq-Lagelouse R，Le Deist F，et al，1999. Perforin gene defects in familial hemophagocytic lymphohistiocytosis[J]. Science，286（5446）：1957-1959.

Strout M P，Seropian S，Berliner N，2010. Alemtuzumab as a bridge to allogeneic SCT in atypical hemophagocytic lymphohistiocytosis[J]. Nat Rev Clin Oncol，7（7）：415-420.

Teachey D T，Rheingold S R，Maude S L，et al，2013. Cytokine release syndrome after blinatumomab treatment related to abnormal macrophage activation and ameliorated with cytokine-directed therapy[J]. Blood，121（26）：5154-5157.

Trottestam H，Horne A，Aricò M，et al，2011. Chemoimmunotherapy for hemophagocytic lymphohistiocytosis：longterm results of the HLH-1994 treatment protocol[J]. Blood，118（17）：4577-4584.

Wang J，Wang Y，Wu L，et al，2015. Splenectomy as a treatment for adults with relapsed hemophagocytic lymphohistiocytosis of unknown cause[J]. Ann Hematol，94（5）：753-760.

Wang J，Wang Y，Wu L，et al，2016. PEG-aspargase and DEP regimen combination therapy for refractory Epstein-Barr virus-associated hemophagocytic lymphohistiocytosis[J]. J Hematol Oncol，9（1）：84.

Wang Y，Huang W，Hu L，et al，2015. Multi-center study of combination DEP regimen as a salvage therapy for adult refractory hemophagocytic lymphohistiocytosis[J]. Blood，126（19）：2186-2192.

Wohlfarth P，Agis H，Gualdoni G A，et al，2017. Interleukin 1 receptor antagonist anakinra，intravenous immunoglobulin，and corticosteroids in the management of critically ill adult patients with hemophagocytic lymphohistiocytosis[J]. J Intensive Care Med，34（9）：723-731.

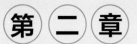

第二章 原发性噬血细胞综合征

第一节 概 述

原发性噬血细胞综合征又称原发性噬血细胞性淋巴组织细胞增多症（pHLH），是由遗传性淋巴细胞毒功能受损或炎症活性相关基因缺陷导致的免疫失控状态，形成噬血细胞综合征致命的细胞因子风暴表现，如不经治疗，患者中位存活期不超过 2 个月。该病首次命名于 1952 年，Farquhar 和 Claireaux 报道了一对同胞婴儿逐渐出现的致命性血细胞减少、肝脾大、发热，以及尸检发现噬血现象，被认为存在遗传性，将这种疾病称为家族性噬血细胞性网状细胞增生症。直至 20 世纪 90 年代末，随着 *LYST*、*SH2D1A* 和 *PRF1* 基因变异的相继突破性发现，首次确证了噬血细胞综合征的遗传易感性，拉开了基因诊断的序幕，从此开启了该领域诊断分类及探索拓展的新纪元。

（一）分类

根据基因缺陷的特点，目前国际上将以噬血细胞综合征为主要表现的遗传性疾病归类如下：家族性噬血细胞综合征、免疫缺陷综合征相关噬血细胞综合征或色素性疾病相关噬血细胞综合征［包括 Griscelli 综合征 2 型（GS-2）、Chediak-Higashi 综合征（CHS）和 Hermansky-Pudlak 综合征 2 型（HPS-2）］、X 连锁淋巴组织增生综合征（XLP），以及 EBV 驱动原发性噬血细胞综合征（表 2-1）。遗传方式主要为常染色体和（或）性染色体隐性遗传。上述疾病可统称为遗传性噬血细胞综合征，原发性噬血细胞综合征一词也可用作上述某些或所有这类疾病的总称。

伴随分子遗传学研究的不断深入，部分原发性免疫缺陷病（primary immunodeficiency disease，PID）及先天性代谢缺陷（inborn error of metabolism，IEM）也表现为噬血细胞综合征易感，同时原发性噬血细胞综合征新的候选基因也在逐步拓展当中。目前国际上对于原发性噬血细胞综合征更为细化的分类及命名正在讨论当中。此外，继发性噬血细胞综合征也被认为存在一定的遗传背景，如原发性噬血细胞综合征相关基因的杂合改变及多态性。

表 2-1 原发性噬血细胞综合征分类

分型	染色体定位	相关基因	编码蛋白	蛋白功能	遗传方式
FHL					
FHL-1	9q21.3–q22	未明	未明	未明	AR

续表

分型	染色体定位	相关基因	编码蛋白	蛋白功能	遗传方式
FHL-2	10q22.1	*PRF1*	Perforin	诱导凋亡	AR
FHL-3	17q25.1	*UNC13D*	Munc13-4	囊泡启动	AR
FHL-4	6q24.2	*STX11*	Syntaxin11	囊泡转运	AR
FHL-5	19p13.2–p13.3	*STXBP2*	Munc18-2	囊泡转运	AR
免疫缺陷综合征（色素性疾病）相关噬血细胞综合征					
GS-2	15q15–q21.1	*RAB27A*	Rab27a	囊泡转运；小 GTP 酶	AR
CHS	1q42.1–q42.2	*LYST*	Lyst	囊泡转运	AR
HPS-2	5q14.1	*AP3B1*	AP3B1	囊泡的合成与转运	AR
XLP					
XLP-1	Xq25	*SH2D1A*	SAP	信号转导和淋巴细胞激活	XL
XLP-2	Xq25	*BIRC4*	XIAP	抑制细胞凋亡，参与 NF-κB 信号通路	XL
NLRC4	2p22.3	*NLRC1*	NLRC4	促进 IL-1β、IL-18 成熟与分泌，诱导细胞凋亡	AD
CDC42	1p36.12	*CDC42*	CDC42	影响细胞增殖、迁移和细胞毒性；增加 IL-1β 和 IL-18 的生成	AD
EBV 驱动噬血细胞综合征					
ITK	5q31–q32	*ITK*	ITK	T 细胞的信号转导	AR
XMEN	Xq21.1	*MAGT1*	Mg^{2+} 转运体	受体介导的 T 细胞活化	XL
CD27	12p13	*CD27*	CD27	淋巴细胞共刺激分子	AR
CD70	19p13.3	*CD70*	CD70	淋巴细胞共刺激分子	AR
CTPS1	1p34.2	*CTPS1*	CTPS1	淋巴细胞增殖	AR
RASGRP1	15q14	*RASGRP1*	RASGRP1	调节淋巴细胞发育和分化	AR

注：AR，常染色体隐性遗传；AD，常染色体显性遗传；XL，X 连锁。

（二）流行病学

原发性噬血细胞综合征的发病率目前尚缺少大规模的调查，且不同地域及种族发病率各异。瑞典回顾性研究资料显示，FHL 的年平均发病率为 1.2/100 万儿童，以及 1/5 万活产新生儿。日本报道 FHL 的发病率为 3.42/100 万。土耳其 FHL 的发病率为住院患者的 7.5/ 万，很大程度上可能与土耳其高近亲婚配率有关。此外，不同国家及地区的 FHL 基因亚型也存在差异。日本报道 FHL-2 和 FHL-3 分别占 55% 和 32%，FHL-5 仅占 6%，暂未见关于 FHL-4 的报道。关于 *STX11* 基因突变的报道多集中于土耳其库尔德近亲家族。在西亚各国，*PRF1*、*UNC13D* 和 *STX11* 基因突变总共占 FHL 患者的 80%，*STXBP2* 基因突变约占 10%。韩国 FHL 患者以 *UNC13D* 基因突变为主。北美报道 *PRF1* 基因突变的发生率最高，其次是 *UNC13D* 和 *STXBP2*。中国以 *PRF1* 和 *UNC13D* 基因突变的 FHL 患者为主，所占比例分别约为 40% 和 30%。此外，文献报道 XLP（*SH2D1A* 和 *BIRC4/XIAP* 基因突变）男性发病率约为 1/100 万，也存在罕见女性患者的报道。

70%～80% 的原发性噬血细胞综合征患者在 1 岁以内发病，90% 的患者在 2 岁以内发病，由于部分类型表现为 X 连锁隐性遗传方式，所以整体发病率男性略高于女性。随着世界范围内原发性噬血细胞综合征在青少年及成人期发病的陆续报道，证实其可发生于任何年龄阶段。目前国内发现的原发性噬血细胞综合征患者年龄最大者为 62 岁，国外报道年龄最大者为 75 岁（美国）。

（三）发病机制

细胞毒功能缺陷是原发性噬血细胞综合征的最主要本质。具有免疫力的个体，当机体受到某种抗原刺激后，多种免疫细胞，如巨噬细胞、NK 细胞、细胞毒性 T 细胞（CTL）等，可通过涉及 Fas 配体（CD95-L）的非分泌途径杀死感染的细胞，但更重要的是通过穿孔素依赖途径。CTL 内存在细胞毒颗粒，也称为分泌性溶酶体，包含穿孔素和颗粒酶。当 NK 细胞或 CTL 活化后，这些颗粒便随着微管向效应细胞和靶细胞之间的免疫突触接近。在这个复杂的过程中，涉及不同基因的共同作用，颗粒被活化、迁移、停靠并与细胞膜融合，并且向突触释放它们的内容物。然后，穿孔素和颗粒酶一起介导了靶细胞凋亡和免疫反应下调（图 2-1）。FHL-2 患者存在的突变导致穿孔素的减少或缺乏，FHL-3/5 和 GS-2、CHS 及 HPS-2 的突变基因则参与了细胞毒颗粒移动和胞吐的不同阶段的加工过程，基因突变导致细胞毒颗粒胞吐作用受损从而产生与穿孔素缺乏同样的后果。XLP 及 EBV 驱动噬血细胞综合征相关基因缺陷导致免疫细胞内信号转导及炎症小体活性失调，CTL 对抗原提呈应答障碍，进而使其杀伤 EBV 感染的细胞能力减低，感染失控，从而导致噬血

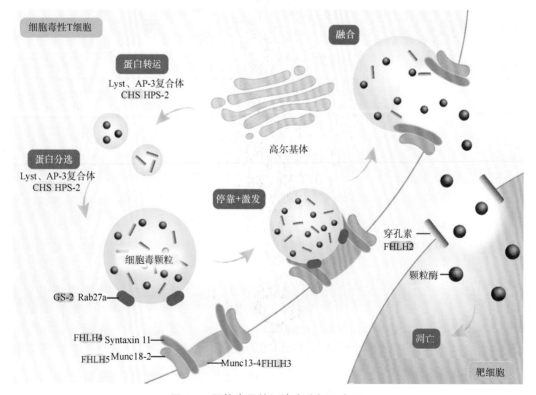

图 2-1   颗粒介导的细胞毒途径示意图

细胞综合征的产生。因此，原发性噬血细胞综合征的发病机制很有可能以细胞毒细胞没有能力杀伤和清除受感染的抗原提呈细胞为基础（图 2-2）。各种免疫细胞持续活化，不断分泌细胞因子和趋化因子，如 IFN-γ、TNF-α、IL-6、IL-8、IL-10、IL-12、IL-18、CXCL9（趋化因子）和巨噬细胞集落刺激因子等，产生严重的"细胞因子风暴"。

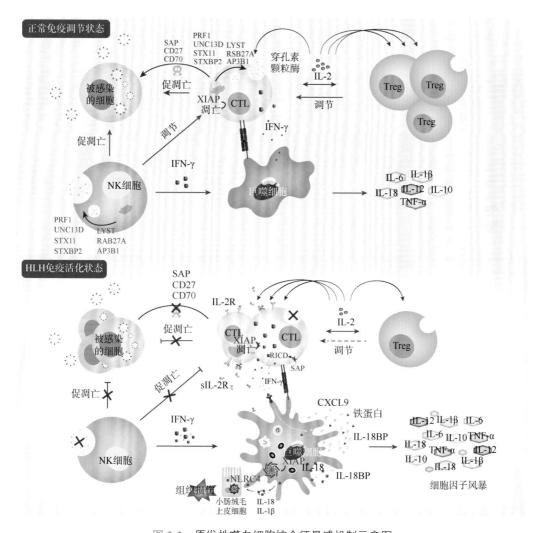

图 2-2　原发性噬血细胞综合征易感机制示意图

噬血细胞综合征被认为是由单核巨噬细胞（mononuclear phagocyte，MNP；包括单核细胞、巨噬细胞和树突状细胞）和 1 型淋巴细胞（NK 细胞和 Th1、CD8 和 NKT 细胞）的异常相互激活而产生的。正常免疫调节状态下，携带正常细胞毒颗粒的 T 细胞脱颗粒诱导 MNP 凋亡并终止突触反应。当细胞毒颗粒受损或穿孔素缺乏时，MNP 的激活无法终止，免疫突触延长和过量的 IL-18［来自 MNP 和（或）上皮来源］都会增加淋巴细胞因子（如 IFN-γ）的产生，反过来又进一步激活 MNP 和促进吞噬血细胞释放噬血细胞综合征生物标志物（如铁蛋白、CXCL9 和 IL-18BP）；活化的淋巴细胞上调 IL-2 受体，IL-2 受体被活化的 MNP 释放的蛋白酶切割，形成 sIL-2R；缺乏 XIAP 可能导致致病性炎症小体活化和淋巴细胞凋亡，而 SAP 缺乏会损害再刺激诱导的细胞死亡（restimulation-induced cell death，RICD），并与 CD27 和 CD70 缺乏症一样，导致 CTL 对 B 细胞介导的抗原提呈应答障碍，阻止其对 EBV 感染的 B 细胞的正常杀伤原发性噬血细胞综合征动物模型已成为揭示特异性蛋白在脱颗粒机制和噬血细胞综合征病理生理学方面极具价值的工具。原发性噬血细胞综合征中多种限制炎症反应升级的负反馈机制存在缺陷，进而导致机体一系列变化：①持续性抗原血症：当 NK 细胞和 CTL 细胞毒功能受损时，不能有效清除感染细胞及肿瘤细胞，持续的抗原刺激不断激活并导致抗原特异性 T 细胞增殖。②持续性抗原提呈：CTL 通过负反馈通路抑制持续的抗原刺激从而保证必要的免疫调节作用，正常情况下当免疫刺激被清除后，CTL 通过穿孔素依赖途径杀灭部分抗原呈递树突状细胞从而抑制抗原提呈导致的 T 细胞的进一步活化，而当原发性噬血细胞综合征发生时持续增加的抗原提呈导致 CTL 活化失控。③ NK 细胞调节功能受损：NK 细胞同样通过诱导细胞凋亡的方式来控制活化的 CTL 数量，而当 NK 细胞细胞毒功能受损时调节功能失控。④调节性 T 细胞（regulatory T cell，Treg 细胞）功能受损：Treg 细胞主要通过穿孔素 – 颗粒酶依赖途径消除自身活化的 CTL 从而控制炎症，在正常情况下 Treg 细胞也通过竞争性优先消耗可利用的 IL-2 间接抑制 CTL 增殖，据报道 FHL-2 小鼠的 Treg 细胞稳态被打乱，IL-2 产生的减少及拮抗性可溶性白介素 -2 受体（sIL-2R，sCD25）的增高限制了可被利用的 IL-2，剩余的 IL-2 被过度活化的 CTL 优先所消耗从而上调其 CD25 的表达使之超过 Treg 细胞，逆转 IL-2 的消耗等级，进而使 Treg 细胞数量大幅减低，不能发挥其免疫抑制作用而使活化的 CTL 持续存在。⑤高细胞因子血症：FHL 小鼠模型已证实，活化的 $CD8^+$ T 细胞可分泌高水平 IFN-γ，在疾病的发生机制中扮演着重要角色。总之，颗粒酶介导的细胞毒作用不仅对于控制感染和肿瘤至关重要，对于限制抗原表达、控制 CTL 活化及调节细胞因子的产生同样发挥重要的免疫调节功能。

（四）临床表现及生化影像学指标

原发性噬血细胞综合征的主要临床表现为持续发热、血细胞减少、肝脾大和高铁蛋白血症。神经系统异常发生在 30% ～ 73% 的噬血细胞综合征患者中，可能在最初出现，也可能在后续发展。生化指标常见铁蛋白、甘油三酯、sCD25 升高和低纤维蛋白原。常见肝功能不全及乳酸脱氢酶水平升高，皮疹和淋巴结肿大相对较少见。皮肤或毛发的色素缺陷（见于 GS-2、CHS 和 HPS-2）虽然很少见，但非常有意义。也有关于急性肝衰竭或孤立性中枢神经系统受累的非典型表现的报道。此外，脑脊液中发现炎症细胞与脑脊液蛋白增加和（或）头颅 MRI 有特征性发现（包括出生后第一年的严重脱髓鞘或髓鞘功能衰竭、涉及灰质和白质的多灶性炎症，以及颅内出血、广泛性萎缩或脑水肿），应高度怀疑噬血细胞综合征，但不属于正式诊断标准的一部分。

（五）诊断与鉴别诊断

最初诊断原发性噬血细胞综合征要求患者年幼发病，并有阳性家族史作为支持依据。直至 20 世纪末，巴黎的研究组发现了首个原发性噬血细胞综合征相关基因图谱，开创了原发性噬血细胞综合征诊断研究的新纪元。随着原发性噬血细胞综合征被证实也可延迟至青少年期或成人期发病，年龄已不再作为诊断依据。国际组织细胞协会在 HLH-2004 诊断指南中明确指出，基因筛查是原发性噬血细胞综合征的确诊金标准。近十年来，快速免疫学功能检测主要包括脱颗粒功能检测（CD107a 检测）、NK 细胞活性及基因缺陷蛋白（穿孔素、颗粒酶、SAP 和 XIAP）表达鉴定等，由于较优的时效性而被国际推荐作为快速筛查原发性噬血细胞综合征的有效手段。一旦免疫功能指标提示噬血细胞综合征患者存在遗传基础，需进行家系遗传鉴定。两者相互结合可快速准确判定原发性噬血细胞综合征。因此，影响蛋白质功能的纯合/半合子突变或复合杂合突变（以及少数显性遗传的杂合突变）是目前国际公认的原发性噬血细胞综合征诊断共识。此外，国际上也有关于隐性遗传的单个位点杂合错义突变可产生显性负效应从而确诊为原发性噬血细胞综合征的报道，以及深内含子突变和双基因的（digenic）遗传方式导致原发性噬血细胞综合征的报道，目前虽不作为主流判定标准，但需要加以重视。

关于原发性噬血细胞综合征的临床表现和实验室检查与 HLH-2004 标准的契合度方面，Sieni 等的研究表明约 40% 的 FHL 患者在发病时并不完全符合 HLH-2004 标准，包括急性肝衰竭和孤立性 CNS 受累等非典型表现的患者。因此，与符合 HLH-2004 标准相比，疾病表现的严重性和进展更应被关注，并进行疑似诊断。为了简化这些标准，国际组织细胞协会建议将发热、脾大、血小板减少和高铁蛋白血症作为怀疑 FHL 的起点。对于合并感染等诱因，积极抗感染等治疗后病情无好转或仍反复发作，以及原因不明的噬血细胞综合征患者，无论年龄大小都应警惕是否存在原发性噬血细胞综合征可能，及时进行细胞功能学检测及基因筛查是提高早期诊断、制订合理治疗方案的关键。

基因筛查的检测方法目前较为推荐的是高通量测序技术［目标区域捕获测序、全外显子组测序（whole exome sequencing，WES）、全基因组测序（whole genome sequencing，WGS）］结合 Sanger 测序（一代测序）进行验证。基因筛查对于婴儿原发性噬血细胞综合征的潜在诊断价值最高。国际上一项关于 122 例噬血细胞综合征的研究表明，61% 的 1 岁以内患儿有遗传性噬血细胞综合征，而 12～18 岁的患者仅占 7%。老年患者基因筛查诊断原发性噬血细胞综合征的可能性远低于儿童，因此成人噬血细胞综合征专家建议对 20～30 岁的患者进行诊断评估。此外，基因筛查未检测到与现有已知基因相关的突变并不能完全排除原发性噬血细胞综合征可能。WES 及 WGS 技术的应用为鉴定和拓展原发性噬血细胞综合征新的候选基因提供了有力的技术支撑。受累基因的差异及突变类型的不同导致细胞毒功能受损程度不同，临床表型及发病早晚也各异。*PRF1* 基因突变导致细胞毒功能受损最为严重，其次是 *RAB27A* 和 *UNC13D*，而 *AP3B1* 突变影响相对较小；双等位基因的大片段受损或缺失较复合杂合错义突变严重，其次是双/多基因单等位基因突变。随着基因突变鉴定及认识的不断进步，如 Spessott 等关于 *STXBP2* 基因显性负效突变位点的报道，原发性噬血细胞综合征和继发性噬血细胞综合征二者界限变得模糊，目前认为很多"继发性噬血细胞综合征"也存在一定的基因背景，如原发性噬血细胞综合征相关基因的杂合改变及多态性，并且在遭受外界触发因素（如病毒感染等）的"二次打击"后表现出噬血细胞综合征发病。

由于噬血细胞综合征病情进展迅猛，快速免疫学指标检测可在短短 1～2 日，在基因筛查结果报告之前获知患者免疫功能学状态并对原发性噬血细胞综合征做出迅速预判，对后续治疗策略的选择具有提示意义，因此国际上关于噬血细胞综合征的诊断流程推荐将其作为快速筛查原发性噬血细胞综合征的有效手段。目前常用的快速免疫学指标主要包括脱颗粒功能检测（CD107a 检测）、NK 细胞活性检测及基因缺陷蛋白表达鉴定技术等。CD107a 即溶酶体相关膜蛋白 -1（lysosomal-associated membrane protein-1，LAMP-1），是囊泡膜蛋白的主要成分，当 NK 细胞和 CTL 发挥细胞毒功能，溶细胞颗粒转运出胞时，CD107a 同时被转运至细胞膜表面并可被检测到，此过程涉及调控囊泡转运的多基因共同参与。因此，通过流式细胞术检测细胞毒细胞脱颗粒水平可清楚地鉴定存在颗粒胞吐功能缺陷（FHL-3/5、GS-2、CHS 和 HPS-2）的原发性噬血细胞综合征，并与其他遗传性缺陷如穿孔素、SAP 或 XIAP 缺陷及继发性噬血细胞综合征相区分。该方法检测脱颗粒途径相关基因突变患者的敏感度为 94% ～ 96%，其作为一种高效灵敏的鉴别手段有望被修订纳入噬血细胞综合征最新诊断标准当中。近年来，通过流式细胞术鉴定穿孔素、信号淋巴细胞活化分子相关蛋白（SLAM-associated protein，SAP）或 X 连锁凋亡抑制蛋白（X chromosome-linked inhibitor of apoptosis protein，XIAP）及 Munc13-4 等蛋白表达量从而快速鉴定相关缺陷基因被广泛应用，具有较好的敏感度（> 80%）。同时需注意的是，在检测过程中所选用的蛋白抗体品牌不同，可能存在与目标蛋白特异性结合的位点及覆盖度的差异，从而影响结果判定的敏感度及特异度；再者，缺陷蛋白筛查试验实际上是利用蛋白表达量的多少来间接反映是否存在目标基因异常，但一些错义突变也可能存在合成正常数量的变异蛋白的情况，因此该项筛查本身也存在一定的局限性，对于一些存在临床上典型 XLP 表型，但蛋白（SAP、XIAP）表达量正常，同时未发现其他遗传学证据的患者，仍应进行基因筛查验证。此外，CTL 和 NK 细胞中颗粒酶 B 的检测升高是噬血细胞综合征淋巴细胞活化的一个免疫信号，与基因亚型无关。NK 细胞活性降低或缺如是 HLH-2004 诊断标准中一项重要的检测指标，反映了机体的免疫缺陷状态。Janka 等发现 FHL 患者在疾病早期几乎均存在 NK 细胞活性降低，因此及时检测 NK 细胞活性对 FHL 早期诊断具有重要的提示意义。病毒转染荧光细胞联合流式细胞术检测 NK 细胞活性是一项便捷、稳定的技术，在判定涉及细胞毒功能的原发性噬血细胞综合征方面具有不错的效能（敏感度为 84.21%，特异度为 80.67%），可为 NK 细胞活性检测提供一种新的方法来源。此外，对于免疫缺陷综合征（GS-2、CHS 和 HPS-2），还可根据其特有的临床表现和显微镜下毛发及血涂片细胞特征进行鉴别诊断（图 2-3）。

另外，一些辅助性免疫学功能鉴定试验值得被提倡。例如，有学者提出对 NOD2 信号通路的功能检测作为一种简捷可靠的鉴定疑似 XIAP 缺陷的手段；血小板表达 Munc13-4 蛋白的流式检测可作为另一种快速筛查 FHL-3 的手段等。流式细胞术检测 T 细胞 HLA-DR（人类白细胞 DR 抗原）上调是 T 细胞活化的标志，超过 14.4% 的 CD8$^+$ T 细胞和 4.8% 的 CD4$^+$ T 细胞的 HLA-DR 表达对噬血细胞综合征具有 > 80% 的敏感度和 90% 的特异度。此外，CXCL9 提示 INF-γ 活性和 IL-18 提示炎症小体活性的实验室检测正在应用当中，IL-18 与 CXCL9 的比值被用于区分 FHL 与 MAS 患者，但具有高 IL-18 水平的 XIAP 和 NLRC4 突变的患者除外，目前尚有待进一步关于诊断准确性的数据。

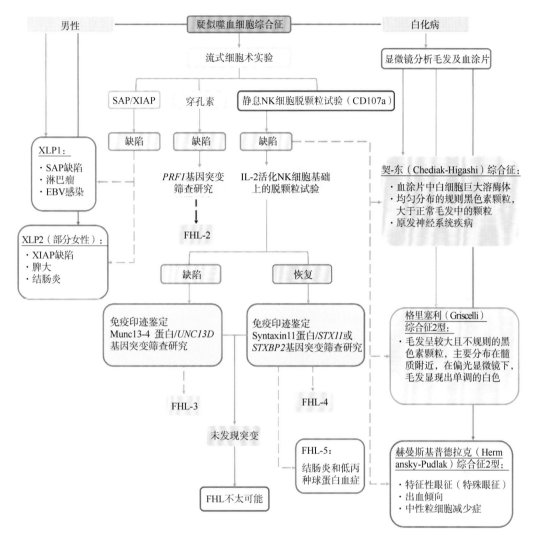

图 2-3　原发性噬血细胞综合征诊断及鉴别流程图

　　需要指出的是，各项免疫学指标所提示的意义及适用范围不同，各自的敏感度及特异度也各异，选择适当的截断值对于指导临床判定原发性噬血细胞综合征具有重要意义。但免疫学检测不能完全替代基因检测，一旦上述免疫学指标提示噬血细胞综合征患者存在遗传基础，需进一步分子鉴定，包括父母及同胞。然而，Spessott 等研究证实即使基因筛查为单个位点的杂合错义突变，也可能导致蛋白功能异常、产生显性负效应从而确诊为原发性噬血细胞综合征，因此，基因检测也同时需要免疫学功能指标判定加以确证。此外，突变预测分析软件可在一定程度上对突变位点的致病性具有一定的提示作用，但仍需结合免疫功能学指标综合判定。随着全外显子组测序（WES）及全基因组测序（WGS）技术的深入开展，原发性噬血细胞综合征相关候选基因范围在不断扩展，同时基因筛查的时间成本和经济成本也在逐步减少，从而更加高效和优质。目前细胞功能学检测手段覆盖度尚有限，因此更多更优的细胞功能学测定技术及补充性验证试验尚有待进一步探索开发。

当多项免疫学指标与临床表型均指向同一个方向时，诊断结果的判定将会更加明确，从而指导精准诊疗。优化原发性噬血细胞综合征诊断体系／流程是今后需要持续努力的方向。

（六）治疗

原发性噬血细胞综合征的治疗手段目前较为确切，大宗临床研究显示一旦获得确诊，在初始／维持化学免疫治疗后行异基因造血干细胞移植（allo-HSCT）是唯一有望治愈的手段，关系到患者的长期生存及预后。由于原发性噬血细胞综合征不同类型细胞功能受损程度及临床表型的差异，allo-HSCT 的时机、预处理方案的选择及疗效反应不尽相同。目前国际上较为推荐根据不同类型原发性噬血细胞综合征的复发风险（概率从 100% 到罕见）来评估需要患者进行 HSCT 的迫切程度。例如，FHL 患者均存在严重的细胞毒功能缺陷，如不能尽早完成移植，最初发作后噬血细胞综合征复发概率基本上为 100%；免疫缺陷综合征（色素性疾病相关噬血细胞综合征）中，*RAB27A* 基因突变导致的细胞毒功能缺陷程度及噬血细胞综合征伴发率远较 *AP3B1* 基因突变要高，而在一些 PID 中噬血细胞综合征仅为罕见并发症。此外，部分 *XIAP* 缺陷患者在噬血细胞综合征得到控制的情况下，未行 HSCT 依然可以长期存活。因此，关于 HSCT 的决策、时机及方案需要基于临床综合评估来进行判定。

其他辅助治疗方面，由于 IFN-γ 在原发性噬血综合征发病机制中扮演重要角色，IFN-γ 拮抗剂（依帕伐单抗）被推荐应用并且其疗效已在儿童原发性噬血细胞综合征中得到证实，目前该药在成人患者中的临床试验正在进行中。体外研究证实，FHL-4 和 FHL-5 患者的细胞毒功能可通过 IL-2 刺激而部分恢复，目前 IL-2 已被提出作为 FHL-4、FHL-5 患者临时治疗的潜在辅助剂，并建议治疗前进行 IL-2 体外细胞毒功能恢复测试。在 SAP 和 XIAP 缺陷患者当中，EBV 的主要靶细胞是 B 细胞，因此对于 XLP-1 和 XLP-2 患者在初始阶段使用 CD20 单抗靶向治疗是一种可行的方法。此外，重组人 IL-18 结合蛋白（tadekinig alfa）进行抗 IL-18 治疗对于主要由炎症小体激活和高 IL-18 水平驱动的患者，如 *NLRC4* 突变或 XIAP 缺乏，可能是一个很好的选择并且正在进行相应的临床试验。由于 T 细胞在原发性噬血细胞综合征发病机制中具有关键作用，而阿仑单抗能够迅速有效地消除表达 CD52 的细胞，因此 T 细胞被认为是难治性噬血细胞综合征患者通往 HSCT 的"桥梁"。联合应用 ATG 诱导治疗 FHL 患者国外已有报道，且短期内可获得较高缓解率，对早期诱导治疗后达到缓解的患者及早行 allo-HSCT，预后较为可观。对于出现低丙种球蛋白血症的患者，可通过免疫球蛋白输注进行纠正。

第二节 家族性噬血细胞综合征

家族性噬血细胞综合征（FHL）为常染色体隐性遗传病，共有 5 个亚型，包括 FHL-1、FHL-2、FHL-3、FHL-4 和 FHL-5，分别存在不同的基因缺陷，最主要的特点均为存在细胞毒功能缺陷。目前关于 FHL-6 型的命名尚存在争议。

（1）FHL-1：由 Ohadi 等于 1999 年在巴基斯坦的近亲家族中首次发现，定位于染色体 9q21.3–q22 上一个 7.8 里摩（centi-Morgan，cM）的区域并与疾病易感性密切相关，但与其相关的潜在缺陷基因及编码蛋白迄今仍未被确定。该型被认为约占所有类型 FHL 的 10%。

（2）FHL-2：定位于染色体 10q21–q22，1999 年由 Stepp 等首次报道，相关缺陷基因为 *PRF1*，占 FHL 的 30%～40%，因地区和种族各异。编码蛋白穿孔素是一种 Ca^{2+} 依赖性、补体样可溶性成孔溶细胞蛋白，存在于 NK 细胞和 CD8$^+$ 细胞毒性 T 细胞（CTL）内。穿孔素/颗粒酶途径是 NK 细胞和 CTL 杀伤靶细胞的最主要途径。细胞毒细胞一旦和靶细胞黏附，细胞内的细胞骨架支架（微管组织中心，microtubule organizing center，MTOC）旋转位置后锚定到黏附点，并在此形成细胞毒性免疫突触。细胞毒颗粒沿着 MTOC 被运送至免疫突触并脱颗粒，保证穿孔素和颗粒酶 B 进入细胞毒细胞和靶细胞的连接区，穿孔素的作用是在靶细胞膜上形成多聚穿孔素管状通道（内径平均 16 nm，含 12～16 个穿孔素分子，分子量可达 1000 kDa），然后使颗粒酶 B 进入靶细胞，从而诱导靶细胞凋亡，同时这种异常的通道改变了细胞渗透压，最终导致靶细胞溶解。当 *PRF1* 基因突变时，穿孔素的表达、活性及稳定性下降，无法顺利在靶细胞膜上形成管道，造成对靶细胞的杀灭作用受损，大量炎症因子累积失控，进而导致噬血细胞综合征。关于 *PRF1* 突变的报道世界分布最广，人种多样化，国际组织细胞协会曾早在 2008 年对来自全球五大中心的 FHL-2 病例数据库进行汇总分析，至目前为止，*PRF1* 基因的两个编码外显子上已鉴定超过上百个不同的突变位点，其中最常见的突变有 c.10C＞T（p.R4C）、c.272C＞T（p.A91V）、c.503G＞A（p.S168N）、c.1122G＞A（p.W374X）、c.1349C＞T（p.T450M）、c.50delT（p.L17fsX）、c.65delC（p.P22fsX）及 c.1090_1091delCT（p.T364fsX）等，不同的地域和种族，变异型位点常有较大差别。例如，突变位点 c.272C＞T（p.A91V）常见于美国白种人 FHL-2 及部分类型急性淋巴细胞白血病（ALL）患者当中，突变 c.1122G＞A（p.W374X）多与土耳其血统相关，c.50delT（p.L17fsX）常见于非裔及非裔美国人，c.65delC（p.P22fsX）在中国人群中较为常见，突变位点 c.1090_1091delCT（p.T364fsX）在日本、中国和韩国均有报道。此外，其他一些中心报道的 *PRF1* 基因突变位点还有 c.46C＞T（p.P16S）、c.93C＞G（p.C31W）、c.98G＞A（p.R33H）、c.148G＞A（p.V50M）、c.215G＞A（p.T72N）、c.282C＞A（p.N94K）、c.287G＞A（p.W95X）、c.305G＞T（p.C102F）、c.386G＞C（p.W129S）、c.394G＞A（p.G132R）、c.445G＞A（p.G149S）、c.562C＞G（p.P188A）、c.586G＞C（p.A196P）、c.632C＞T（p.A211V）、c.634T＞C（p.Y212H）、c.657C＞A（p.Y219X）、c.673C＞T（p.R225W）、c.674G＞A（p.R225Q）、c.695G＞A（p.R232H）、c.742G＞A（p.G248R）、c.757G＞A（p.E253K）、c.853_855delAAG（p.K285del）、c.949G＞A、c.996_1000delGCCCG（p.P333fs）、c.1061A＞T（p.D354V）、c.1066C＞T（p.R356W）、c.1083_1094del（p.361_365del）、c.1103T＞A（p.L368Q）、c.1120T＞G（p.W374G）、c.1168C＞T（p.R390X）、c.1177T＞C（p.C393R）、c.1228C＞T（p.R410W）、c.1232A＞R（p.R411Q）、c.1246C＞T（p.G416X）、c.1273dupT（p.W425fsX457）、c.1289insG、c.1304C＞T（p.T435M）、c.1450G＞T（p.D484Y）、c.1491T＞A（p.C497X）、c.1562A＞G（p.Y521C）等。FHL-2 患者发病年龄一般很小，中位年龄为 3 个月，但跨度很大，可达 30 岁以上，

延迟发病患者至少存在一个等位基因上的杂合突变。发病早晚与突变类型所导致的细胞毒功能受损程度相关。研究证实，*PRF1* 基因无义突变患者发病年龄往往较错义突变患者早，且存在 NK 细胞活性缺如，同一家系中与患者具有相同突变位点的家庭成员是否发病、发病早晚也不尽相同。此外，经证实 *Prf1*$^{-/-}$ 小鼠可以存活，而只有当感染了淋巴细胞性脉络丛脑膜炎病毒（lymphocytic choriomeningitis virus，LCMV）时才表现出噬血细胞综合征症状，均提示除了固有的免疫缺陷外，外界环境的触发因素如病毒感染等也共同参与到发病进程当中。

（3）FHL-3：定位于染色体 17q25.1，2003 年由 Feldmann 等发现，相关缺陷基因为 *UNC13D*，占 FHL 的 17%～30%。编码的 Munc13-4 蛋白对细胞毒颗粒的出胞非常重要，此过程要求快速转运包含穿孔素的溶细胞颗粒至靶细胞黏附点、锚定并与细胞膜融合。Munc13-4 是参与囊泡启动的蛋白家族 Munc13 中的一员，通过调节囊泡膜上的可溶性 *N*-乙基马来酰亚胺敏感因子附着蛋白受体（vesicle-soluble *N*-ethyl-maleimide-sensitive-factor attachment protein receptor，vesicle-SNARE，v-SNARE）和靶细胞质膜上 SNARE 蛋白（target-SNARE，t-SNARE）之间的相互作用形成 SNARE 复合体，从而介导细胞毒囊泡的膜融合。*UNC13D* 突变并不影响分泌性颗粒的极化及囊泡与靶细胞膜的锚定，但可损伤启动囊泡及接下来的溶细胞性酶的释放，导致靶细胞无法被正常杀灭。此外，除了细胞毒性，*UNC13D* 突变还影响血小板颗粒胞吐及中性粒细胞的吞噬体成熟，从而导致凝血及细胞内杀菌作用受损，因此血小板表达 Munc13-4 蛋白检测有望成为快速筛查 FHL-3 的新手段。迄今为止在世界各地 *UNC13D* 基因已有至少 120 余个突变位点被鉴定，剪切位点突变约占 1/4。近年来关于深内含子的报道也不容忽视，较为常见的突变位点如 c.71G＞A（p.R24H）、c.115_116insG（p.E39GfsX33）、c.196G＞A（p.R66C）、c.297_298delAC（p.L100AfsX7）、c.299 T＞C（p.L100P）、c.305G＞A（p.R102Q）、322-1G＞A、c.407G＞A（p.C136Y）、c.460C＞T（p.R154W）、c.544C＞T（p.P182S）、c.602A＞G（p.H201R）、c.604C＞A（p.L202M）、c.627delT、c.640C＞T（p.R214X）、c.680G＞A（p.R227H）、c.684-1G＞A、c.751C＞T（p.Q251X）、c.753+1G＞T、c.754-1G＞C、c.756_757（p.L253fs）、c.760C＞T（p.R254C）、c.762delC（p.C255AfsX73）、c.766C＞T（p.R256X）、c.797G＞C（p.R266P）、c.823C＞T（p.Q275X）、c.856insG（p.R287EfsX174）、c.859-3C＞T、c.1055+1G＞A、c.1120C＞A（p.P374T）、c.1174-3C＞G、c.1189G＞A（p.A397T）、c.1201T＞A（S401T）、c.1202C＞A（S401Y）、c.1215C＞G（p.Y405X）、c.1228A＞C（p.I410L）、c.1232G＞A（p.R411Q）、c.1241G＞T（p.R414L）、c.1280G＞A（R427Q）、c.1299+1G＞A、c.1389G＞T（p.Q463H）、c.1389+1G＞A、c.1454C＞T（p.P485L）、c.1596+1G＞C、c.1597-2A＞G、c.1607G＞T（p.R536L）、c.1723insA、c.1832_1833insGTGCAGCGCGC（p.V612CfsX16）、c.1845_1847dupTGA（p.D615dup）、c.1847A＞G（p.E616G）；c.1978_1979insATTACCG（p.V660fs）、c.1982A＞G（p.K661R）、c.1993-2A＞G、c.2206C＞T（p.Q736X）、c.2212C＞T（p.Q738X）、c.2240G＞A（p.S747N）、c.2346_2349delGGAG（p.R782fsX）、c.2367+1G＞A、c.2368-2A＞G、c.2495C＞T（p.A832V）、c.2553+5C＞G、c.2588G＞A（p.G863D）、c.2709+1G＞A、c.2782C＞T（p.R928C）、c.2896C＞T（p.R966W）、c.2901_2902delGA（p.E967fs）、c.2954+5G＞A、c.2955-4G＞A、

c.2986G＞A（p.G996R）、c.2999T＞C（p.L1000P）、c.3049C＞T（p.E1017K）、c.3067C
＞T（p.R1023C）、c.3134C＞T（p.T1045M）、c.3193C＞T（p.R1065X）、c.3229C＞
T（p.R1077W）、c.3229_3235del（p.R1077fsX）、c.3259C＞T（p.R1087W），以及深内
含子突变c.118-308C＞T和c.118-307G＞A、c.117+143A＞G等。2011年来自意大利、
德国及瑞典的关于84例FHL-3患者的报道指出，FHL-3患者中位年龄4.1个月，几乎都
存在脱颗粒功能（CD107a表达）、自然杀伤活性及Munc3-4蛋白表达的减低或缺如，且
携带两个破坏性突变的患者发病年龄较两个错义突变者早，但均晚于同样类型的FHL-2
患者，中枢神经系统（CNS）累及者较FHL-2常见，有报道称CNS症状约占FHL-2患者
的35%和FHL-3患者的60%。韩国FHL类型中以FHL-3最为常见（89%），其中大部分
为剪接位点c.754-1G＞C突变，其余为p.Q98X、p.E565SfsX7、c.1993-2A＞G、c.2367+1G
＞A和c.2954+5G＞A突变。Jinx（$Unc13d^{-/-}$）小鼠模型被用于FHL-3发病机制的研究，
证实在NK细胞和CD8$^+$T细胞脱颗粒中显示类似的缺陷。

（4）FHL-4：定位于染色体6q24.2，相关缺陷基因为$STX11$，编码突触融合蛋白
Syntaxin11，属于t-SNARE蛋白家族的一种，1998年首次被发现，并于2005年由zur
Stadt等在土耳其家族中得到证实，约占FHL的5%。Syntaxin11广泛表达于免疫细胞如
CTL和NK细胞、单核细胞、巨噬细胞、血小板及许多其他细胞类型，在细胞介导的杀伤
及颗粒胞吐中发挥作用。在囊泡融合过程中，v-SNARE和t-SNARE在多种不同蛋白的共
同参与下，特异性相互识别并形成SNARE复合体并驱动膜融合。经证实，Syntaxin11是
细胞毒功能最后阶段所必需的一种t-SNARE，即通过免疫突触（immunological synapse，
IS）介导溶解颗粒（lytic granules，LG）的融合来杀伤靶细胞。$STX11$基因缺陷将导致LG
融合受到抑制同时伴随LG在IS的停留时间减少，从而降低NK细胞及CTL的细胞毒作用，
同时还损害中性粒细胞和血小板颗粒的胞吐功能，作用类似于FHL-3。此外，Syntaxin11
与FHL-5相关基因$STXBP2$编码蛋白具有协同作用。体外实验证明，Syntaxin11
的静默表达增强了凋亡靶细胞的吞噬作用并伴巨噬细胞分泌TNF-α的增加，表明
Syntaxin11还具有负性调节作用。Bryceson等研究发现，FHL-4患者NK细胞在IL-2
刺激下可部分恢复脱颗粒和细胞毒性。但有报道称该型罹患骨髓异常增生综合征及急
性白血病的风险较其他类型FHL高，可能与该型存在CD8$^+$T细胞耗竭有关。目前关
于$STX11$基因突变的报道多集中于库尔德、土耳其及黎巴嫩人群中。据统计，土耳其人
中该类型占FHL的19%，主要突变位点有c.110delC（p.T37fsX62）、c.802C＞T（p.Q268X）、
g.25561_44749del及c.369_370delAG/c.374_376delCGC（p.V124fsX）等。世界其他地区为
散在报道，如北美报道的关于西班牙来源家系及高加索来源家系的相关突变位点有c.73G
＞T（p.E25X）、c.106G＞C（p.E36Q）和c.616G＞A（p.E206K），其中加拿大也报
道了1例移码突变c.867dupG（p. Q230AfsXl25）；阿根廷报道了1例c. 581_584delTGCC
（p.Ll94PfsX2）突变；在中国患者中发现的突变位点主要有c.49C＞T（p.Q17X）、c.121C
＞A（p.L41M）、c.145C＞T（p.R49W）、c.326A＞G（p.E109G）、c.627C＞A（p.S209R）、
c.646C＞A（p.R216S）、c.799G＞A（p.V267M）和c.842T＞G（p.F281C）等；韩
国报道的位点为c.650T＞C（p.L217P）。$Stx11^{-/-}$小鼠模型研究发现，在感染LCMV后
$Stx11^{-/-}$小鼠无法根除病毒。但与$Prf1^{-/-}$小鼠相反的是，该型小鼠虽表现出噬血细胞综合征

的特征但死亡率未出现明显升高，经细胞耗竭实验证实 LCMV 感染的 *Stx11*$^{-/-}$ 小鼠的存活与活化的 CD8$^+$ T 细胞逐渐耗竭有关，而活化的 CD8$^+$ T 细胞分泌的高水平 IFN-γ 在疾病的发生中扮演重要角色。

（5）FHL-5：定位于染色体 19p13.2–p13.3，相关缺陷基因为 *STXBP2*，编码 Munc18-2 蛋白，占 FHL 的 5%～20%。2009 年由 zur Stadt 等首先在 8 个彼此无血缘关系的近亲家庭中发现并随后在 12 例分别来源于土耳其、沙特阿拉伯和中欧的噬血细胞综合征患者中得到证实。Munc18-2 蛋白也称为 Syntaxin 结合蛋白 2，属于 Sec1/Munc18 样（SM）蛋白家族的一员，SM 蛋白家族参与调节组装和拆卸 SNARE 复合体，以及控制膜融合的特异性和时机。研究证实，Munc18-2 是脱颗粒分泌途径的后期阶段所需要的，可促进囊泡对接及催化膜融合，通过与 Syntaxin11 协同形成稳定的 SNARE 复合体，在调控囊泡转至细胞膜、溶解性颗粒胞吐过程中发挥关键作用。Munc18-2 和 Syntaxin11 在人体各组织中表达相似并且在 NK 细胞、T 细胞、单核细胞及造血组织中均高表达。蛋白三维空间构象研究发现，Munc18-2 和 Syntaxin11 具有共同的结合位点，因此，*STXBP2* 突变时破坏了两者之间的相互作用并产生与 Syntaxin11 缺陷相类似的细胞毒缺陷。在 FHL-5 中，细胞毒细胞能够使裂解颗粒极化并与靶细胞结合但无法进行释放。但值得注意的是，FHL-4 和 FHL-5 患者的细胞毒功能可以通过 IL-2 刺激而部分恢复，激活 NK 细胞和 CTL 的细胞毒代偿作用，其作用机制目前认为与上调穿孔素和颗粒酶表达、增强 Syntaxin3 和 Munc18-1 水平，替代了缺陷的 Syntaxin11 和 Munc18-2 有关。而 FHL-3 患者的细胞毒功能则无法通过 IL-2 刺激而恢复，表明 FHL-3 影响脱颗粒的途径与 FHL-4 和 FHL-5 不同。此外，Saltzman 等于 2012 年报道了一对 19 个月大的异卵双胞胎 FHL-5 患儿携带 *STXBP2* 基因两个新突变 c.474_483del_insGA/c.1001C ＞ T（p.P334L）所造成的细胞毒功能缺陷对 IL-2 刺激无反应，并不能用目前公认的 IL-2 可诱导独立于 Munc18-2 途径之外的替代旁路来解释，但尚待更多样本的深入研究。在临床表现方面，FHL-5 与其他亚型 FHL 有所不同，可能与 *STXBP2* 基因本身的附加功能有关。研究证实，Munc18-2 参与了多种细胞脱颗粒过程，包括血小板颗粒的分泌、肥大细胞脱颗粒及中性粒细胞的动员。因此，FHL-5 患者也表现出与基因型相对应的临床症状及表型，如 FHL-5 患者血清素、ADP/ATP 和血小板因子释放往往受到严重影响，肠和肾上皮 Munc18-2 的表达缺陷导致严重肠病和肾脏的膜运输功能障碍，以及感觉神经听力缺陷等。经证实，Munc18-2 的同系物 Munc18-1 对神经递质的分泌至关重要，其缺失会导致小鼠神经递质分泌的丧失。此外，鉴于红细胞也表达 Munc18-2，FHL-5 患者存在一种内在性红细胞缺损，其特征在于异常红细胞的生成，如红细胞成熟障碍和细胞形态异常，可能导致贫血。FHL-5 目前暂未发现明确的种族和地域来源限制及高频热点突变，相关突变位点报道多为散发。目前报道的关于 *STXBP2* 基因突变主要有 c.184A ＞ G（p.N62D）、c.190C ＞ T（p.R64W）、c.193C ＞ T（R65W）、c.194G ＞ A（R65Q）、c.260delT（p.L87RfsX32）、c.359G ＞ A（p.R120H）、c.365G ＞ A（p.R122H）、c.386C ＞ T（p.T129M）、c.389T ＞ C（p.L130S）、c.395A ＞ C（p.E132A）、c.474-483deletionGA、c.497C ＞ T（p.T166M）、c.568C ＞ T（p.R190C）、c.575G ＞ A（p.R192H）、c.577A ＞ C（该突变影响剪接）、c.592A ＞ C（p.T198P）、c.603G ＞ T（p.L201F）、c.626T ＞ C（p.L209P）、c.663G ＞ C（p.E221D）、c.693_695delGAT（p.I232del）、c.706delG（p.A236QfsX24）、 c.769_771del（p.L257del）、c.808G ＞ T（p.G270W）、c.875G ＞ A（p.R292H）、c.953C ＞ T（p.T318M）、c.971A ＞ G（p.K324R）、c.986C ＞ T（p.T329M）、c.1001C ＞ T（p.P334L）、c.1034C ＞ T（p.T345M）、c.1072A ＞ G（p.K358E）、c.1172C ＞ T（p.P391L）、c.1204C ＞ G（p.R402G）、c.1205G ＞ A（p.R402E）、c.1213C ＞ T（p.R405W）、c.1214G ＞ A（p.R405E）、c.1247-1G ＞ C（p.V417LfsX126）、c.1294C ＞ A（p.Q432X）、c.1298C ＞ T（p.A433V）、c.1393C ＞ T（p.R465C）、c.1430C ＞ T（p.P477L）、c.1621G ＞ A（p.G541S）、c.1634C ＞ T（p.S545L）、c.1654A ＞ G（p.R552G）、c.1696A ＞ G（p.R566G）、IVS14-1G ＞ C 等。其中，值得注意的是，单等位基因杂合突变 c.193C ＞ T（p.R65W）和 c.194G ＞ A（p.R65Q）为 Spessott 等 2015 年报道的显性负效突变位点，即杂合突变可产生显性遗传效应从而导致噬血细胞综合征发病。

第三节　免疫缺陷综合征相关噬血细胞综合征

免疫缺陷综合征相关噬血细胞综合征，又称为色素性疾病相关噬血细胞综合征，以局部白化病、出血倾向、神经系统功能障碍、反复感染及伴发噬血细胞综合征为主要特征，主要包括如下三类：Griscelli 综合征 2 型（GS-2）、Chediak-Higashi 综合征（CHS）和 Hermansky-Pudlak 综合征 2 型（HPS-2）。

（1）Griscelli 综合征 2 型（GS-2）：GS 是一种导致皮肤及毛发色素缺失的常染色体隐性遗传病，1978 年由 Griscelli 和 Siccardi 首次报道，可分为 3 个亚型，即 GS-1、GS-2 和 GS-3，它们具有不同的表型，分别对应 3 个不同基因 MYO5A、RAB27A 和 MLPH，其中 GS-2 与噬血细胞综合征相关。GS-2 由 RAB27A 基因突变所致，定位于染色体 15q15–q21.1，表现为局部白化病、神经异常和出血倾向，且通常并发致命性噬血细胞综合征及由免疫缺陷引起的反复感染。基因编码蛋白为 Rab27a，密布于囊泡表面，是一种具有调节囊泡转运及膜融合功能的小 GTP 酶，可促进颗粒向锚定位点进行极化转运，在膜对接当中发挥关键作用，并能调节树突状细胞的吞噬体形成及抗原交叉提呈。GS-2 和 FHL-3 具有一个共同的途径，即 Rab27a 可直接与 Munc13-4 相协同在调控分泌颗粒融合过程中发挥至关重要的作用，并且这种协同作用是强制性的。RAB27A 突变导致 NK 细胞和 T 细胞的严重脱颗粒缺陷，进而导致免疫活性细胞凋亡受阻，同时影响黑素颗粒、神经递质的胞吐及造血细胞颗粒的分泌。目前发现的导致 RAB27A 功能缺失的突变主要为 c.11G ＞ T（p.G4V）、c.149delG（p.R50fsX35）、c.109A ＞ T（p.K37X）、c.244C ＞ T（p.R82C）、c.254C ＞ T（p.T85M）、c.259G ＞ C（p.A87P）、c.240-2A ＞ C、c.318T ＞ G（p.S106R）、c.377delC（p.P126QfsX3）、c.514del5、c.550C ＞ T（p.R184X）、c.551G ＞ A（p.R184Q）、AF443871:g.20411_48243del（deletion of exons2-5）等。值得注意的是，有研究表明 c.244C ＞ T（p.R82C）突变主要破坏 Rab27a 与 Munc13-4 的结合，而不影响其与黑素蛋白的相互作用，因此患者的细胞毒功能受损但色素沉着正常。经 LCMV 感染的 Rab27a$^{-/-}$（ashen）小鼠模型被用于 GS-2 相关噬血细胞综合征的研究，该类小鼠无法清除病毒，并可进展为噬血细胞综合征样疾病，且满足 HLH-2004 全部的 8 条诊断标准。该模型证实了 IFN-γ 在

GS-2 相关噬血细胞综合征中发挥的重要病理生理意义及该型存在累及 CNS。GS-2 的诊断及鉴别除了根据特有的临床特征之外,重要的是通过对毛发、血涂片的显微镜检(见下述)。在大多数 GS-2 患者中,噬血细胞综合征的发展被称为"加速阶段",通常 1 岁以内发病,早期行造血干细胞移植是唯一有望治愈的方法。

（2）Chediak-Higashi 综合征（CHS）:是常染色体隐性遗传病,发病率约为 1/100 万活产新生儿,表现为严重免疫缺陷伴细胞毒功能减低、局部白化病、出血倾向、进行性神经功能障碍及噬血细胞综合征。该病由 Beguez-Cesar 于 1943 年首次提及,后由 Chediak 和 Higashi 先后对其临床诊断特征进行描述而获名。基因缺陷为位于染色体 1q42.1–q42.2 上的 LYST/CHS1,编码蛋白虽不参与囊泡融合或分裂,但与囊泡转运的调节有关,并决定溶酶体和其他细胞器的大小,其机制可能涉及不同细胞器的生物合成、结构或功能,调节特异性蛋白在不同细胞器的运输或停留,以及维持微管的稳定性。CHS 的标志性特征是几乎所有的颗粒细胞（白细胞、黑素细胞、巨核细胞及小脑浦肯野细胞等）中均存在巨型细胞器——溶酶体、黑素和巨大包涵体,与 CHS 的多种临床特征相对应。在与 GS-2 鉴别方面,光学显微镜下,GS-2 患者的毛发呈不规则的黑素颗粒,主要分布在髓质附近,而 CHS 患者的毛发黑素颗粒呈规则均匀分布且大于正常毛发中的颗粒。最重要的是,CHS 患者的白细胞胞质中存在巨大颗粒,而 GS-2 患者则无。此外,超过 2/3 的 CHS 患者在儿童时期经历至少一个危及生命的"加速阶段",即噬血细胞综合征的发病,若不尽早行 HSCT,大多数患者会在 10 岁以内死于疾病加速期或严重感染,该类患者往往存在严重的基因缺陷,如等位基因的无义突变及插入/缺失导致的移码突变;部分 CHS 进程较为温和,呈"青少年"和"成人"形式,这些孩子可生存直至成年而没有经历"加速阶段",主要表现为色素减退及神经系统功能障碍,基因突变类型多为错义突变。CHS 的神经病学表现形式多样,通常包括周围神经病变、智力衰退、帕金森综合征、共济失调和白质异常,且神经系统症状在行 HSCT 后仍可能进展。LYST 基因突变的数量及类型较多,目前报道的突变种类多为无义突变、移码突变及错义突变,如 c.148C > T（p.R50X）、c.452A > G（p.H151R）、c.592A > C（p.T198P）、c.2454delA、c.3085C > T（p.Q1029X）、c.3434_3435insA、c.4052C > G（p.S1351X）、c.4274delT、c.4361C > A（p.A1454D）、c.4688G > A（p.R1563H）、c.5061T > A（p.Y1687X）、c.5578A > G（p.M1860V）、c.5996T > A（p.V1999D）、c.6078C > A（p.Y2026X）、c.7870C > T（p.R2624W）、c.8583G > A（p.W2861X）、c.9827_9832ATACAA（p.N3276_T3277del）、c.10395delA、c.10878A > T（p.K3626N）等。在我国行基因筛查的噬血细胞综合征患者当中,LYST 基因被检测到突变的频率是最高的,如 c.368A > G（p.H123R）、c.2255T > A（p.L752Q）、c.4573A > G（p.I1525V）、c.4578T > A（p.N1526K）、c.4972T > C（p.F1658L）、c.6114G > C（p.L2038F）、c.7159C > G（p.R2387G）、c.7586T > A（p.M2529K）、c.7994A > G（p.D2665G）、c.8368A > C（p.K2790Q）、c.8514C > A（p.D2838E）、c.8624G > A（p.R2875H）、c.10285A > G（p.I3429V）、c.10526G > A（p.R3509Q）、c.10833T > A（p.H3611Q）、c.11159A > G（p.N3720S）等。近 50 年来 Beige 小鼠一直是研究 CHS 的有效模型,可模拟出与人类一致的临床表型及细胞学特征。

（3）Hermansky-Pudlak 综合征 2 型（HPS-2）:是常染色体隐性遗传病,相关缺陷基

因为 *AP3B1*，定位于染色体 5q14.1，编码结合体蛋白复合物 3（adaptor complex 3，AP3）
的 β3A 亚单位，该亚单位可能起到稳定复合物结构的作用。AP 具有异源四聚体结构，参
与衣被囊泡的形成和运输。AP3 作为一种衣被蛋白，参与溶酶体相关细胞器的囊泡结构
合成和（或）转运，以及从反式高尔基网到相关细胞器的运输，包括黑素细胞、血小板、
CTL 和 NK 细胞等细胞内囊泡的转运。*AP3B1* 基因突变导致 AP3 结构的中断，进而使黑
素小体、肺泡 Ⅱ 型细胞板层小体和血小板致密颗粒异常，粒细胞集落刺激因子（granulocyte
colony-stimulating factor，G-CSF）相关中性粒细胞数量减少，CTL 和 NK 细胞杀伤活性降
低，临床表现为眼皮肤型白化病、渐进性肺间质纤维化、出血倾向、反复感染并伴发噬血
细胞综合征。HPS-2 临床表现与 CHS 相似，但前者患者细胞内不存在巨大颗粒物质。该
型伴发噬血细胞综合征的概率较上述两类综合征要低。在小鼠模型研究当中，经 LCMV
感染后的 Pearl 小鼠可产生噬血细胞综合征样症状及血清 IFN-γ 水平的升高，但这些症状
仅是暂时的，Pearl 小鼠最终可以完全清除病毒而获得自愈。因此，HPS-2 的细胞毒缺陷
是否倾向于进展为完全型的噬血细胞综合征尚有待证实。关于 *AP3B1* 基因的突变位点目
前已报道的有 g.del180242_180866（p.E693fsX13）、c.del153_156（p.E52fsX11）、c.904A
> T（p.R302X）、c.1031G > A（p.R344H）、c.1525 C > T（p.R509X）、c.1075A >
G（p.T359A）、c.1975G > T（p.E659X）、c.2041G > T（p.E681X）等。

（张　嘉　王旖旎　王　昭）

第四节　X 连锁淋巴组织增生综合征相关噬血细胞综合征

　　X 连锁淋巴组织增生综合征（XLP）为 X 性联隐性遗传性免疫缺陷病，在男性中的
发病率约为 1/100 万，偶有女性发病的报道。根据目前已被记录的报道，其最早被发现
的时间可追溯至 1974 年。随后，科学家在 1980 年建立了 XLP 登记注册平台，这一平
台一直沿用至今。

　　随着细胞分子学研究的不断深入，科学家先后于 1998 年及 2006 年在染色体 Xq25 上
发现上两种基因突变（*SH2D1A/SAP* 及 *BIRC4/XIAP*），这两种基因突变临床表现上有相
似之处，包括易感 EBV［引起严重的传染性单核细胞增多症（infectious mononucleosis，
IM），甚至部分会发展成噬血细胞综合征］、低丙种球蛋白血症、淋巴瘤或淋巴增殖性疾
病（lymphoproliferative disease，LPD）。目前这两种基因突变引起的 XLP 分别被归类为
XLP-1 和 XLP-2。

　　随后，在对 XLP 病理生理学机制的进一步探索中发现，*XIAP* 缺陷导致 NLRP3 炎症
小体活性失调，引起炎症性 IL-1β 和 IL-18 的过量产生，最终表现为噬血细胞综合征。因
此，目前能引起 NLRP3 炎症小体活性失调的基因缺陷（包括 *NLRC4* 缺陷、*CDC42* 缺陷）
也暂时被归类为 XLP。

一、X 连锁淋巴组织增生综合征 -1 型

XLP-1 最早在 1998 年报道，是位于 Xq25 的 *SH2D1A/SAP* 基因发生突变，其编码信号淋巴细胞活化分子（signaling lymphocytic activation molecule，SLAM）相关蛋白（SAP）。作为 X 连锁隐性遗传疾病，男性患者更为常见。临床表现包括反复发作的噬血细胞综合征、低丙种球蛋白血症和淋巴组织增殖性疾病（或淋巴瘤）。

（一）流行病学

1980 年，Purtilo 和他的团队为了解为什么 EBV 感染在这些患者中会引起致命性临床表型，建立了一个 XLP 登记注册平台，以跟踪那些疑为 XLP 患者的发病和进展情况。到 1995 年，超过 80 个家庭登记了 270 个男性患儿，总死亡率为 75%。大部分男性患儿在 10 岁前死于严重的传染性单核细胞增多症。存活下来的男性患儿和一些 EBV 阴性的男性亲属，最终通常表现为淋巴瘤 / 白血病或低丙种球蛋白血症。

（二）发病机制

SH2D1A 基因位于 Xq25，其编码信号淋巴细胞活化分子（SLAM）相关蛋白（SAP）。SAP 是一种衔接蛋白，通常表达于 NK、NKT、T 细胞及部分记忆 B 细胞，可通过其 SH2 功能域与 SLAM 家族的 2B4 和 T 细胞共活化分子（NTB-A）等多种受体结合，并能促进 Src 相关的蛋白酪氨酸激酶 FynT 的募集及活化，参与免疫细胞内信号转导、CTL 与 NK 细胞的活化及细胞毒功能。相反，在无 SAP 时，细胞毒功能缺陷，CTL 对 B 细胞介导的抗原提呈应答障碍，导致杀伤 EBV 感染的 B 细胞的功能减低，感染失控，进而导致噬血细胞综合征的产生。相关研究在鼠 *SH2D1A* 基因中引入导致 SAP 蛋白完全缺失的突变，并用 LCMV 或鼠 γ- 疱疹病毒 -68（MHV-68）感染基因工程小鼠，发现小鼠病毒载量增加，活化的 $CD4^+$ 和 $CD8^+$ T 细胞过度增殖，多器官 IFN-γ 和 TNF-α 水平增加，小鼠死亡率明显升高。因此，该疾病呈现的体液免疫缺陷实际是由 $CD4^+$ T 细胞受损无法与 B 细胞相互作用所致，而并非 B 细胞本身的内在缺陷。同时，研究发现，EBV 本身能够通过其潜伏膜蛋白 1（latent membrane protein-1，LMP1）抑制 SAP 基因表达，表明 SAP 依赖机制（SAP 基因突变或抑制）可能参与了 XLP-1 相关原发性噬血细胞综合征和 EBV 相关噬血细胞综合征的发病机制。

（三）临床表现

XLP-1 存在临床异质性，从轻症的低丙种球蛋白血症到重症的噬血细胞综合征或淋巴瘤。约 58% 的 XLP-1 发生噬血细胞综合征，最常见于 EBV 感染后，同时也存在高风险（约 1/3）罹患 EBV 相关淋巴瘤。虽然 EBV 感染往往被认为对 XLP-1 临床进程至关重要，但部分 EBV 阴性患儿亦可发病。XLP-1 患者往往呈现出不止一种临床表型，也可能从一种表型进展为另一种，如从低丙种球蛋白血症进展到淋巴瘤等。其他少见的临床特征包括再生障碍性贫血、血管炎和慢性胃炎。

（四）实验室检查

基因突变位点方面，截至 2010 年人类基因突变数据库（HGMD）中已有超过 70 个导致 XLP-1 的突变，并在不断增加当中，主要如下：c.7G > T（p.A3S）、c.20A > G（p.Y7C）、c.32T > G（p.I1S）、c.85T > C（p.Y29H）、c.86A > G（p.Y29C）、c.92delT、c.102C > A（p.S34R）、c.125G > A（p.C42Y）、c.131G > A（p.C44Y）、c.137（+5）G > T、c.138（-11_-17）del7、c.143A > C（p.H48P）、c.163C > T（p.R55X）、c.192G > A（p.W64X）、c.195_196insT（p.A66fsX67）、c.201（+3）A > G、c.239T > G（p.I80R）、c.245delA（p.N82fsX95）、c.245_246insA（p.L82fsX103）、c.261_262insT（p.Q88fsX103）、c.265A > G（p.K89E）、c.295C > T（p.Q99X）、c.296A > C（p.Q99P）、c.304G > A（p.V102I）、c.346（+3）A > G、c.347（-28_-32）del5 等，其中突变位点 c.7G > T（p.A3S）、c.32T > G（p.I1S）和 c.163C > T（p.R55X）为高频热点突变。

SAP 筛查的特异度（98.84%）和阳性预测值（83.33%）都比较高，80% 以上 SAP 表达降低的患者可能存在 *SH2D1A* 突变。

（五）治疗

1. EBV 感染的监测及治疗 XLP-1 患者应采取个体化治疗方式。密切监测 EB 病毒载量是十分重要的。如果有 EBV 驱动相关疾病的证据（如噬血细胞综合征），利妥昔单抗治疗可减少 EBV 阳性的 B 细胞，但有可能会加剧低丙种球蛋白血症。

2. 治疗噬血细胞综合征 其治疗依据标准化方案（HLH-1994 和 HLH-2004），采用地塞米松、依托泊苷和（或）环孢素，有神经系统受累者，则鞘内注射甲氨蝶呤和类固醇。这些诱导治疗方案的目的是达到噬血细胞综合征缓解后桥接造血干细胞移植。其他免疫抑制剂作为挽救治疗方案也被用于控制噬血细胞综合征，包括 ATG 联合依托泊苷的 HIT-HLH 试验（NCT01104025）、阿仑单抗等。此外，新的生物制剂也被用在噬血细胞综合征中，包括 IL-6 抑制剂、IFN-γ 抑制剂、JAK1/2 抑制剂等。这些靶向或免疫治疗可以减少治疗的毒性反应，对帮助患者进一步桥接移植有益，可能会有益于减少移植期间的并发症（如器官损伤和感染），从而提供更好的移植治疗效果。

3. 治疗淋巴瘤及低丙种球蛋白血症 淋巴瘤患者可按照标准的淋巴瘤治疗方案进行治疗。丙种球蛋白替代治疗对低丙种球蛋白血症或复发性感染的患者有益。

4. 造血干细胞移植 在进行 HSCT 之前，有许多因素需要考虑，包括疾病缓解状态和预处理方案的类型。减低强度预处理方案（reduced-intensity conditioned，RIC）和清髓性预处理方案患者移植后总体生存率相似，均在 80% 左右。但当移植时噬血细胞综合征处于活动状态时会影响移植的生存率（50%）。

尽管目前 XLP-1 的存活率显著提高，但它仍然是一种潜在的致命疾病。在无症状患者中进行造血干细胞移植需要与家属深入讨论，仔细了解移植相关风险和获益。但当 XLP-1 患者合并严重并发症（如噬血细胞综合征或淋巴瘤）时，需尽快桥接造血干细胞移植。

二、X 连锁淋巴组织增生综合征 -2 型

2006 年 Rigaud 等首次报道了 12 名携带 *XIAP* 有害突变的男性患儿，这些男性患儿来自 3 个非亲缘家系，这些有害基因突变导致 XIAP 蛋白表达量降低或缺失。他们表现为轻重不一的免疫缺陷，其中多数最终表现为噬血细胞综合征，少数表现为低丙种球蛋白血症，还有一小部分表现为炎症性肠病（inflammatory bowel disease，IBD）。由于 *XIAP* 突变所致临床表现与 *SH2D1A* 突变而引起的 XLP-1 相似，同时 *XIAP* 与 *SH2D1A* 位于 Xq25 的相邻区域，因此由 *XIAP* 突变所致 PID 被称为 XLP-2。

（一）流行病学

XLP-2 以男性发病为主，因为 XLP-2 以 X 连锁方式遗传，如果母亲是携带者，那么孩子携带致病突变的概率为 50%。通常来讲，XLP 为男性发病，女性杂合突变只作为携带者而并不发病，原因是有足够的野生型 X 染色体阻止临床表现的发生。在罕见的情况下，杂合子的女性可能由于 X 染色体失活而出现症状。2008 年 Woon 等报道了第一例 XLP 外显型的女性 *SH2D1A* 突变携带者，并分析女性携带者的患病原因在于 X 染色体的随机失活导致剩余的野生型等位基因无法阻止免疫调节的失常。此外，2015 年 Holle 和 Yang 等也报道了 2 例携带 *XIAP* 杂合突变的女性患者。

（二）发病机制

XLP-2 由 *BIRC4* 基因突变所致，其编码一种抗凋亡分子即 X 连锁凋亡抑制蛋白（XIAP），属于凋亡抑制蛋白（inhibitor of apoptosis protein，IAP）家族的一种，广泛表达于人体各组织及造血源性细胞。XIAP 与细胞内凋亡抑制蛋白 cIAP-1、cIAP-2 结构和功能相似，它由 3 个 BIR（baculovirus inhibitor of apoptosis repeats）域（杆状病毒凋亡抑制蛋白重复序列）、一个泛素化相关（ubiquitin-associated，UBA）结构域和 E3 泛素连接酶活性的 C 末端环域组成。

XIAP 具有抗凋亡活性，通过 BIR-2 和 BIR-3 域阻断 caspase 3、caspase 7、caspase 9 的活化来抑制细胞凋亡。XIAP 还是 TNF-1 受体的调节因子，通过抑制受体相互作用蛋白激酶（RIPK）的 RIPK1、RIPK3 及其下游信号来实现调节功能。当 XIAP 缺乏时，RIPK1 和 RIPK3 的异常信号会导致经典的 caspase-1/NLRP3 的激活并增加细胞死亡。因此，当 XIAP 缺乏时，细胞更易凋亡。同时，XIAP 通过其泛素连接酶参与多种信号通路的转导及细胞反应。

1. XIAP 缺乏对固有免疫的影响　在 *XIAP* 缺陷小鼠感染白念珠菌模型中，可以观察到感染早期 NF-κB 的激活和细胞因子显著下调，提示存在固有免疫功能缺陷。小鼠模型研究发现，与 *SAP* 缺陷小鼠类似，未经感染的 *Birc4*$^{-/-}$ 小鼠并未观察到与野生型小鼠明显的差异。NK 细胞功能和 NKT 细胞数目均为正常。经 MHV-68 感染后，从 *Birc4*$^{-/-}$ 小鼠分离的细胞比野生型小鼠细胞对凋亡更敏感，细胞内 MHV-68 复制增多。目前认为存在以下机制引起固有免疫缺陷。

（1）巨噬细胞吞噬功能受损：在 *XIAP* 缺陷小鼠实验中发现，*XIAP* 缺陷小鼠不能清除白色念珠菌，这是由于在 *XIAP* 缺陷小鼠中 BCL-10 依赖的 Rac-1 不能激活，造成吞噬功能受损。这一观点在 *XIAP* 缺陷的人巨噬细胞体外实验中也已得到证实。

（2）NKT 细胞凋亡加剧：虽然 *XIAP* 缺陷患者的总循环 T 细胞计数正常，但正常未变化的 NKT 细胞（iNKT 细胞）和黏膜相关不变 T 细胞（MAIT 细胞）计数异常低。这是因为 iNKT 和 MALT 细胞对凋亡更敏感，因此对 XIAP 的依赖性更强。*XIAP* 缺陷患者 iNTK 细胞减少常见于合并 EBV 感染的患者，而未合并 EBV 感染者通常 iNKT 细胞计数正常。这可能是因为在 EBV 感染初期，iNKT 细胞可能是早期免疫应答的重要参与者，但 iNKT 细胞存在 *XIAP* 缺陷，导致 iNKT 细胞过度凋亡。

（3）信号转导异常：XIAP 可通过参与激活 NF-κB 途径参与固有免疫，有以下参与方式。首先，XIAP 可以依赖其环域泛素化蛋白从而参与经典的 NF-κB 途径和丝裂原活化蛋白激酶（mitogen-activated protein kinase，MAPK）途径。其次，XIAP 通过泛素化 RIPK2 参与 NOD1/2 的信号转导，从而参与 NF-κB 途径。其中，NOD1、NOD2 受体是细胞内模式识别受体，NOD1 在上皮细胞表达，NOD2 在骨髓细胞和肠道的帕内特细胞（潘氏细胞）表达。当 NOD1/NOD2 被其配体激活时，可通过激活 NF-κB 途径，产生抗炎因子、趋化因子和抗菌肽来参与固有免疫。而 NOD2 是克罗恩病最强的遗传因素，强烈提示 *XIAP* 缺陷患者 IBD 的病理生理机制可能与克罗恩病中 NOD 相关的病理生理机制相似。

2. XIAP 缺乏对获得性免疫的影响

（1）效应 T 细胞过度凋亡：在体外实验中，通过 Fas/CD95 和 TRAIL-R 或 T 细胞抗原受体（T-cell antigen receptor，TCR）的刺激，*XIAP* 缺陷的 T 淋巴细胞出现过度凋亡的现象。这导致体内 XIAP 缺乏的效应 T 细胞在 TCR 激活介导的凋亡下增殖和分布受到影响。在 *XIAP* 缺陷小鼠感染 LCMV 模型中，也可以观察到 *XIAP* 缺陷导致 $CD8^+$ T 细胞过度凋亡的现象，因此推断噬血细胞综合征的发生机制可能如下：在具有免疫能力的个体中，对 EBV 的有效免疫反应依赖于 $CD8^+$ T 细胞的大量扩增。而在 XIAP 缺乏的情况下，$CD8^+$ T 细胞过度凋亡使得 EBV 感染细胞不能清除而持续存在，机体产生更多的 $CD8^+$ T 细胞来清除感染，由此引起 CTL 的过度增殖，并引起异常的细胞因子风暴，从而促进噬血细胞综合征的发生。

（2）B 细胞过度凋亡：XLP-2 的低丙种球蛋白血症可能是由 B 细胞的过度凋亡导致的。

3. XIAP 缺乏与细胞因子风暴 在 *XIAP* 缺陷小鼠模型中，通过明矾诱导实验可以观察到，XIAP 是 NLRP3 炎症小体和促炎细胞因子产生的一个强有力的负调控因子，*XIAP* 缺陷小鼠的过度炎症与 NLRP3 炎症小体产生相关。而过度炎症会通过 RIPK1 和 RIPK3 通路诱导细胞凋亡。

4. XIAP 缺乏与 EBV 感染 目前已有 XIAP 缺乏的小鼠模型成功建立，该小鼠模型在首次建立时不存在异常表型和缺陷，尤其是在凋亡方面。然而，当 *XIAP* 缺陷小鼠模型感染特殊病原体（李斯特菌、肺炎衣原体、福氏志贺菌、白色念珠菌、MHV-68）后，会出现免疫功能下降的情况，甚至最终导致小鼠死亡。因此，感染可能是噬血细胞综合征的触发器。

固有免疫缺陷在感染早期使病毒清除力下降。体外实验证实 iNKT 损耗会增加 EBV

滴度和受 EBV 感染的 B 细胞数量。在其他 PID（*SH2D1A*、*CD27*、*ITK*、*CORO1A* 和 *CTPS1*）中也可见到类似 EB 感染相关的 iNKT 计数减少的情况。体外研究显示，XLP-2 患者 T 细胞和 NK 细胞毒功能正常。因此有观点认为，固有免疫过度凋亡使 EBV 不能清除并作为抗原持续刺激机体免疫，*XIAP* 缺陷导致淋巴细胞的凋亡敏感度增强，凋亡细胞的积累及持续 EBV 感染，进而导致免疫失控。

（三）临床表现

临床表现上，虽然 *SAP* 和 *XIAP* 缺陷存在共有特征，但另有各自具体表现，两者发病机制不同。与 XLP-1 相比，超过 90% 的 XLP-2 患者进展为噬血细胞综合征且复发率高，因此认为后者更符合原发性噬血细胞综合征。XLP-2 常见于幼年男性，发病年龄越小，临床表现越严重。其临床表现存在异质性，可以表现为复发性噬血细胞综合征 / 噬血细胞综合征样疾病、脾大、低丙种球蛋白血症和炎症性肠病（IBD）。迄今为止，关于淋巴瘤的报道仅见于 XLP-1 患者当中。根据 *XIAP* 编码蛋白抗凋亡的功能，使用 XIAP 抑制剂的研究表明，XIAP 是治疗癌症的强效靶点，这同时也解释了 XIAP 缺乏患者不易发生淋巴瘤的原因。此外，低丙种球蛋白血症在 XLP-1 和 XLP-2 中均可见到，以 XLP-1 患者居多，且持续存在。脾大及慢性结肠炎在 XLP-2 患者中多有报道，而在 XLP-1 中非常罕见。在一个携带 *XIAP* 基因突变的家族中，临床表现存在高度异质性，存在无症状患者，也存在可能致命的 IBD 和（或）噬血细胞综合征患者。这种临床异质性可能是遗传因素和环境因素共同作用的结果。

1. 噬血细胞综合征 / 噬血细胞综合征样疾病　表现为噬血细胞综合征的患儿常病情较重，死亡率较高。在 *XIAP* 缺陷患者中最终发展为噬血细胞综合征的比例不同地区略有不同，中国约为 81.8%，日本、法国、德国、美国、英国分别约为 64.7%、71.4%、36.4%、73.6%、11.1%。噬血细胞综合征的复发率为 33% ～ 67%，且平均在 1 年内复发。其中，60% 的噬血细胞综合征由 EBV 驱动，也可见到巨细胞病毒（cytomegalovirus，CMV）、人类疱疹病毒 6 型（human herpesvirus 6，HHV-6）驱动的病例，还有部分病例未找到明确的感染源。患者常以脾大为首发临床表现，而后出现发热、全血细胞减少、高甘油三酯血症 / 低纤维蛋白原血症、噬血现象、NK 细胞活性降低、sCD25 升高等。有些患者仅仅表现为脾大、发热、全血细胞减少，有些脾切除患者可以在脾脏病理中见到噬血现象。部分噬血细胞综合征患者可合并慢性活动性 EBV 感染（chronic active EBV infection，CAEBV）、EBV 阳性的 T/NK 细胞淋巴组织增殖性疾病 [EBV-positive T-cell and natural killer（NK）-cell lymphoproliferative disease，LPD]。

2. IBD　在 *XIAP* 缺陷患者中也较为常见，可影响 22% ～ 30% 的患者。IBD 可以发生在噬血细胞综合征之前，可作为 XLP-2 的首发和唯一的症状。发病年龄从 3 个月到 41 岁不等。IBD 的临床表现、生物学和组织学特征与成年克罗恩病患者非常相似，这些特征包括影响所有消化道的局灶性炎性病变，如节段溃疡、隐窝脓肿、肉芽肿和多形态细胞浸润等。16% 的患者会出现短暂的低镁蛋白血症。*XIAP* 缺陷患者的 IBD 常为难治型，死亡率在 10% 左右。

（四）实验室检查

1. 基因突变　对于流式细胞术检测低表达 XIAP 的男性应进行 *XIAP* 序列分析 /*XIAP* 靶向缺失 / 重复分析，甚至可以考虑进行更全面的基因组测序，包括全外显子组测序、全基因组测序和线粒体基因组测序。截至目前世界范围内报道的 *XIAP* 基因突有 127 种（http: //www.hgmd.cf.ac.uk/ac/gene.php?gene=XIAP），包括 Del Exons 2、Del Exons 4、Del Exons 6、Del Exons 1-5、c.96delT（p.T32fs49X）、c.145C＞T（p.R49X）、c.291delC（p.G99fsX）、c.310C＞T（p.Q104X）、c.224A＞G（p.Y75C）、c.352G＞T（p.E118X）、c.389_392delACAG（p.D130fsX140）、c.511C＞T（p.Q171X）、c.517T＞G（p.W173G）、c.562G＞A（p.G188R）、c.563G＞A（p.G188E）、650delG（p.W217CfsX27）、c.664C＞T（p.R222X）、c.671_672delTT（p.F224fsX225）、c.712C＞T（p.R238X）、c.758C＞G（p.S253X）、c.868_869insT（p.Y290fsX294）、c.894_898del5（p.K299fsX307）、c.910G＞T（p.G304X）、c.921_924delAACt（p.T3081fsX23）、c.951_961del11（p.W317fsX318）、c.951G＞A（p.W317X）、c.962C＞G（p.A321G）、c.997C＞T（p.Q333X）、c.1100A＞G（p.D367G）、c.1103_1104insA（p.D368EfsX23）、c.1141C＞T（p.R381X）、c.1021_1022delAA（p.N341YfsX7）、c.1045_1047delGAG（p.E349del）、c.1099+2T＞C、c.1265_1266insTTAC（p.M422fsX426）、c.1382G＞A（p.R443H）、c.1408A＞T（p.T470S）、c.1443_1449delins24（p.P482fsX508）、c.1445C＞G（p.P482R）、c.1481T＞A（p.I494N）等。

2. 流式细胞术测定 XIAP 蛋白表达水平　分选外周血单个核细胞，用 CD3-FITC、CD8PerCP、CD56-APC 抗体标记，随后进行细胞固定及破膜，进而采用 XIAP 抗体进行标记，利用流式细胞术测定不同细胞内 XIAP 蛋白表达水平。根据目前的报道，采用流式细胞术检测 XIAP 蛋白表达的敏感度为 95%，特异度为 61%。

（五）治疗

外源性补充丙种球蛋白对于合并低丙种球蛋白血症的患者有益。对于存在 *XIAP* 缺陷的 IBD 患者常采用免疫抑制治疗，包括糖皮质激素、硫唑嘌呤、TNF-α 抑制剂、美沙拉嗪等；对于药物治疗效果欠佳、症状不能控制的患者，需行结肠切除术治疗。部分早发型炎症性肠病（very early onset inflammatory bowel disease，VEO-IBD）需行造血干细胞移植。

对于噬血细胞综合征的治疗，目前的初始治疗是基于依托泊苷（VP-16）、地塞米松联合或不联合环孢素的 HLH-1994/HLH-2004 方案，已将缓解率从最初的 10% 提高到 50%～75%，显著提高了疾病的缓解率。但 *XIAP* 缺陷致噬血细胞综合征有较高的复发率。目前，国内外尚无统一的挽救治疗方案。目前有如下挽救治疗方案：DEP 方案，对于成人复发 / 难治性噬血细胞综合征有高达 75% 的缓解率；L-DEP 方案，对 EBV 相关噬血细胞综合征的缓解率可达 85.7%；其他挽救治疗方案，如 ATG+ 地塞米松 +VP-16（NCT01104025）、阿仑单抗（NCT02472054）、依帕伐单抗（NCT01818492）、卢可替尼（NCT03795909）等仍在临床试验阶段。

对于 EBV 相关噬血细胞综合征，利妥昔单抗是有效的，因为 EBV 通常首先感染 B 细胞。同时，随 EBV 感染的迁延，NK 细胞会上调 NKG2C⁺ 和 FcεRγ⁻ 表达，并上调 NK

细胞的抗体依赖细胞介导的细胞毒作用（antibody-dependent cell-mediated cytotoxicity，ADCC），因此，利妥昔单抗可以通过清除 B 细胞减轻 NK 细胞的 ADCC 作用。

造血干细胞移植（HSCT）目前仍是该病唯一的治愈手段。但 XIAP 缺乏患者进行 HSCT 的死亡率较高。在一项对 19 例 *XIAP* 缺陷患者行 HSCT 的回顾性国际调查中，死亡率高达 86%。造成这种不良结果的原因可能是全剂量的清髓方案和在噬血细胞综合征活动期移植。不能承受全剂量清髓方案的原因可能是 XIAP 缺乏导致肝细胞及其他细胞对化疗过度敏感。目前有文献报道减低强度预处理方案（RIC）可以改善 XIAP 缺乏患者的预后。采用 RIC 方案治疗虽然可以降低移植相关死亡率，但可能出现混合嵌合甚至噬血细胞综合征复发的情况。目前有病例报道供体淋巴细胞输注可改善 HSCT 移植后残留宿主淋巴细胞相关异常并发症。还有报道指出在移植中期应用阿仑单抗可以改善混合嵌合和移植后噬血细胞综合征复发的情况。除此之外，还有应用 IFN-γ 阻断剂（NI-0501）同时采用消除 αβT 细胞和 CD19⁺ B 细胞的移植物进行移植，避免 *XIAP* 缺陷患者移植相关并发症。对于重症 IBD 患者，HSCT 可以有效改善症状。但由于 XIAP 临床表现的异质性，存在 *XIAP* 缺陷的患者是否需要进行 HSCT 仍需临床医生进行仔细评估。

三、*NLRC4* 基因突变

NLRC4 基因突变引起噬血细胞综合征和小肠结肠炎于近年来才被报道，因其致病机制涉及过量的促炎细胞因子 IL-1β 和 IL-18 过度增殖，其过程与 XLP-2 病理生理过程一致，因此，目前 *NLRC4* 基因突变也暂时被归类为可引起 XLP。

（一）流行病学

在 2014 年，有两组研究人员发现 *NLRC4* 的功能获得突变可导致噬血细胞综合征和小肠结肠炎。*NLRC4* 基因突变引起的巨噬细胞内在异常，可引起复发性巨噬细胞激活综合征。

（二）发病机制

NLRC4 基因位于 2p22.3。其突变可以是显性遗传、新生种系突变或高频率的体细胞突变。

NLRC4 基因编码细胞质 NOD 样受体（NOD-like receptor，NLR），它是炎症小体的组成部分。在正常个体中，微生物配体激活巨噬细胞内的 NLR 蛋白（如 NLRP3 和 NLRC4 等）形成炎症小体，这些炎症小体通过调节 caspase-1 促进 pro-IL-1β 和 pro-IL-18 活化，其活性形式 IL-1β 与 IL-18 会诱导细胞焦亡。NLRC4 炎症小体在小鼠肠上皮细胞（IEC）中起特殊的宿主防御作用。当 IEC 细胞质中发现沙门氏菌后，NLRC4 炎症小体迅速生成 IL-18 和可以引起腹泻的化合物。含有沙门氏菌的 IEC 发生 caspase 依赖、非溶细胞性死亡，随后排出到结肠腔内。虽然这个过程可能会引起分泌性腹泻、血管渗漏甚至休克，但它可以阻止细菌感染。

但在 *NLRC4* 突变患者中，基因缺陷会引起非配体依赖性、自发性的炎症小体组装，随后产生过量的促炎细胞因子 IL-1β 和 IL-18，导致发热、炎症细胞死亡和组织损伤。

（三）临床表现

临床表现可以见到发热、分泌性腹泻、与淋巴组织细胞浸润相关的短暂的斑丘疹和荨麻疹、小肠结肠炎、CNS 症状（癫痫）、噬血细胞综合征等。*NLRC4* 突变患者的临床表现差异很大，即使是在具有相同突变的同一家族患者中。例如，一名携带 p.Val341Ala 突变的 43 岁父亲的病情迁延，包括婴儿时期的发热和腹泻；成年时期的皮肤红斑、关节疼痛伴发热，以及后来表现出的 ARDS、蛛网膜下腔出血、便血和噬血细胞综合征。而与他携带相同的 *NLRC4* 突变的孩子，在出生 1 周后出现发热、分泌性腹泻和噬血细胞综合征特征，并在第 23 天死于弥漫性肺泡出血。

（四）实验室检查

目前已报道的基因突变位点均为杂合突变，包括 c.1589A > C（p.His443Pro）、c.1009A > T（p.Thr337Ser）、c.1022T > C（p.Val341Ala）、c.512C > T（p.Ser171Phe）等。

IL-18 升高（> 104 pg/ml）常见于 *NLRC4* 基因突变患者。除此之外，在 *XIAP* 缺陷和全身性幼年型特发性关节炎 / 成人 Still 病相关 MAS 患者中也可以见到。

（五）治疗

目前对于相关疾病治疗经验较少。据报道，*NLRC4* 缺陷患者可能对重组 IL-18BP 有反应。IL-18BP（tadekinig alfa）用于 *NLRC4* 或 *XIAP* 突变患者的临床试验正在进行中（NCT03113760）。IFN-γ 抑制剂也可能有效（NCT02069899）。

四、*CDC42* 缺陷

CDC42 基因突变引起 NOCARH 综合征于近年来被报道，因其致病机制与 XLP-2 病理生理过程一致，因此，目前也暂时被归类为可引起 XLP。

（一）发病机制

CDC42 位于 1q36.12。*CDC42* 编码 Rho 家族的一个小 GTP 酶（GTPase），控制多个信号通路，通过激活（结合 GTP）和非激活（结合 GDP）状态之间的循环，调节细胞极化及迁移、内吞和细胞周期进程。

CDC42 杂合突变可影响蛋白 C 端 186、188 或 192 位氨基酸，可能会干扰 CDC42 的结合和定位，并干扰正常的肌动蛋白组装，从而影响正常的信号转导、细胞骨架重排、极化、增殖、迁移和细胞毒性过程。*CDC42* 基因突变患者体内 IL-18、L-1β 的生成增加，这提示炎症小体功能失调和自身炎症性疾病。一些患者的 CXCL9 水平也升高。

（二）临床表现

CDC42 基因的一些错义突变与发育异常有关，临床特征包括生长缺陷、智力障碍、大脑畸形、面部畸形、听力 / 视力问题、心脏畸形、血液和免疫系统缺陷。NOCARH 综

合征是一种血液和自身炎症性疾病，临床表现包括新生儿出现的细胞减少症、自身炎症、皮疹和噬血细胞综合征。目前报道 8 例自身免疫性炎症患者，其中 3 例患者最终进展为致命性噬血细胞综合征。

（三）实验室检查

目前已报道的 *CDC42* 突变包括 c.556C > T（p.R186C）、c.563G > A（p.C188Y）、c.576A > C（stop lost [p.*192C*24]）等。患者 IL-18、IL-1β、CXCL9 水平升高。

（四）治疗

Yael 等通过对 4 例 *CDC42* 缺陷患者（2 例诊断为噬血细胞综合征 / 巨噬细胞活化综合征）的治疗中发现 IL-1β 抑制剂（anakinra/ canakinumab）有较好疗效。在 Michael 等的研究中，4 例 NOCARH 综合征患者中，1 例患者成功接受了 IFN-γ 抑制剂（emapalumab）和 IL-1β（anakinra）抑制剂治疗，后成功地接受了异体造血干细胞移植，其余患者均因疾病死亡。

第五节　EBV 驱动相关噬血细胞综合征

近年来，一些新的基因缺陷被陆续鉴定，包括 IL-2 诱导的 T 细胞激酶（*ITK*）缺陷、镁离子转运体 1（*MAGT1*）缺陷、*CD27* 缺陷、*CD70* 缺陷、*CTPS1* 缺陷及 *RASGRP1* 缺陷。这些基因缺陷均和 PID 相关，以 EBV 相关的淋巴细胞增殖、淋巴瘤和噬血细胞综合征为主要表现。

一、IL-2 诱导的 T 细胞激酶缺乏

ITK 于 20 世纪 90 年代初首次被发现。IL-2 诱导的 T 细胞激酶（ITK）是非受体性酪氨酸激酶 Tec 激酶家族的一员，因它在 T 细胞受体（TCR）信号转导通路中的重要作用而受到越来越多的关注。*ITK* 基因突变的患者更容易受到病毒感染，从而引起相关疾病，如霍奇金淋巴瘤、非霍奇金淋巴瘤、单核细胞增多症、淋巴组织增殖性疾病、异常丙种球蛋白血症和噬血细胞综合征。

（一）分子结构

ITK 基因位于 5p31–p32，常表达于 T 细胞，同时也可表达于肥大细胞、NK 细胞和 iNKT 细胞。ITK 结构域由 N 端至 C 端，包括 PH 结构域（pleckstrin-homology domain）、TH 结构域（tec-homology domain）、SH3 结构域、SH2 结构域（SRC homology 2 domain）和 C 末端激酶结构域。其中，PH 结构域是 Tec 家族区别于其他激酶家族的共有结构域，SH2 结构域调节蛋白–蛋白的相互作用。SH3 结构域与 TH 结构域中富含脯氨酸的基序结合，导致 ITK 的自我抑制。

（二）发病机制

1. ITK 在 TCR 信号转导中的作用　ITK 在 TCR 信号转导中起着重要作用。TCR 可以识别抗原提呈细胞（antigen-presenting cell，APC）上的主要组织相容性复合体（MHC）。这些复合物的结合在 Zn^{2+} 的帮助下导致 Src 激酶 Lck 的激活，Lck 磷酸化 CD3 免疫受体酪氨酸激活基序（immunoreceptor tyrosine-based activation motifs，ITAMs）。Lck 与 ZAP-70 蛋白结合，导致 T 细胞活化连接蛋白 LAT 和 SLP-76 磷酸化。T 细胞与 CD28 共刺激后，磷脂酰肌醇 3 激酶（PI3K）被激活，产生三磷酸磷脂酰肌醇（PIP_3），随后 ITK 通过其 PH 结构域与 PIP_3 结合后，加入 LAT/SLP-76 信号复合物。ITK 在 SH2 和 SH3 结构域与 SLP-76 和 LAT 相互作用，并在酪氨酸残基 Y511 和 Y180 上磷酸化。ITK 被激活，导致 PLCγ1 磷酸化，肌醇三磷酸（IP_3）和 DAG 产生，激活 PKC。最后，引起 Ca^{2+} 内流。

通过以上信号通路，最终 ITK 可以控制转录因子的核转位，包括依赖细胞外信号调节激酶（ERK）的激活蛋白 -1（AP-1）、活化 T 细胞核因子（NFAT）、干扰素调节因子 4（IRF4）和 NF-κB，随后表达 IL-2、IL-9 和 IL-17A。

2. ITK 与 EBV 感染　*ITK* 缺陷影响固有免疫和适应性免疫，导致对 EBV 感染的免疫失调。

（1）固有免疫方面：*ITK* 缺陷引起 NKT 细胞数量减少。在 *ITK* 缺陷小鼠中 NKT 细胞存活率降低；在 *ITK* 基因缺陷的 EBV 感染的霍奇金淋巴瘤患者中也可以观察到 $CD45RA^+CD4^+$ T 细胞及外周血 NKT 细胞数量减少。

（2）适应性免疫方面：*ITK* 缺陷影响 T 细胞的信号转导，影响其分化、扩张、细胞毒功能。Kapnick 等在小鼠溶细胞 CTL 中发现，ITK 缺乏既影响 CTL 的早期分化和扩张，也影响 CTL 的杀伤力。ITK 缺乏的 CTL 在脱颗粒过程中存在缺陷，导致 CTL 细胞毒功能缺陷。此外，Linka 等分析了 *ITK* 突变影响不同结构域的患者的钙内流。他们发现这些患者在 TCR 刺激后钙反应显著降低，从而阻碍了 T 细胞免疫反应。

（三）临床表现

ITK 缺陷患者临床通常表现为致命的传染性单核细胞增多症、淋巴瘤或淋巴组织增殖性疾病（LPD）、噬血细胞综合征和丙种球蛋白异常血症，而且常合并 EBV 感染。

（四）实验室检查

目前已报道的 *ITK* 缺陷患者合并噬血细胞综合征数量较少（2 例），相关基因缺陷为 c.1003C ＞ T；p.R35W、c.49C ＞ T；p.Q17X/c.922delG；A308Lfs*24（其中第二例为造血干细胞移植术后噬血细胞综合征）。

（五）治疗

由于相关 *ITK* 缺陷噬血细胞综合征病例较少，在此讨论 *ITK* 基因突变相关淋巴组织增殖性疾病的治疗。目前对于 *ITK* 缺陷 EBV-LPD 的治疗，少数 ITK 缺乏患者从利妥昔单抗治疗中获益，部分患者从造血干细胞移植中获益。对于异常丙种球蛋白血症，可以使用丙种球蛋白替代治疗，但疗效往往是暂时的。

二、镁离子转运基因（*MAGT1*）缺陷

X 连锁镁离子通道缺陷原发性免疫缺陷病、EB 病毒感染、肿瘤（X-linked immunod-eficiency with magnesium defect，Epstein-Barr virus infection，and neoplasia；XMEN）是由 *MAGT1*（magnesium transporter 1）基因半合子突变引起的一种免疫缺陷疾病，于 2011 年被首次报道。*MAGT1* 基因位于 Xq21.1，含 10 个外显子，编码跨膜蛋白镁离子通道蛋白。*MAGT1* 缺陷症是一种主要影响免疫系统的选择性先天性糖基化障碍。XMEN 患者对 EBV 易感，临床常表现为反复上呼吸道感染、中耳炎或鼻窦炎、自身免疫性疾病、EBV 阳性的淋巴增殖性疾病或淋巴瘤。XMEN 的治疗应根据临床表现进行个体化管理。

（一）流行病学

目前共报道 36 例患者，均为男性，女性杂合子均为健康携带者。这是由于携带杂合子 *MAGT1* 基因突变的女性 X 染色体失活模式倾向于表达造血细胞中的正常等位基因。

（二）发病机制

MAGT1 基因位于 Xq21.1，含 10 个外显子，编码 335 个氨基酸组成的跨膜蛋白镁离子通道蛋白。大多数有害的 *MAGT1* 突变影响了蛋白质的表达。

MAGT1 基因编码一种广泛表达的跨膜 Mg^{2+} 转运蛋白，参与细胞内游离基 Mg^{2+} 池的维持。早期对 XMEN 患者的研究表明，MAGT1 缺失导致细胞内游离 Mg^{2+} 浓度降低，TCR 诱导的瞬时 Mg^{2+} 内流受损，磷脂酶 Cγ1（phospholipase Cγ1，PLCγ1）磷酸化延迟，钙离子内流减少，导致 T 细胞活化功能受损。

关键免疫分子 NKG2D、CD70 等糖基化缺陷是 XMEN 的发病机制之一。免疫细胞如 NK 细胞和 $CD8^+$ T 淋巴细胞，只依赖 MAGT1 蛋白促进某些 STT3B 底物（如 NKG2D、CD28、CD70 等）的 N 端糖基化。在健康的个体中，这些免疫分子糖基化蛋白正常表达。而在 XMEN 患者淋巴细胞中，MAGT1 缺失导致关键免疫分子（包括 NKG2D、CD28 和 CD70）糖基化异常。当细胞膜表面的关键免疫分子糖基化异常导致其降解时，细胞膜表面这些免疫分子（包括 NKG2D、CD28 和 CD70）表达丢失或降低。NKG2D 和 CD70 表达缺失会降低淋巴细胞对 EBV 感染的 B 细胞的细胞毒活性，导致 EBVLPD 和淋巴瘤的发生。

（三）临床表现

XMEN 患者易感 EBV，虽然大多数 XMEN 患者存在持续的 EB 病毒血症，但目前也有幼儿 EBV 阴性患者的报道。临床特征主要包括反复上呼吸道感染、中耳炎或鼻窦炎、自身免疫性疾病、EBV 阳性的淋巴增殖性疾病或淋巴瘤（EBV 阳性的伯基特淋巴瘤和弥漫大 B 细胞淋巴瘤）。部分 *MAGT1* 缺陷患者会出现智力障碍。

（四）实验室检查

怀疑有 XMEN 的患者都应使用流式细胞术检测 $CD16^+CD56^+$ NK 细胞和（或）$CD8^+$ T 细胞上 NKG2D 的表达。血清镁离子浓度和总镁浓度通常正常，对 XMEN 病的诊断没有作用。当临床度怀疑 XMEN 时，应进行分子检测以识别 *MAGT1* 的基因改变，并在 NKG2D 表达降低的患者中确认诊断。

目前已报道的基因突变包括 c.97A > T（p.M33L）、c.110G > A（p.W37X）、c.223C > T（p.Q75X）、c.236G > A（p.W79X）、c.409C > T（p.R137X）、c.414C > A（p.Y138X）、c.472del（p.D158MfsX6）、c.555dup（p.Y186IfsX2）、c.598delC（p.R200GfsX13）、c.712C > T（p.R238X）、c.737_738insGA（p.F246LfsX18）、c.771T > A（p.C257X）、c.774delT（p.F258LfsX5）、c.859_997del139（p.N287X）、c.901_902insAA（p.T301KfsX14）、c.938T > G（p.L313X）、c.991C > T（p.R331X）、c.1068A > C（p.K356N）、exon1-8 缺失、exon2-10 缺失、exon3-10 缺失等。

（五）治疗

对 XMEN 患者应根据临床表现进行个体化管理。推荐定期检查 EBV 血清学以评估既往感染情况，并通过全血聚合酶链反应（PCR）检测 EBV-DNA 载量。肝、脾、肺及中枢神经系统都需要进行基线评估。目前认为预防性使用抗生素和免疫球蛋白治疗对反复上呼吸道感染、中耳炎或鼻窦炎有益。脾切除在 XMEN 患者中不被推荐。在无 EBV 相关 B 细胞恶性肿瘤的情况下，不推荐使用利妥昔单抗控制 EBV。因为在免疫缺陷的情况下，使用利妥昔单抗治疗会导致 $CD20^-EBV^+$ B 细胞被选择，增加 B 细胞恶性肿瘤的风险。静脉补充免疫球蛋白和抗病毒药物不能预防 EBV 感染。补充镁的治疗作用目前正在临床试验中。同种异体骨髓移植在少数患者中获得成功，但移植后死亡率仍然很高。

三、*CD27*、*CD70* 基因缺陷

CD70 属于肿瘤坏死因子（tumor necrosis factor，TNF）超家族成员，CD27 为其配体。由 *CD27* 或 *CD70* 双等位基因突变导致的免疫缺陷，分别于 2012 年和 2017 年首次被报道。CD70/CD27 的相互作用在淋巴细胞的生长、分化和存活中起重要作用。多种血液系统肿瘤表面高表达 CD70，如淋巴瘤、白血病、多发性骨髓瘤等。CD70/CD27 途径参与 T 细胞对 EBV 感染的免疫过程，在 T 细胞对 B 细胞的免疫监视过程中起重要作用。编码 CD27 或其配体 CD70 的基因的双等位基因突变导致先天免疫缺陷，主要表现为 EBV 相关免疫疾病，如慢性活动性 EBV 感染、重症传染性单核细胞增多症、噬血细胞综合征、淋巴组织增殖性疾病和淋巴瘤。

（一）分子结构

CD27 基因位于人类 12 号染色体上（12p13）。CD27 是肿瘤坏死因子受体（tumor necrosis factor receptor，TNFR）超家族成员之一，是一种约为 55kDa 的 Ⅰ 型跨膜糖蛋白。

CD70 基因位于人类 19 号染色体上（19p13.3）。CD70 属于 TNF 超家族成员，是一种 II 型跨膜糖蛋白。

（二）发病机制

CD27 主要表达于幼稚 T 细胞、记忆性 T 细胞、记忆性 B 细胞、生发中心 B 细胞及 NK 细胞表面。

CD70 主要表达于生发中心 B 细胞和局部淋巴组织 T 细胞表面，也表达于成熟的 DC 细胞、NK 细胞表面。活化的 T 细胞和 B 细胞表面 CD70 表达增高，在免疫应答晚期 CD70 表达下调。

体外实验观察到，CD70/CD27 相互作用通过增强 IFN-γ 分泌的机制，增强 NK 细胞的抗病毒活性。动物实验中，*CD27* 缺陷型淋巴瘤小鼠模型相对于 CD27 阳性的模型，NK 细胞的活化及存活增多，并且释放更多的 IFN-γ。

CD70/CD27 是相互作用的共刺激分子，在小鼠实验中发现，其可以增强 T 细胞活化、增殖、效应功能和记忆 T 细胞扩增。当 CD27 与 CD70 结合后，细胞内部的 CD27 通过链接 TNF 受体相关分子（TRAF）中的 TRAF2 和 TRAF5，激活 NF-κB 及 C-Jun 氨基末端激酶（JNK）信号通路，促进 T 细胞的增殖及相应细胞因子的分泌。

CD70/CD27 途径参与 T 细胞对 EBV 感染的免疫过程，在 T 细胞对 B 细胞的免疫监视过程中起重要作用。*CD27*、*CD70* 缺陷会影响 EBV 感染后 CD8$^+$ T 细胞的免疫应答。Izawa 等证明，EBV 感染的 B 细胞 CD70 的表达上调，通过 TCR-CD27 依赖的共刺激途径，驱动 EBV 特异性 T 细胞的扩增。因此，当 EBV 感染的 B 细胞缺乏 CD70 或 T 细胞缺乏 CD27 时，EBV 特异性 T 细胞无法扩增，导致对 EBV 感染的 B 细胞的细胞毒性反应减弱。同时，*CD27*、*CD70* 缺陷患者记忆性 CD8$^+$ T 细胞 2B4 和 NKG2D 表达降低，这也会导致 T 细胞无法清除 EBV 感染的 B 细胞。

（三）临床表现

90% 的 *CD27*、*CD70* 缺陷患者在诊断时发现感染 EBV，30% 的患者表现为传染性单核细胞增多症，70% 的 *CD27* 缺陷患者和 43% 的 *CD70* 缺陷患者表现为淋巴组织增殖性疾病或淋巴瘤，少数患者表现为 EBV 相关噬血细胞综合征（仅出现在 CD27 缺乏患者）。部分患者还出现炎症症状，如葡萄膜炎、口腔溃疡等。基因型 – 表型相关性方面，相同突变的患者表现出不同的表型和临床异质性。

（四）实验室检查

目前已报道的 *CD27* 基因突变包括 c.18del（p.W7G*44）、c.G24A（p.W8*）、c.T94C（p.Y32H）、c.A95G（p.Y32C）、c.G98A（p.W33*）、c.G137A（p.G46Q）、c.G158A（p.C53Y）、c.251_252insT（p.C71fs*44）、c.C232T（p.R78W）、c.266_267del（p.S89Wfs*14）、c.C280T（p.R94C）、c.G287A（p.C96Y）、het c.C30A/p.C10*、c.C319T（p.W8*/p.R107C）、c.G329A（p.W110*）等。

目前已报道的 *CD70* 基因突变包括 c.T2C（p.M1T）、c.163-2A ＞ G（p.W55Dfs*44）、c.250delT（p.S84Pfs27*）、c.C332T（p.T111M）、c.G437T（p.S146I）、c.C535T（p.R179*）、c.555_557del（p.F186del*）、c.G570A（p.Trp190*）等。

（五）治疗

造血干细胞移植仍是治疗难治或复发性恶性肿瘤的唯一方法，但对于病情较轻的患者，治疗策略存在较大差异。持续的 EB 病毒血症可以作为早期治疗干预的重要生物学标志。目前有文献报道，对于 *CD27* 缺陷患者，当其进展至肿瘤期时死亡率较高；而有阳性家族史或病情较轻时进行治疗性造血干细胞移植的患者，无肿瘤生存率较高。*CD27* 和 *CD70* 缺陷患者都有明显进展为淋巴瘤的倾向，因此推荐 *CD27*、*CD70* 缺陷患者在未进展至肿瘤期前行造血干细胞移植。

CD70 单抗包括 SGN-CD70A、ARGX-110 及 MDX-1203，目前在白血病、淋巴瘤患者中进行 I 期临床试验。目前还有特异性识别 CD70 阳性肿瘤细胞的由 CD27 和 CD3-zeta 信号转导结构域组成的 CAR-T 细胞，可用于治疗急性白血病、多发性骨髓瘤和非霍奇金淋巴瘤（NCT04662294）。

四、CTPS1 缺乏症

（一）流行病学

2014 年 Martin 等首先报道了来自英格兰北部 6 个不相关家庭的 8 名 *CTPS1* 基因纯合突变患者，共同的临床表型为由 EBV 和水痘 – 带状疱疹病毒（varicella-zoster virus，VZV）引起的反复感染和细菌感染的联合免疫缺陷（combined immune deficiency，CID）。

（二）发病机制

CTPS1 缺乏症是一种常染色体隐性免疫缺陷病，由位于 1p34.2 的 *CTPS1* 基因纯合有害突变引起。

CTPS1 编码 CTP 合成酶（CTPS）或 CTP 合成酶 1（CTPS1），是细胞内的限制性核苷酸 CTP 从头合成的关键酶。CTP 是核酸代谢的重要前体。CTP 的产生有两个途径：一个是补救合成途径，另一个是从头合成途径。从头合成 CTP 依赖于两种酶 CTPS1 和 CTPS2，它们催化 ATP 依赖的三磷酸尿苷（UTP）从水解的谷氨酰胺中转氨（—NH$_3$）生成 CTP。在正常组织中，CTPS 活性相当低，而在增殖细胞如肿瘤细胞（包括淋巴瘤）中活性很高。CTPS1 在静息 T 细胞中含量很低，TCR 刺激 T 细胞后迅速上调。在 CTPS1 缺乏的患者中，TCR 应答后 T 细胞数量未见明显增殖，但其他 T 细胞应答包括细胞因子的产生、活化诱导的细胞死亡（activation induced cell death，AICD）和细胞毒性不受影响。在培养基中加入 CTP 或胞苷可以恢复活化 T 细胞的增殖。CTPS1 对抗原特异性 T 细胞的

增殖至关重要。CTPS1 在活化的 B 细胞中其表达也上调。然而，CTPS1 在 B 细胞中的作用可能不如 T 细胞重要，CTPS1 的缺失对 EBV 感染的 B 细胞的增殖和 EBV 的转化都没有影响。*CTPS1* 缺陷的发现强调了 T 细胞对控制 EBV 感染的重要性。

（三）临床表现

CTPS1 缺乏症对 EBV 有易感性，常临床表现为严重传染性单核细胞增多症、LPD 和 B 细胞淋巴瘤。

（四）治疗

最初 Martin 等报道的 8 例患者，存活 5 例（其中 4 例行 HSCT），截止随访时间，存活时间为 1～10 年。死亡 3 例，2 例死于移植并发症，1 例死于播散性水痘病毒感染。Zeynep 等在 2016 年报道 2 例 *CTPS1* 基因 c.1692-1G ＞ C 突变的患者，均在移植后存活。

五、*RASGRP1* 缺陷

（一）发病机制

RASGRP1 缺陷是由位于 15q14 上 *RASGRP1* 的双等位基因突变引起的。*RASGRP1* 编码一种在 T 细胞和 NK 细胞中表达的二酰甘油（diacylglycerol，DAG）调节的核苷酸交换因子，它作为小 G 蛋白 RAS 和下游 RAFMEK-ERK 激酶通路的激活因子。在 T 淋巴细胞中，RASGRP1 是 MAP 激酶通路的主要激活因子。*RASGRP1* 缺陷的 T 细胞在有丝分裂原和抗原的作用下，ERK/MAPK 激活受损，T 细胞增殖减少，细胞毒性和迁移能力减弱。同时，NK 细胞的细胞毒性也降低。在 NK 细胞和 T 细胞毒颗粒外排过程及在 T 细胞迁移过程中 RASGRP1 参与细胞骨架动力学，能与动力蛋白轻链 DYNLL1 相互作用并激活 RHO A。这一作用可能解释了在 *RASGRP1* 缺陷的 T 细胞和 NK 细胞中受损的细胞毒性反应。在 Winter 等最近的一篇报道中，*RASGRP1* 缺陷的 NK 细胞和 CD8[+] T 细胞在受到刺激后仍然有正常的脱颗粒。这些研究之间的差异尚不清楚。然而，在不同的报道中，在 *RASGRP1* 缺陷患者中普遍发现 NK 细胞数量较低，这可能导致 NK 细胞的细胞毒性降低。Winter 等进一步分析了 *RASGRP1* 缺陷中 EBV 易感性的可能机制，发现 *RASGRP1* 缺陷的 T 细胞无法正常扩增。特别是，*RASGRP1* 缺陷的 T 细胞 CD27/CD70 信号转导途径受损，限制了 EBV 特异性 T 细胞扩增。

（二）临床表现

RASGRP1 缺陷患者临床表现包括复发感染、肝脾大、淋巴结病变、EBV-LPD、自身免疫性疾病［自身免疫性溶血性贫血（AIHA）、ITP、TTP］等。此外，患者对疱疹病毒感染［单纯疱疹病毒（herpes simplex virus，HSV）、VZV、CMV 和 EBV］的易感性增加，以及易发生化脓性感染，包括反复发作的肺炎、脓胸，反复发作的耳部感染及牙齿、皮肤脓肿。

（三）实验室检查

到目前为止，已经在 6 名患有 EBV 驱动的 LPD（包括 2 例霍奇金淋巴瘤）的患者中发现了 *RASGRP1* 基因突变，包括 c.1910_1911insAG（p.Ala638GlyfsX16）、c. C726T、（p.Arg246*）、c.1111_1114del（p.D371Ifs*7）、c.649_650inv（p.E217R）、c.771G ＞ A（p.Trp257*）等。

（四）治疗

研究发现，利妥昔单抗可以有效减少 EBV 载量。对于 RASGRP1 缺乏的患者，可以考虑采用 HSCT 作为根治性治疗。

（崔亭亭　张　嘉　王旖旎　王　昭）

第六节　原发性免疫缺陷病相关噬血细胞综合征

在部分原发性免疫缺陷病（PID）和先天性代谢缺陷（IEM）患者中可以发生噬血细胞综合征，噬血细胞综合征是两者的罕见并发症，而不是疾病本身基因缺陷导致的主要临床表现。

一、原发性免疫缺陷病

在 PID 中，很少并发噬血细胞综合征，通常发生在机体存在感染时。一项大型研究发现了 60 余例合并 PID 的噬血细胞综合征患者，大多数患者患有慢性肉芽肿性疾病（chronic granulomatous disease，CGD）或重症联合免疫缺陷病（severe combined immunodeficiency，SCID）和包括 Wiskott-Aldrich 综合征、DiGeorge 综合征、共济失调 – 毛细血管扩张症（ataxia-telangiectasia）在内的联合免疫缺陷病（combined immunodeficiency disease，CID），以及 X 连锁无丙种球蛋白血症（X-linked agammaglobulinemia，XLA）和自身免疫性淋巴细胞增生综合征（autoimmune lymphoproliferative syndrome，ALPS）。值得注意的是，许多患者在确诊 CGD 和 SCID 前就已经发生了噬血细胞综合征。几乎所有的 SCID 和 CID 患者都有病毒相关的噬血细胞综合征，包括 EBV、CMV 和腺病毒等。而 CGD 患者最常发生与伯克霍尔德菌、利什曼原虫和真菌感染相关的噬血细胞综合征。

另一项单中心研究报道了在 47 名非遗传性噬血细胞综合征患儿中有 14 人（30%）患有 PID，14 人中有 4 人有与 T 细胞和 NK 细胞溶解功能相关的基因突变：*WAS*、*TTC7A/ LRBA*、*DOCK8* 和 *CARMIL2*。对于 *TTC7A* 和 *LRBA* 都有复合杂合突变的患者，目前还不清楚这两个基因的缺陷是否对噬血细胞综合征的发生是必要的。对于 *DOCK8*，通过 WES 读数丢失的生物信息学检测发现了该基因 5′ 部分的缺失，并通过阵列比较基因组杂交测试确认了该缺失。还在 2 名后续发现患有家族性网状内皮细胞增生症伴嗜酸性细胞增多综合征（Omenn 综合征）的患者中发现了 *RAG1* 和 *RAG2* 的双等位基因突变，这 2 名患者与噬血细胞综合征有相似的特征。另外 2 名患者有潜在的 CGD，这 2 名患者都携带与炎症或细胞免疫功能相关的基因变异，这可能进一步增加了罹患噬血细胞综合征的风险。有 4 名受试者在关键 T 细胞或 NK 细胞信号分子上存在缺陷，包括 *STAT1*、*STAT2*、*STAT3* 和 *PIK3CD*。WES 发现了另 1 名具有 *MCM3AP* 和 *MCM9* 双等位基因变异的患者，据报道，MCM3 相关蛋白缺乏可导致与 DNA 修复缺陷相关的 PID。由于 *CASP10* 的突变，1 名患者被发现患有 2 型 ALPS，ALPS 患者可能表现出与噬血细胞综合征重叠的特征。这项研究结果提示，应对噬血细胞综合征病因不明的患者进行全外显子组测序或大规模 PID panel 检测，需关注 *DOCK8*、*STAT1*、*STAT2*、*STAT3* 和 *PIK3CD* 等相关基因突变。噬血细胞综合征也可发生在 IFN-γ 受体缺乏的情况下，有 2 例播散性分枝杆菌病患者因 IFN-γ R1 或 IFN-γ R2 缺乏而以噬血细胞综合征作为临床表现。

在这些疾病中，噬血细胞综合征的发病机制是多种多样的，以下为几种 PID 相关噬血细胞综合征涉及的疾病及基因背景的介绍（表 2-2）。

表 2-2　PID 相关噬血细胞综合征涉及的疾病及基因背景

疾病	基因	蛋白 / 功能
X 连锁重症联合免疫缺陷病（X-SCID）	*IL2RG*	IL-2R：T 细胞活化与调节
DiGeorge 综合征	22q11.2 基因缺失	T 细胞活化成熟
Wiskott-Aldrich 综合征	*WASP*	WASP
X 连锁 CGD	*CYBB*	组成 NADPH 氧化酶
常染色体隐性 CGD	*CYBA*、*CYBC1*、*NCF1*、*NCF2*、*NCF4*	组成 NADPH 氧化酶
XLA	*BTK*	B 细胞成熟和增殖
ALPS	*CASP10*	FAS/FASLG
IFN-γ 受体缺乏	*IFNGR1*、*IFNGR2*	IFN-γ 受体
PNP 缺乏	*PNP*	PNP
Omenn 综合征	*RAG1*、*RAG2*	T、B 细胞成熟
CMC	*STAT1*	调节基因转录
GATA2 缺乏症	*GATA2*	调节造血
TIM3 缺乏症	*HAVCR2*	TIM3
APDS1	*PIK3CD*	编码磷脂酰肌醇 3 激酶（PI3K）

（1）X-SCID：SCID 是一组由多种基因异常引起的遗传性疾病，临床主要特征为严重的 T 细胞缺乏或功能异常，伴或不伴 B 细胞和 NK 细胞数量减少或功能缺陷，导致先天性免疫功能缺陷，患儿反复发生危及生命的感染，尤其是肺部感染。在 SCID 中，IL-2 受体共同 γ 链（interleukin-2 receptor common gamma chain，IL-2RG）基因突变引起的 X-SCID 最为常见，约占所有 SCID 的 50%。X-SCID 是 T 细胞分化障碍伴 B 细胞数目正常或升高但 B 细胞功能缺失的原发性免疫缺陷病。1993 年，Noguchi 等首次报道 X- SCID 是由 *IL-*

2RG 发生基因突变所致。编码共同 γ 链的基因即为 *IL-2RG*，位于 Xq13.1，有 8 个外显子，编码全长为 369 个氨基酸的蛋白质。*IL-2RG* 编码的 γ 链为 IL-2、IL-4、IL-7、IL-9、IL-15 及 IL-21 受体所共有。而上述细胞因子是作用于 T 细胞的生长因子，尤其 IL-2、IL-4、IL-7 在 T 细胞发育中起重要作用。当 *IL-2RG* 发生突变后，可致使其编码的 γC 发生功能缺失，从而严重影响 T 细胞与 NK 细胞的发育而导致体内 T 细胞与 NK 细胞缺如，可能通过增加对感染或免疫失调的易感性而导致噬血细胞综合征的易感性，从而促进组织细胞的过度激活。

Grunebaum 等报道了 1 例 9 周龄的男婴，存在高热、抽搐、肝脾大、全血细胞减少、肝酶及胆红素升高、高甘油三酯、铁蛋白升高、血纤维蛋白原降低、凝血异常等临床及实验室表现，符合噬血细胞综合征诊断标准。该患者血液、骨髓抽吸物和脑脊液的 PCR 检测未能显示存在 EBV、CMA、单纯疱疹病毒等感染，未见与 Chediak-Higashi 综合征、Griscelli 综合征或 X 连锁淋巴组织增生综合征相兼容的表现。患者在接受依托泊苷和地塞米松治疗后病情明显好转，但在接受造血干细胞移植前死于革兰氏阴性菌感染。尸检发现胸腺发育不良，周围淋巴组织稀少。免疫印迹和流式细胞术分析显示，患者外周血淋巴细胞缺乏 γC 链基因表达，虽然检测到 γC mRNA，但其水平低于正常对照组。直接测序显示患者及其母亲的 γC 链基因 684 号核苷酸上的第 5 外显子 C 转换为 T，导致氨基酸由精氨酸替换为色氨酸（R224W）。该噬血细胞综合征患者具备 γC 链突变、胸腺发育不良、T 细胞和 NK 细胞数量明显减少、蛋白表达完全丧失等 SCID 的典型特征，提示噬血细胞综合征与 SCID 相关。

（2）DiGeorge 综合征：通常由 22q11.2 缺失引起，通常表现为先天性心脏缺陷、面部畸形（人中短、眼距宽、下颌骨发育不良）、腭裂、低钙血症和免疫缺陷，与不同程度的 T 细胞淋巴细胞减少和因胸腺发育不全引起的功能障碍有关。由于在骨髓中生成的 T 淋巴样细胞需要与胸腺基质细胞相互作用才能正常成熟，胸腺结构的异常可能会对免疫系统产生终生影响。

有 2 例噬血细胞综合征患者被报道存在基因 22q11.2 缺失。第 1 例患者在 5 岁时被诊断为 EBV 相关噬血细胞综合征，尽管接受了地塞米松、依托泊苷和静脉免疫球蛋白的治疗，仍在 1 年后死于噬血细胞综合征多次复发。第 2 例噬血细胞综合征患者存在 NK 细胞功能持续受损，最终死于造血干细胞移植后严重的静脉闭塞性疾病，这是一种在接受造血干细胞移植的噬血细胞综合征儿童中常见的并发症。

（3）Wiskott-Aldrich 综合征（WAS）：是一种 X 连锁 PID，其特征是反复感染、血小板体积和数量减少、重度湿疹和免疫缺陷，有发展为淋巴系统恶性肿瘤的倾向。*WAS* 基因编码一种在造血细胞中表达的蛋白，并含有几个参与肌动蛋白聚合和信号转导的独特结构域。*WAS* 基因的突变导致控制肌动蛋白聚合的 WAS 蛋白（WASP）产生缺陷、减少或缺失，而肌动蛋白是免疫突触形成、细胞迁移和细胞毒性所必需的。WAS 患者的临床特征和疾病严重程度差异很大。许多患者患有包括血液细胞减少症、血管炎和 IgA 肾病等自身免疫性疾病，而其他患者则可能发展为淋巴恶性肿瘤。有些患者对疱疹病毒、肺炎球菌及真菌和卡氏肺孢子虫感染的易感性增加，EBV 是 WAS 的重要病原体。淋巴细胞数量少、增殖指数低、抗体效价低在 WAS 患者中很常见。在 T 细胞、B 细胞、单核细胞、巨噬细胞、树突状细胞中可观察到免疫功能缺陷。

一例 2 个月的患者其临床表现包括轻度肝脾大和湿疹样皮肤损害，对婴儿及其母亲进行基因测序，发现两人在第 6 内含子的第一个核苷酸上发生了 G-C 交换，证实被诊断为WAS，联合应用丙咪唑和静脉注射免疫球蛋白进行治疗。在患儿 4 个月大时出现高热、NK 细胞杀伤活性降低、肝酶升高、纤维蛋白原水平下降、甘油三酯升高，用 EBV 编码的小 RNA（EBV-encoded small RNA，EBER）探针对骨髓标本进行 EBV 原位杂交检测呈阳性，而后发展为 EBV 相关噬血细胞综合征。患儿接受 HLH-1994 方案治疗，达到部分缓解，在第 8 周停用依托泊苷，继续使用口服环孢素、类固醇和静脉免疫球蛋白治疗，未行造血干细胞移植，1 年后死于全身真菌感染。

（4）嘌呤核苷磷酸化酶（PNP）缺乏：PNP 是使嘌呤降解为次黄嘌呤和尿酸的关键酶。PNP 缺乏导致核苷酸累积，增加淋巴细胞和胸腺细胞的凋亡。PNP 缺乏患者在很小的时候就会出现运动神经系统功能障碍，感染和自身免疫病的易感性增加。

一例 15 个月的 *PNP* 缺陷患儿存在尿路感染，抗生素治疗无效，最终被诊断为噬血细胞综合征。患儿在应用包括地塞米松和依托泊苷的噬血细胞综合征治疗方案 3 周后死亡。尸检结果显示胸腺变小，淋巴细胞明显减少。这名患儿在入院前 6 周接种了麻疹、腮腺炎和风疹疫苗，并且从她的肺、肝和脾中分离出了麻疹病毒 RNA，这表明病毒感染可能会在 PID 患者中诱发噬血细胞综合征。

（5）慢性皮肤黏膜念珠菌病（chronic mucocutaneous candidiasis，CMC）：是一种以皮肤、指甲和口咽部慢性念珠菌感染为特征的异质性多发性念珠菌病。常染色体显性遗传性 CMC 通常与 *STAT1* 基因功能获得性（gain-of-function，GOF）突变有关，*STAT1* 基因编码一种转录因子，该因子在多种细胞因子和生长因子的作用下被磷酸化。持续活化的 STAT1 可以改变 STAT1 依赖型 IL-17 抑制剂的功能，并抑制 STAT3 通道诱导的 IL-17 T 细胞分化。*STAT1* 的 GOF 突变削弱了 STAT1 活性蛋白的去磷酸化，导致 STAT1 磷酸化产物在细胞核的堆积，发生以 IL-17、IL-22 产物减少为特征的 IL-17 T 细胞分化缺陷。而IL-17 和 IL-22 在皮肤和黏膜的抗真菌方面具有重要作用，所以认为 GOF-*STAT1* 突变增加了 CMC 患者的真菌易感性。

在一例 6 岁被诊断为 CMC、13 岁发展为噬血细胞综合征的患儿中发现了 *STAT1* 基因（c.1154C.T，p.T385M）突变，T385M 可能与 STAT1p 在各种刺激下的高表达有关。由于已经证明使用抗 IFN-γ 抗体在两种噬血细胞综合征小鼠模型（穿孔素缺乏和 Rab27a 缺乏的小鼠）中有治疗作用，所以具有 T385M 突变的 CMC 患者更容易患上可能与 IFN-γ-STAT1 信号增强相关的疾病，如噬血细胞综合征。患儿 1 年后死于弥散性血管内凝血和不明原因的肺功能不全。另一例早期诊断为常染色体显性遗传性 CMC 的患儿，也存在 DNA结合域的 *STAT1* 突变，10 岁时发展为难治性噬血细胞综合征，并在 HSCT 后不久死于噬血细胞综合征复发和多器官衰竭。

（6）慢性肉芽肿性疾病（CGD）：是由还原型烟酰胺腺嘌呤二核苷酸磷酸（nicotinamide adenine dinucleotide phosphate，NADPH）氧化酶复合物受损引起的一类似感染和炎症为主要表现的 PID，NADPH 氧化酶复合物可阻止吞噬细胞产生超氧阴离子，从而干扰这些细胞杀死过氧化氢酶阳性生物的能力，导致中性粒细胞、单核细胞和巨噬细胞的功能障碍。

CGD 患者通常患有由金黄色葡萄球菌、黏质沙雷菌、洋葱伯克霍尔德菌和其他过氧化氢酶阳性细菌引起的反复感染，以及由烟曲霉等引起的真菌感染。患者也容易受到免疫失调的影响，从而导致全身和胃肠道炎症。X 连锁隐性遗传占病例的 2/3，是由编码 NADPH 氧化酶 gp91phox 亚单位的细胞色素 B-245β 链（CYBB）基因突变引起的。较罕见的常染色体隐性形式的 CGD 占病例的其余 1/3。

既往报道了 3 例由存在 CYBB 基因突变的 X 连锁 CGD 发展为噬血细胞综合征的患者。其中，2 例患者明确了阴沟肠杆菌、表皮葡萄球菌败血症和肺炎曲霉菌等感染性病原学病因，1 例患者患有不明原因的肺炎。所有患者在使用抗生素、静脉注射免疫球蛋白和类固醇后均获得完全缓解，无须化疗或造血干细胞移植。值得注意的是，其中两例患者一直在接受 γ 干扰素的预防性治疗，这可能是导致噬血细胞综合征的原因之一。

（7）X 连锁无丙种球蛋白血症（XLA）：由 Bruton 酪氨酸激酶（Bruton tyrosine kinase，BTK）基因缺陷引起，BTK 缺陷的某些作用可能通过 BTK 参与的 Toll 样受体激活来介导，这种缺陷导致 pre-B 细胞到未成熟 B 细胞发育受损，缺乏免疫球蛋白生成，机体免疫力低下，易反复发生细菌感染。其 BTK 基因突变位点不同，蛋白表达功能也有所差异，因此其临床表现也多种多样，轻重不一。BTK 基因定位于 X 染色体 q21.3–q22，基因全长 37.5kb，含有 19 个外显子，除第一外显子外，其余 18 个编码 BTK 蛋白的 659 个氨基酸肽链，分别编码 PH、TH、SH3、SH2、TK 5 个不同的结构区。在已报道的突变中，TK、PH 区发生突变最多见。XLA 患者容易发生危及生命的感染，主要病原体为荚膜细菌，感染部位主要为呼吸道，其次为中耳炎、关节炎、消化道感染、鼻窦炎、中枢神经感染、皮肤感染、败血症等。

一对患有 XLA 的兄弟发展为噬血细胞综合征，这两名患者的流式细胞仪分析结果均显示 BTK 蛋白表达缺失，分子研究显示 X 染色体上存在新的复杂缺失 / 插入突变。他们的母亲是同一突变的携带者，她的血小板显示有两个不同的种群，一个缺乏 BTK 蛋白，另一个表达正常的 BTK 蛋白。其中一名患者的 NK 细胞活性明显降低，在 HLH-2004 方案开始治疗不久后死亡。另一名患者在静脉注射免疫球蛋白治疗后康复。

（8）TIM3 缺乏症：由 HAVCR2 突变引起，是一种常染色体隐性遗传性免疫缺陷病，在特定情况下易患噬血细胞综合征，即皮下脂膜炎 T 细胞淋巴瘤（SPTCL）。TIM3 是一种抑制分子，主要表达于 T 细胞和 NK 细胞，也表达于髓系细胞。TIM3 突变导致蛋白折叠异常和表达缺乏，导致伴随高激活的髓系细胞产生高水平的 IL-1 和 IL-18，以及 CD8 T 细胞增殖失控的自身炎症。这促进了 SPTCL 及噬血细胞综合征的发生。以地塞米松 / 依托泊苷为基础的方案已成功用于 TIM3 缺乏症患者，是先天性免疫缺陷治疗的首选，而异基因造血干细胞移植（HSCT）是 TIM3 缺乏症相关噬血细胞综合征治疗的最终选择。

二、先天性代谢缺陷

在几种先天性代谢缺陷中也可以出现噬血细胞综合征（表 2-3），可能是巨噬细胞异常激活所致。特别是由 SLC7A7 突变导致的赖氨酸蛋白不耐受。巨噬细胞中未降解底物的积累可能导致炎症小体激活，从而触发不受控制的巨噬细胞激活和随后的噬血细胞综合征的发展。

表 2-3　先天性代谢缺陷相关噬血细胞综合征涉及的疾病及基因背景

疾病	基因	蛋白/功能
Wolman 病	*LIPA*	溶酶体酸性脂肪酶缺乏
赖氨酸蛋白不耐受（lysinuric protein intolerance）	*SLC7A7*	y$^+$LAT$_1$ 蛋白
半乳糖血症（Galactosemia）	*GALT*	半乳糖 -1- 磷酸尿苷转移酶
戈谢病（Gaucher disease）	*GBA*	β- 葡萄糖苷酶缺乏
皮尔逊综合征（Pearson syndrome）	*mtDNA*	血红素合成
LCHAD 缺乏	*HADHA*	脂肪酸氧化代谢
沙欣综合征（Shaheen syndrome）	*COG6*	调节高尔基体运输
丙酸血症（propionic acidemia）	*PCCA/PCCB*	丙酰辅酶 A 羧化酶缺乏

（1）Wolman 病：*LIPA* 基因功能缺失突变与多种表型相关，纯合和复合杂合突变导致溶酶体酸性脂肪酶（lysosomal acid lipase，LAL）完全缺乏，导致 Wolman 病。LAL 是一种水解内切酶体内胆固醇酯和甘油三酯的溶酶体酶，因此 Wolman 病的特征是胆固醇酯和甘油三酯在大多数组织的溶酶体中积聚，导致患者在最初几天表现为呕吐、腹泻、发育迟缓、肝脾大、黄疸、贫血和血小板减少的全身性疾病。此外，肾上腺类固醇合成所需的游离胆固醇不足导致肾上腺功能不全，肾上腺钙化为疾病的独特标志。组织活检中典型的组织学表现为组织细胞和肝细胞中的胞质内充满脂质空泡。据报道，一例 4 个月大的 Wolman 病患儿并发了噬血细胞综合征，这名患儿出现了进行性胆汁淤积和严重的肝功能衰竭，并伴有大量腹水，经反复腹水引流，以及血浆、红细胞、血小板和白蛋白输注等支持治疗后，在 5 个月大时死于急性呼吸衰竭。

（2）赖氨酸尿性蛋白不耐受（lysinuric protein intolerance，LPI）：与二元氨基酸的转运缺陷有关，导致赖氨酸、鸟氨酸和精氨酸的耗竭。为 *SLC7A7* 基因突变导致的常染色体隐性遗传病。临床表现为恶心、昏迷、蛋白质不耐受、发育不良、智力低下和肝脾大。LPI 的生物学特征是二氨基酸尿（尤其是赖氨酸尿），血浆二氨基酸水平低，尿酸升高，蛋白负荷后高氨血症。

在一篇报道中，有 4 例 LPI 患者并发噬血细胞综合征，其中 2 例被误诊为 FHL。当患者出现蛋白质不耐受、骨髓中性粒细胞前体参与吞噬血细胞等表现时，需考虑是否为 LPI，待 LPI 等先天性代谢缺陷被排除后再考虑诊断 FHL，以防进行不必要的强化免疫抑制和造血干细胞移植治疗。

三、小　结

原发性免疫缺陷病和先天性代谢缺陷相关噬血细胞综合征较为罕见，患者往往预后不佳，PID 和 IEM 与噬血细胞综合征之间的联系，以及如何对 PID 和 IEM 进行快速的临床和遗传学诊断仍需进一步研究，以实现对 PID 和 IEM 相关噬血细胞综合征进行包括造血干细胞移植在内的及时有效的治疗，提高患者生存率及生存质量。

（张若曦 张 嘉 王旖旎 王 昭）

参 考 文 献

Althonaian N，Alsultan A，Morava E，et al，2018. Secondary hemophagocytic syndrome associated with COG6 gene defect：report and review[J]. JIMD Rep，42：105-111.

Bode S F，Ammann S，Al-Herz W，et al，2015. The syndrome of hemophagocytic lymphohistiocytosis in primary immunodefificiencies：implications for differential diagnosis and pathogenesis[J]. Haematologica，100（7）：978-988.

Brisse E，Wouters C H，Matthys P，2016. Advances in the pathogenesis of primary and secondary haemophagocytic lymphohistiocytosis：differences and similarities[J]. Br J Haematol，174（2）：203-217.

Canna S W，Marsh R A，2020. Pediatric hemophagocytic lymphohistiocytosis[J]. Blood，135（16）：1332-1343.

Cetinkaya P G，Cagdas D，Gumruk F，et al，2020. Hemophagocytic lymphohistiocytosis in patients with primary immunodeficiency[J]. J Pediatr Hematol Oncol，42（6）：e434-e439.

Chinn I K，Eckstein O S，Peckham-Gregory E C，et al，2018. Genetic and mechanistic diversity in pediatric hemophagocytic lymphohistiocytosis[J]. Blood，132（1）：89-100.

Faitelson Y，Grunebaum E，2014. Hemophagocytic lymphohistiocytosis and primary immune deficiency disorders[J]. Clin Immunol，155（1）：118-125.

Ghosh S，Kȯstel Bal S，Edwards E S J，et al，2020. Extended clinical and immunological phenotype and transplant outcome in CD27 and CD70 deficiency[J]. Blood，136（23）：2638-2655.

Ishii E，2016. Hemophagocytic lymphohistiocytosis in children：pathogenesis and treatment[J]. Front Pediatr，4：47.

Janka G E，Lehmberg K，2014. Hemophagocytic syndromes-an update[J]. Blood Rev，28（4）：135-142.

Jordan M B，Allen C E，Weitzman S，et al，2011. How I treat hemophagocytic lymphohistiocytosis[J]. Blood，118（15）：4041-4052.

Lam M T，Coppola S，Krumbach O H F，et al，2019. A novel disorder involving dyshematopoiesis，inflammation，and HLH due to aberrant CDC42 function[J]. J Exp Med，216（12）：2778-2799.

Latour S，Aguilar C，2015. XIAP deficiency syndrome in humans[J]. Semin Cell Dev Biol，39：115-123.

Latours S，Fischer A，2019. Signaling pathways involved in the T-cell-mediated immunity against Epstein-Barr virus：lessons from genetic diseases[J]. Immunol Rev，291（1）：174-189.

Lechner K S，Neurath M F，Weigmann B，2020. Role of the IL-2 inducible tyrosine kinase ITK and its inhibitors in disease pathogenesis[J]. J Mol Med（Berl），98（10）：1385-1395.

Locatelli F，Jordan M B，Allen C，et al，2020. Emapalumab inchildren with primary hemophagocytic lymphohistiocytosis[J]. N Engl J Med，382（19）：1811-1822.

Martin E，Palmic N，Sanquer S，et al，2014. CTP synthase 1 deficiency in humans reveals its central role in lymphocyte proliferation[J]. Nature，510（7504）：288-292.

Panchal N，Booth C，Cannons J L，et al，2018. X-linked lymphoproliferative disease type 1：a clinical and molecular perspective[J]. Front Immunol，9：666.

Ravell J C，Chauvin S D，He T，et al，2020. An update on XMEN disease[J]. J Clin Immunol，40（5）：671-681.

Romberg N，Vogel T P，Canna S W，2017. NLRC4 inflammasomopathies[J]. Curr Opin Allergy Clin Immunol，17（6）：398-404.

Rubin T S，Zhang K，Gifford C，et al，2017. Perforin and CD107a testing is superior to NK cell function testing for screening patients for genetic HLH[J]. Blood，129（22）：2993-2999.

Sepulveda F E，de Saint Basile G，2017. Hemophagocytic syndrome：primary forms and predisposing conditions[J]. Curr Opin Immunol，49：20-26.

Somekh I，Marquardt B，Liu Y，et al，2018. Novel mutations in RASGRP1 are associated with immunodeficiency，immune dysregulation，and EBV-induced lymphoma[J]. J Clin Immunol，38（6）：699-710.

Spessott W A，Sanmillan M L，McCormick M E，et al，2015. Hemophagocytic lymphohistiocytosis caused by dominant-negative mutations in STXBP2 that inhibit SNARE-mediated membrane fusion[J]. Blood，125（10）：1566-1577.

Tesi B，Sieni E，Neves C，et al，2015. Hemophagocytic lymphohistiocytosis in 2 patients with underlying IFN-γ receptor deficiency[J]. J Allergy Clin Immunol，135（6）：1638-1641.

Wegehaupt O，Wustrau K，Lehmberg K，et al，2020. Cell versus cytokine - directed therapies for hemophagocytic lymphohistiocytosis（HLH）in inborn errors of immunity[J]. Front Immunol，11：808.

Zhang K，Chandrakasan S，Chapman H，et al，2014. Synergistic defects of different molecules in the cytotoxic pathway lead to clinical familial hemophagocytic lymphohistiocytosis[J]. Blood，124（8）：1331-1334.

Zhang K，Jordan M B，Marsh R A，et al，2011. Hypomorphic mutations in PRF1，MUNC13-4，and STXBP2 are associated with adult-onset familial HLH[J]. Blood，118（22）：5794-5798.

感染相关噬血细胞综合征

第一节 概　　述

感染相关噬血细胞综合征是一种继发于感染的以淋巴细胞、单核细胞和巨噬细胞活化的失控及炎性细胞因子过度生成为特征的免疫紊乱状态导致的过度炎症反应综合征，以持续性发热、肝脾大、全血细胞减少，以及骨髓、肝、脾、淋巴结组织内发现噬血现象为主要特征，是继发性噬血细胞综合征中最常见的类型。感染相关噬血细胞综合征由非遗传或基因缺陷导致，继发于相应病原体感染后，多于成年后发病、预后较好。但原发性噬血细胞综合征也能由感染触发。感染是噬血细胞综合征发病中非常重要的因素之一，然而目前仍没有充分的感染相关噬血细胞综合征发病率的数据。

（一）病因

感染是导致继发性噬血细胞综合征发生的最常见病因，包括病毒、细菌、真菌及原虫感染等。感染相关噬血细胞综合征中，病毒感染是最常见的，其次为细菌感染（包括分枝杆菌和螺旋体），也可见于寄生虫及真菌感染（表 3-1）。疱疹病毒感染，尤其是 EBV 感染是最主要的诱因，约占半数以上，其他常见的还有巨细胞病毒、人类疱疹病毒 8 型。其他病毒包括人类免疫缺陷病毒、腺病毒、肝炎病毒、细小病毒、汉坦病毒及流感病毒等。诱发噬血细胞综合征常见的细菌类病原体种类较多，临床常见的为结核分枝杆菌、单核细胞增生李斯特菌、肺炎支原体、麻风分枝杆菌、伯氏疏螺旋体、布氏杆菌等。随着基因分子学的发展和诊断技术的提高，寄生虫所致噬血细胞综合征的诊断率明显上升。利什曼原虫、疟原虫为临床常见诱发噬血细胞综合征的寄生虫。常见引起噬血细胞综合征的真菌有曲霉菌、隐球菌和荚膜组织胞浆菌等。

表 3-1　感染相关噬血细胞综合征病因分类

类型	病因
病毒相关噬血细胞综合征	疱疹病毒：单纯疱疹病毒、水痘 – 带状疱疹病毒、巨细胞病毒、EBV、人类疱疹病毒 6 型、人类疱疹病毒 8 型
	其他非疱疹病毒：人类免疫缺陷病毒、腺病毒、肝炎病毒、细小病毒、汉坦病毒、流感病毒等

续表

类型	病因
其他感染相关噬血细胞综合征	细菌：分枝杆菌、螺旋体等
	寄生虫：利什曼原虫、疟原虫
	真菌：曲霉菌、隐球菌、荚膜组织胞浆菌等

（二）发病机制

目前继发性噬血细胞综合征的发病机制尚未完全明确，现认为 T 淋巴细胞和巨噬细胞的过度增殖和活化及细胞因子风暴的形成是其最主要的病理生理机制，同时不能排除遗传易感因素对疾病发生的影响。感染相关噬血细胞综合征发病主要是巨噬细胞被活化的 T 淋巴细胞刺激后分泌超量的细胞因子，导致细胞因子风暴的发生，使 T 淋巴细胞及巨噬细胞本身都处于失去控制的活化状态。感染导致机体细胞免疫调节系统失控，Th1 与 Th2 细胞比例失衡，Th1 细胞过度活化，并分泌大量 IFN-γ、TNF-α、IL-6、IL-8、IL-10、IL-16、IL-18 及 M-CSF 等促炎性细胞因子，活化细胞毒性 T 细胞（CD8$^+$ T 细胞）和巨噬细胞，CD8$^+$ T 细胞大量增殖活化，巨噬细胞吞噬功能增强，导致噬血细胞综合征发生。组织细胞的增殖以单核巨噬细胞表面的黏附分子、MHC Ⅰ、MHC Ⅱ 表达上调及炎症单核细胞的膨胀（CD14/CD16 的表达增加）为表现。淋巴细胞的持续活化和组织细胞的过度增殖导致全身器官累及，以及骨髓、淋巴结内或脾脏中出现巨噬细胞吞噬各种血细胞及多器官的炎症浸润。

（三）临床表现

不同感染因素导致的噬血细胞综合征临床表现不完全一样，多数表现为急性起病，疾病进展迅速。

1. 发热　为最常见的症状，表现为持续性高热（> 38.5 ℃），持续 1 周以上，应用抗生素无效或效果不佳。

2. 肝脾大　80% 以上患者出现脾大，增大程度不一，部分患者也可出现肝大。

3. 贫血　可出现头晕、乏力等贫血症状，多数患者为中度以上贫血。

4. 出血　可发生于全身各部位，以皮肤瘀点、瘀斑、鼻出血等多见，严重时可出现消化道大出血及颅内出血等重要器官出血表现，出血的主要原因是血小板的下降、纤维蛋白原的下降及肝衰竭。

5. 黄疸　发生率在 60% 左右，多出现在 EBV 相关噬血细胞综合征中。

6. 其他　部分患者还可以出现淋巴结肿大、皮疹和中枢神经系统累及症状（如嗜睡、易激惹、惊厥、颅神经麻痹、共济失调、精神运动性阻滞或昏迷等）。

（四）实验室检查

1. 血常规　大部分患者出现二系血细胞下降，1/3 的患者可出现三系血细胞下降，血小板的下降尤为多见；贫血多为正细胞正色素性；疟原虫相关噬血细胞综合征患者外周血涂片中可见疟原虫。

2. 骨髓检查　骨髓象多可见巨噬细胞或网状细胞吞噬白细胞、红细胞、血小板等血细胞，黑热病及疟原虫相关噬血细胞综合征患者骨髓涂片中可找到原虫。

3. 肝功能异常　80% 以上的患者伴有肝功能损伤，表现为谷丙转氨酶、谷草转氨酶升高，总胆红素升高，多以直接胆红素升高为主，伴有乳酸脱氢酶的升高，少数患者可出现白蛋白的下降。

4. 凝血功能检查　50% 以上的患者可出现凝血功能的异常，主要以纤维蛋白原的下降为主，也可伴有 PT 及 APTT 的延长。纤维蛋白原的下降主要是由于细胞因子 IL-1β 及活化的巨噬细胞均可激活纤溶酶原为纤溶酶，从而增加纤维蛋白原分解。

5. 血脂检查　部分患者出现血脂代谢异常，主要表现为甘油三酯的异常升高。TNF-α 高表达导致脂蛋白酶活性下降，甘油三酯显著升高，同时巨噬细胞吞噬白细胞也可分解产生大量的甘油三酯。

6. 铁蛋白检测　噬血细胞综合征患者体内巨噬细胞的持续异常活化，铁蛋白的分泌增多，导致血清铁蛋白异常升高。铁蛋白的升高具有一定的非特异性，许多疾病可以伴有血清铁蛋白的升高。有研究表明血清铁蛋白＞ 10 000 ng/ml 对噬血细胞综合征诊断的特异度为 96%，敏感度为 90%。

7. sCD25（可溶性 IL-2 受体）　大部分患者的血清中可以检测到 IL-2 受体的 α 片段（sCD25）浓度升高，提示进行性加重的 T 细胞活化。

8. 细胞功能学检测　可见部分患者存在 NK 细胞活性的下降，治疗缓解后多数患者 NK 细胞活性可恢复至正常，然而 NK 细胞活性正常也不能排除噬血细胞综合征的诊断。

（五）诊断

噬血细胞综合征的诊断依赖于特定的临床表现、实验室检查、组织病理学结果及生物学标志物。目前国际上噬血细胞综合征的诊断标准采用的是 HLH-2004 诊断标准，一旦噬血细胞综合征诊断成立，原发病相关检查需尽快进行。需完善基因、风湿免疫病相关及肿瘤相关检查，排除了原发性噬血细胞综合征、风湿免疫病相关噬血细胞综合征、肿瘤相关噬血细胞综合征并发现感染性病原体证据后，才能诊断感染相关噬血细胞综合征。

提高对病原体感染的认识和警惕是诊断的第一步。人类免疫缺陷病毒（HIV）诱发噬血细胞综合征在临床上并不罕见，近两年就诊于北京友谊医院诊断的病例均为年轻男性患者，追问个人史及 HIV 抗体检测可以为诊断提供重要的信息。单核细胞增生李斯特菌诱发噬血细胞综合征仅为个案报道，诊断有赖于外周血及脑脊液的阳性培养结果，细菌侵及中枢者预后极差，常短期内死亡。在麻风病及莱姆病的流行地区，其病原体诱发噬血细胞综合征并不少见，针对病原体的治疗最为关键；在非流行区，需提高警惕，避免漏诊。布氏杆菌感染多见于有牧区居住或旅游史的患者，虎红凝集试验通常作为快速筛查检测。

（六）治疗

噬血细胞综合征如果未得到及时治疗，致死率很高。该类疾病中，EBV 感染相关噬血细胞综合征的病情凶险，预后较差。而非 EBV 感染相关噬血细胞综合征相对预后好，早期明确致病性病原菌并针对性抗感染治疗，多数患者预后较好。

1. EBV 相关噬血细胞综合征治疗策略 EBV 相关噬血细胞综合征患者如未得到及时有效的治疗，死亡率极高。有研究表明，EBV 相关噬血细胞综合征患者的 1 年死亡率为75%。治疗原则为在诱导治疗阶段（HLH-1994 或 HLH-2004 方案）通过抑制过度的炎症反应、清除过度激活的免疫细胞等方式使病情缓解，随后进行造血干细胞移植。对初始应用 HLH-1994/HLH-2004 方案治疗无应答的难治性 EBV 相关噬血细胞综合征患者及初始治疗诱导缓解后再复发的 EBV 相关噬血细胞综合征患者，有报道以下治疗可作为挽救治疗措施：抗胸腺细胞球蛋白、TNF-α 拮抗剂、抗 CD52 单抗、抗 CD20 单抗和 DEP/L-DEP 方案等。但迄今为止，对于 HLH-1994 方案治疗失败的 EBV 相关噬血细胞综合征患者无推荐的标准治疗方案。尽管既往化疗 / 免疫抑制治疗可以缓解病情，延长患者生存时间，但很难使 EBV-DNA 下降及转阴。EBV 相关噬血细胞综合征患者如 EBV-DNA 持续阳性，最终会导致噬血细胞综合征的复发和死亡。

2. 非 EBV 感染相关噬血细胞综合征治疗策略 最关键的治疗是清除特定病原体感染，早期规范足疗程抗感染治疗对患者预后影响最大。由细胞内感染引起的噬血细胞综合征，如肺结核、黑热病或立克次体病，通常不需要类似 HLH-1994 方案的治疗，但对特定的抗菌治疗有反应（强烈共识）。靶向单核巨噬细胞系统的病原体感染的患者可能会发展为噬血细胞综合征，一般不需要 HLH-1994 方案等免疫抑制治疗，因为它们通常对特定的抗菌药物治疗反应良好。利什曼原虫是一种世界各地流行的病原体，用脂质体两性霉素 B 治疗可治愈此病。立克次体病用四环素或氯霉素治疗，而结核病需要四种抗生素治疗和根据耐药性测试进行适应。

重度感染的患者，可考虑应用人血免疫球蛋白进行免疫调节治疗。值得注意的是，治疗过程中需密切监测患者病情，在启动针对病原体治疗的初期阶段，患者可能仍处于噬血细胞综合征活动期，表现为反复发热，炎性细胞因子水平居高不下。芦可替尼作为 JAK1/2 抑制剂，已经被证实可以控制噬血细胞综合征患者的细胞因子风暴，因此，对于应用以上治疗病情控制不佳者，建议加用芦可替尼来控制炎症反应，改善发热等炎症性表现。

（1）CMV 相关噬血细胞综合征：CMV 诱发的噬血细胞综合征在婴幼儿中预后较差，在成人中多见于免疫功能受损或抑制的个体，可积极足疗程应用更昔洛韦或膦甲酸钠进行抗病毒治疗，随着 CMV-DNA 拷贝数降低及 CMV 的清除，噬血细胞综合征的病情得以改善。

（2）HIV 感染相关噬血细胞综合征：早期及时应用抗反转录病毒治疗，噬血细胞综合征可获得缓解，但伴有中枢神经系统累及者预后差。另外，CD4 阳性的 T 淋巴细胞绝对值低下为不良预后的指标。

（3）结核分枝杆菌相关噬血细胞综合征：我国作为结核病高发的国家，结核分枝杆菌诱发的噬血细胞综合征比较常见，该疾病重在诊断，尤其是以肺外结核起病者诊断更为困难，早期规律有效的抗结核治疗非常关键。诊断及治疗延误或者起病时多脏器功能不全者预后差，死亡率高。

（4）利什曼原虫相关噬血细胞综合征：需早期识别，足疗程应用两性霉素 B 或锑剂为关键性治疗。诊断延误所致多脏器功能不全患者，后期规范足量杀虫治疗亦不能逆转患者的不良预后。

（5）疟原虫诱发的噬血细胞综合征：起病急骤，可有多脏器功能不全，积极脏器功能支持并进行早期抗疟原虫治疗后，脏器功能可得到恢复，同时噬血细胞综合征可治愈。

（6）荚膜组织胞浆菌病相关噬血细胞综合征：荚膜组织胞浆菌病是常见的地方性真菌病，其病原体为荚膜组织胞浆菌，吸入本菌的孢子后，首先引起原发性肺部感染。荚膜组织胞浆菌诱发的噬血细胞综合征，足疗程应用两性霉素 B 或伊曲康唑抗真菌治疗后噬血细胞综合征可获得缓解。

除了 EBV 相关噬血细胞综合征患者，60% ～ 70% 的其他感染相关噬血细胞综合征患者初始治疗缓解后针对原发感染进行治疗后能得到治愈。不容忽视的是，传统化疗方案中的细胞毒性药物及大剂量糖皮质激素可能不利于感染的控制。因而，对于治疗效果不满意的非 EBV 感染相关噬血细胞综合征患者，重新筛查继发性病因最为关键，细胞毒性药物及糖皮质激素的使用需格外慎重。

第二节　EBV 相关噬血细胞综合征

EBV 于 1964 年首次由 Epstein 和 Barr 从非洲儿童伯基特淋巴瘤（Burkitt lymphoma，BL）组织中发现，属疱疹病毒科 γ 亚科中唯一能引起人类感染的淋巴滤泡病毒，在健康人群中感染普遍，约 90% 以上的成人血清中可检测到 EBV 抗体。感染相关噬血细胞综合征中，EBV 感染是最常见的感染因素，占感染相关噬血细胞综合征的 70% 左右。EBV 相关噬血细胞综合征高发于亚洲人群，近年来也已引起了非亚洲国家的高度关注。我国现阶段尚无确切的 EBV 相关噬血细胞综合征发病率的报道。

（一）发病机制

EBV 属于人类疱疹病毒第 4 型，是一种双链 DNA 病毒，感染全球超过 90% 的人群。EBV 主要通过唾液传播，也可经血液和性途径传播，首先感染上皮细胞和 B 淋巴细胞，这些细胞继而进入血液循环造成全身感染。EBV 的生长周期包括潜伏期和裂解期两种形式。潜伏期主要表达 6 种潜伏核蛋白（EBNA1、EBNA2、EBNA3A、EBNA3B、EBNA3C、EBNA-LP）和 3 种潜伏膜蛋白（LMP1、LMP2A、LMP2B）及 EBER（病毒 microRNA）。潜伏期分为 3 种类型：EBV 感染静息态 B 细胞，常进入潜伏感染Ⅲ型（EBNA1、EBNA2、EBNA3A、EBNA3B、EBNA3C、EBNA-LP、LMP1、LMP2A、LMP2B）；随着 B 细胞分化成记忆性 B 细胞，EBV 进入潜伏感染Ⅱ型（EBNA1、LMP1、LMP2A、LMP2B）；当携带 EBV 的记忆性 B 细胞进入生发中心，EBV 仅表达 EBNA1 而进入Ⅰ型潜伏或不表达任何蛋白而进入 0 型潜伏。裂解复制阶段，*BZLF1* 和 *BRLF1* 基因编码的激活因子驱动早期基因（earlygene，E）的表达，对 EBV 从潜伏期进入再活化起关键作用。

EBV 初始感染常发生于幼儿期，无明显症状；发生在青春期的初次感染，约 50% 出现传染性单核细胞增多症。初始感染后，EBV 可以在 B 淋巴细胞内形成潜伏感染，并不能被彻底清除。在宿主免疫力或环境发生改变时，EBV 会大量激活，重新进入裂解复制阶段，引起一些疾病（与伯基特淋巴瘤、霍奇金淋巴瘤、移植后淋巴增殖性疾病、鼻咽癌、胃癌等相关）。在体外，EBV 感染可以特异转化人外周血 B 细胞而形成 EBV 潜伏的永生化细胞系，但 EBV 很难感染 T 细胞或 NK 细胞形成永生化细胞系。而在体内，EBV 可以感染 T 细胞和 NK 细胞，与多种 NK/T 淋巴增殖性疾病或细胞 NK/T 淋巴瘤相关。其中，慢性活动性 EBV 感染（CAEBV）表现为传染性单核细胞增多症样，症状反复发作或持续数月以上，常进展为噬血细胞综合征。关于 CAEBV，在东亚 EBV 常感染 T 细胞和 NK 细胞，预后差；在西方国家，EBV 常感染 B 细胞，发病率及病死率较低。

EBV 相关噬血细胞综合征具体发病机制至今仍未明确。目前认为 EBV 相关噬血细胞综合征的基本发病机制是机体在免疫缺陷的基础上，EBV 等抗原的诱发导致细胞因子的大量释放，进而激活单核/巨噬细胞，引起多脏器功能损伤。EBV 感染的淋巴细胞表达 LMP1（LMP-1），研究发现 LMP1 的羧基末端对 EBV 的致病性至关重要，而且拥有 2 个 NF-κB 的激活域：CTAR-1 和 CTAR-2。LMP1 通过肿瘤坏死因子受体相关因子（tumor necrosis factor receptor associated factors，TRAF）激活 NF-κB 途径，导致大量细胞因子释放，促进 T 淋巴细胞增殖。活化的 T 淋巴细胞刺激巨噬细胞分泌超量的细胞因子，导致细胞因子风暴的发生，使 T 淋巴细胞及巨噬细胞本身都处于失去控制的活化状态，并分泌大量 IFN-γ、TNF-α、IL-6、IL-8、IL-10、IL-16、IL-18 及 M-CSF 等促炎性细胞因子，进一步活化细胞毒性 T 细胞（CD8$^+$ T 细胞）和巨噬细胞，CD8$^+$ T 细胞大量增殖活化，巨噬细胞吞噬功能增强，导致噬血细胞综合征发生。

EBV 感染不仅仅见于 EBV 相关噬血细胞综合征，也可出现在原发性噬血细胞综合征及淋巴瘤相关噬血细胞综合征患者中。XLP 分为两型，EBV 感染均为其最常见的触发因素，在 XLP-1 中约占 92%，而在 XLP-2 中约占 83%。XLP-1 相关基因为 *SH2D1A*（编码 SAP 蛋白），XLP-2 相关基因为 *BIRC4*（编码 XIAP 蛋白）。Chuang 等研究表明，EBV 相关噬血细胞综合征与 XLP-1 有着共同的信号通路，即通过 *SH2D1A* 基因突变或 LMP1 蛋白转录性抑制 *SH2D1A* 基因的表达，导致过度的 T 淋巴细胞活化，并提高了 EBV 感染时 Th1 细胞因子的分泌水平。大量分泌的 IFN-γ 和 IL-10 等细胞因子引发细胞因子风暴和噬血现象，导致噬血细胞综合征的发生。同时，EBV 感染常和淋巴瘤伴发，最常见于 NK/T 细胞淋巴瘤，因淋巴瘤相关噬血细胞综合征合并继发性 EBV 感染与 EBV 相关噬血细胞综合征不易区分，所以需多部位的病理活检及行 PET/CT 以除外淋巴瘤。

（二）临床表现

EBV 相关噬血细胞综合征症状及体征无特异性，病情轻重不一，同其他类型噬血细胞综合征一样，表现为多系统、多器官受累的临床综合征。临床上以持续性发热为特征，多伴有肝脾大、肝功能受损、淋巴结肿大、（全）血细胞减少、高甘油三酯血症、高铁蛋白血症、凝血功能障碍等，也可出现中枢神经系统症状（如易激惹、惊厥、癫痫、脑膜刺激征、意识改变等）。

EBV 相关噬血细胞综合征患者的临床表现轻重不一。日本学者根据临床表现，将

EBV 相关噬血细胞综合征分为轻度、中度、重度（表 3-2）。重度 EBV 相关噬血细胞综合征起病后表现为进行性加重的凝血障碍、渗漏综合征、肝衰竭、肾衰竭及中枢神经系统累及症状，死亡率极高。

表 3-2　EBV 相关噬血细胞综合征临床表现分型

临床表现	轻度	中度	重度
凝血障碍	稳定	缓慢进展	急剧进展
黄疸	无	轻度	重度
渗漏综合征	无	轻度	重度（多浆膜腔积液）
肾衰竭 / 中枢累及	无	无	有
血红蛋白（g/dl）	> 9	7 ～ 9	< 7
血小板计数（×10⁹/L）	> 100	50 ～ 100	< 50
中性粒细胞计数（×10⁹/L）	> 1	0.5 ～ 1	< 0.5
骨髓象	增生活跃	轻度增生下降	增生低下
谷丙转氨酶、谷草转氨酶（U/L）	< 300	300 ～ 800	> 800
乳酸脱氢酶（U/L）	< 2000	2000 ～ 5000	> 5000
铁蛋白（ng/ml）	< 3000	3000 ～ 10 000	> 10 000
sCD25（U/ml）	< 3000	3000 ～ 10 000	> 10 000

（三）诊断

EBV 相关噬血细胞综合征的诊断必须满足两个条件：①符合噬血细胞综合征诊断标准；②有明确 EBV 感染。

噬血细胞综合征的诊断依据 HLH-2004 诊断标准，同时需具备活动性 EBV 感染的依据。EBV 感染的诊断标准主要包括两个方面：EBV 相关抗体检测提示原发感染或既往感染再激活；EBV-DNA 升高或检测出 EBV 编码的小 RNA（EBER）。近年来 EBV 相关噬血细胞综合征相关研究大多依照 Imashuku 提出的 EBV 感染诊断标准：①抗 EBV 衣壳抗原（CA）的 IgM 增高和抗 EBV 核抗原（NA）的 IgG 阴性提示 EBV 原发感染，而 EBV 衣壳抗原 IgG（VCA-IgG）增高和早期抗原（EA）的 IgG 增高提示 EBV 再激活；②如果血清学检查不能判定，可根据外周血或组织中 EBV-DNA 明显增高；在组织或外周血中检测出含 EBER 细胞。

血清学检测方法可以协助判断 EBV 的感染是处于急性感染期还是 EBV 的再激活，但存在着结果判断的困难及不能反映病毒感染的活动情况和 EBV 载量的变化，不能很好地指导治疗。因此，通过 PCR 对 EBV 核酸进行检测并定量，评估 EBV 相关噬血细胞综合征患者的 EBV 载量，不仅有助于 EBV 相关噬血细胞综合征的诊断，而且有助于疾病预后的判断、治疗效果的评估及疾病变化情况的监测。

通过流式细胞术进行细胞分选或通过磁珠分选方法对淋巴细胞进行分选后，采取 EBER 探针进行原位杂交的方法来对 EBV 感染的细胞进行鉴定，根据感染细胞群的不同进行鉴别诊断及判断疾病的预后。B 细胞感染预后好，T 细胞及 NK 细胞感染预后差。由于 EBV 也可作为原发性噬血细胞综合征的触发因素，故诊断 EBV 相关噬血细胞综合征之后仍需全面筛查原发性噬血细胞综合征相关基因。同时，EBV 感染与某些肿瘤有密切联系，在满足 EBV 相关噬血细胞综合征诊断标准的情况下，仍需注意排除肿瘤相关噬血细胞综合征。

（四）鉴别诊断

1. 传染性单核细胞增多症　是由 EBV 感染所引起的单核巨噬系统急性增生性传染病。常见于儿童、青少年，是一种急性散发的自限性疾病，其病理特征为一过性 EBV 感染的 B 细胞增殖伴有 EBV 特异性细胞毒 T 细胞过度反应。临床表现以发热、咽峡炎、淋巴结肿大、外周血淋巴细胞增高，伴有异型淋巴细胞、嗜异性抗体阳性、轻至中度肝功能损害为主。EBV-DNA 测定多在 $10^2 \sim 10^3$ 拷贝 /ml，4 ~ 5 周 EBV-DNA 完全转阴。对于免疫正常人群，病毒特异性 CTL 可有效清除病毒感染的细胞，无特殊治疗。

2. 慢性活动性 EBV 感染（CAEBV）　常见于儿童和青少年，主要表现为发热、淋巴结肿大及肝脾大，可同时存在多器官受累如血小板减少、贫血或全血细胞减少、消化道症状、神经系统症状（小脑共济失调、脑炎、间质性肺炎、虹膜炎、皮疹等）。CAEBV 诊断的 3 项主要标准为：①疾病持续大于 3 个月，开始时表现为原发性 EBV 感染和抗 EBV 抗体滴度明显增高，包括抗病毒壳抗原（VCA）IgG、抗早期抗原（EA）IgG 和抗 EB 核抗原（EBNA）；②主要器官累及的组织学依据，诸如某些骨髓成分的高度增生、间质性肺炎、淋巴结炎、回肠炎、持续性肝炎或脾大；③在受累组织，EBV-DNA 的量增加。此类患者的铁蛋白、sCD25 不升高。但随着疾病的进展，可发展为淋巴瘤或 EBV 相关噬血细胞综合征。

3. 原发性噬血细胞综合征　部分家族性噬血细胞综合征及免疫缺陷相关噬血细胞综合征患者可合并有 EB 感染，完善基因检测可鉴别，特别是对于 EBV 阳性的儿童噬血细胞综合征患者、有家族史的患者、父母近亲结婚的患者及反复发作的患者，均需警惕原发性噬血细胞综合征的可能。

4. 淋巴瘤相关噬血细胞综合征　霍奇金淋巴瘤、伯基特淋巴瘤及 NK/T 细胞淋巴瘤多合并有 EBV 的感染，而淋巴瘤相关噬血细胞综合征为成人继发性噬血细胞综合征中最常见的类型，需完善 PET-CT、淋巴结病理活检、骨髓病理检查以鉴别。

（五）治疗

EBV 相关噬血细胞综合征患者如未得到及时有效的治疗，死亡率极高，有研究表明 EBV 相关噬血细胞综合征患者的 1 年死亡率为 75%。治疗原则为在诱导治疗阶段（HLH-1994 或 HLH-2004 方案）通过抑制过度的炎症反应，清除过度激活的免疫细胞等使病情缓解，随后进行造血干细胞移植。尽管既往化疗 / 免疫抑制治疗可以帮助缓解，延长生存时间，但很难引起 EBV-DNA 的下降及转阴。EBV 相关噬血细胞综合征患者如 EBV-DNA 持续阳性，最终会导致复发和死亡。

1. 一线治疗　目前 EBV 相关噬血细胞综合征的一线治疗方案主要为包含依托泊苷

（VP-16）的 HLH-1994 及 HLH-2004 方案，两种方案主要由依托泊苷、地塞米松和环孢素组成，进而行异基因造血干细胞移植。现有的 EBV 相关噬血细胞综合征临床研究主要针对的是儿童 EBV 相关噬血细胞综合征患者，缺乏对成人及青少年 EBV 相关噬血细胞综合征患者的研究。目前仅有的几项小规模的成人 EBV 相关噬血细胞综合征的研究结果表明，成人 EBV 相关噬血细胞综合征患者预后明显较儿童患者差，其对 HLH-1994 及 HLH-2004 方案的反应也较儿童患者差。

VP-16 可抑制 EBV 核心抗原决定簇的合成，具有抗 EBV 的作用。有研究表明早期使用 VP-16 和地塞米松可降低 EBV 相关噬血细胞综合征急性期的病死率，未应用 VP-16 或诊断 4 周后再应用 VP-16，患者死亡风险大大增加，故 VP-16 是 EBV 相关噬血细胞综合征治疗的关键性治疗药物。基于上述理论，以 VP-16 和糖皮质激素为主要治疗药物的 HLH-1994 方案是目前针对 EBV 相关噬血细胞综合征的一线治疗手段。Imashuku 等应用以地塞米松和 VP-16 为基础的方案治疗 78 例 EBV 相关噬血细胞综合征患者（73 例患者年龄≤ 15 岁），随访 43 个月的总生存率为 75.6%。Imashuku 等的研究也显示诊断 4 周内接受含 VP-16 的方案治疗能够提高 EBV 相关噬血细胞综合征患者的长期生存率，而是否加入环孢素进行诱导治疗对患者 4 周时的疗效及总生存率的影响均无统计学意义，因此对于这类患者，HLH-2004 方案并未显示出优于 HLH-1994 方案的疗效。笔者所在中心既往研究表明尽管采用 HLH-1994 或 HLH-2004 方案进行治疗对患者确诊 4 周时的疗效差异不大，但是采用上述方案的患者总生存率明显高于未使用 VP-16 者，因此认为以依托泊苷为基础的免疫化疗可以改善 EBV 相关噬血细胞综合征患者的生存情况。

2. 挽救治疗　HLH-1994 方案研究结果提示仍有约 30% 以上的患者对标准治疗方案无应答，大多数死亡发生在开始治疗的最初几个星期。对初始应用 HLH-1994/HLH-2004 方案治疗无应答的难治性 EBV 相关噬血细胞综合征患者及初始治疗诱导缓解后再复发的 EBV 相关噬血细胞综合征患者，有报道以下治疗可作为挽救治疗方案：抗胸腺细胞球蛋白、TNF-α 拮抗剂、抗 CD52 单抗、抗 CD20 单抗和 DEP/L-DEP 方案等。但迄今为止，对于 HLH-1994 方案治疗失败的 EBV 相关噬血细胞综合征患者无推荐的标准治疗方案。

（1）DEP/L-DEP 方案：笔者所在中心曾采用脂质体多柔比星联合依托泊苷和大剂量甲泼尼龙（DEP 方案）治疗 HLH-1994 方案治疗后疾病未缓解的 EBV 相关噬血细胞综合征患者，结果 72.7% 的患者获得 PR 及以上疗效，成为诱导治疗向病因治疗过渡的桥梁。在改良 DEP 方案基础上联合培门冬酶（L-DEP 方案）治疗难治性 EBV 相关噬血细胞综合征患者，可使治疗的总体反应率提高到 85.7%，使更多的患者有机会进行异基因造血干细胞移植。

（2）利妥昔单抗：Imashuku 等假设 EBV 最初感染 B 细胞，持续产生病毒颗粒进而感染 T 细胞或 NK 细胞，利妥昔单抗可能对最初感染的 B 细胞有作用，故利妥昔单抗对于 EBV 感染的 T 细胞及 NK 细胞可能也有效。基于上述理论，有学者尝试使用利妥昔单抗治疗 EBV 相关噬血细胞综合征，但均为回顾性研究及个案报道。Chellapandian 等回顾性分析了 42 例接受含有利妥昔单抗治疗方案的 EBV 相关噬血细胞综合征患者的临床资料，有 43% 的患者对利妥昔单抗的治疗方案耐受性良好，临床状态改善，在第一次使用利妥昔单抗后的 2～4 周，实验室检查发现 EBV 负荷有显著降低，中位生存 1120 天（范围为 230～3750 天），26 例患者（62%）生存，其中 24 例无复发，包括 14 例接受了异基因造血干细胞移植。Imashuku 等联合应用利妥昔单抗及 HLH-1994 方案治疗 1 例 64 岁初治 EBV-NKLPD 噬血细胞综合征男性患者，EBV-DNA 拷贝数快速下降，临床症状明显改善。

（3）其他免疫治疗：阿仑单抗（抗 CD52 单抗）可抑制巨噬细胞活化，缓解 EBV 相关噬血细胞综合征临床表现，有一定的治疗作用。抗 CCR4 单克隆抗体也可能对 EBV 感染有暂时疗效。此外，有研究指出针对 EBV 阳性 T 细胞受体的单克隆抗体，通过和 EBV 相关抗原结合可用于治疗。EBV 相关噬血细胞综合征患者体内存在 JAK-STAT3 信号通路激活，可能和疾病发病相关，JAK1/2 拮抗剂芦可替尼可用于噬血细胞综合征的治疗。

3. 异基因造血干细胞移植（allo-HSCT） Henter 等的研究结果提示有 30% 以上的患者对 HLH-1994 方案治疗无反应，对标准治疗方案无反应的难治性噬血细胞综合征患者，目前尚无统一的二线治疗方案。异基因造血干细胞移植进行免疫重建可以使患者重新获得清除 EBV 的能力，从而延长生存期甚至达到治愈噬血细胞综合征的目的。异基因造血干细胞移植可能是目前唯一能治愈 EBV 相关噬血细胞综合征的手段，特别是对于难治 / 复发性 EBV 相关噬血细胞综合征患者，allo-HSCT 是必需的。日本的一项研究也发现异基因造血干细胞移植可以使 EBV 相关噬血细胞综合征患者的 10 年总生存率达到 85.7%。但是，EBV 相关噬血细胞综合征患者在进行异基因造血干细胞移植之前若噬血细胞综合征控制不佳，则会导致移植相关死亡率的升高。既往研究中 5 例 EBV 相关噬血细胞综合征患者进行异基因造血干细胞移植，其中 2 例未缓解（NR）患者均在确诊 3 个月左右死亡；1 例患者疾病复发后未达 CR 而行移植，于确诊 7 个月时死亡；另有 2 例患者在病情平稳期进行移植，至今仍存活。因此，移植时噬血细胞综合征未能获得缓解或持续活动会显著降低移植后的总生存率，这与之前研究报道的结果一致。因此，针对难治性 EBV 相关噬血细胞综合征如何采取挽救治疗使病情稳定，获得异基因造血干细胞移植的机会，成为治疗的关键所在。

4. EBV 特异性 CTL 过继免疫疗法 研究发现在不进行 HSCT 的情况下，采用输注 HLA 半相合双亲的淋巴细胞治疗也有疗效。具体机制可能是 EBV 特异性 T 细胞针对并清除 EBV 感染患者体内表达特定病毒抗原（LMP1 和 LMP2）的 EBV 感染细胞，减少患者体内 EBV 感染细胞的数量，缓解病情。此外，有研究指出 EBV 相关噬血细胞综合征患者移植后早期输注供体来源针对 LMP 的特异性 T 细胞，也可以缓解病情。

5. 抗病毒治疗 EBV 长期潜伏在淋巴细胞内，以环状 DNA 形式游离在胞质中，因缺乏酶系统，不能独立生存，必须依靠宿主的酶系统才能使其本身繁殖（复制），病毒核酸整合于细胞的染色体内，不易消除，因此抗病毒药研究发展缓慢，抗病毒药物选择范围小。目前还没有发现对 EBV 作用显著的药物，理论上可选用阿昔洛韦、更昔洛韦等，两者都是鸟嘌呤类似物，主要作用于疱疹病毒感染，通过以下两种方式抑制病毒 DNA 复制：①干扰病毒 DNA 聚合酶，抑制病毒的复制；②在 DNA 聚合酶作用下，与增长的 DNA 链结合，引起 DNA 链的延伸中断。

6. 丙种球蛋白 由于 EBV 相关噬血细胞综合征常伴免疫功能异常而导致继发感染，可酌情使用静脉滴注丙种球蛋白。丙种球蛋白对 EBV 相关噬血细胞综合征有一定疗效，可能与降低辅助性 T 淋巴细胞的活性、促进抑制性 T 淋巴细胞激活、降低炎性介质分泌有关，也可能因组织细胞 Fc 受体受阻而进一步减弱了其活性。

（六）预后

EBV 相关噬血细胞综合征患者的预后明显较原发性噬血细胞综合征及自身免疫性疾病相关噬血细胞综合征者差。根据既往研究结果，成人 EBV 相关噬血细胞综合征患者较儿童 EBV 相关噬血细胞综合征患者预后差，但迄今为止尚缺乏成人 EBV 相关噬血细胞综合征患者预后的大宗临床报道。影响 EBV 相关噬血细胞综合征的预后不良因素包括重度 EBV 相关噬血细胞综合征、血浆持续高水平的 EBV 拷贝数（＞ 10^4 拷贝 /ml）、染色体异常、遗传性免疫异常、慢性活动性 EBV 感染病史、需多种化疗药联合治疗、EBV 再激活、年龄大等。

（王晶石　金志丽　王　昭）

第三节　其他病毒相关噬血细胞综合征

病毒感染相关噬血细胞综合征是最常见的感染相关噬血细胞综合征，除 EBV 外，其他常见的疱疹病毒还有人类巨细胞病毒、单纯疱疹病毒、水痘 - 带状疱疹病毒、人疱疹病毒 6 型、人疱疹病毒 8 型等。其他非疱疹病毒还有人类免疫缺陷病毒、腺病毒、肝炎病毒、细小病毒、汉坦病毒、流感病毒、SARS 冠状病毒及新型冠状病毒等，这些病毒感染均可导致细胞功能异常、免疫功能失调，进而引起噬血细胞综合征。临床表现为发热、肝脾大、血细胞减少、凝血障碍、肝功能异常、高甘油三酯血症、铁蛋白升高、sCD25 升高等噬血细胞综合征相关症状，同时亦有病毒血症及各病毒感染的特点。噬血细胞综合征的诊断依据 HLH-2004 诊断标准，病因诊断主要依靠病原学检测。治疗方面，与 EBV 感染相关噬血细胞综合征不同，成人非 EBV 感染相关噬血细胞综合征治疗目前尚无统一的最佳治疗方案，主要为早期针对病原学治疗，治疗过程需密切监测噬血细胞综合征进展情况，必要时及时加用免疫抑制治疗。早期识别并及时针对病因治疗，往往预后较好。

一、人类巨细胞病毒

人类巨细胞病毒（CMV）是一种双链 DNA 病毒，属于疱疹病毒科病毒，也称为人类疱疹病毒 5 型（human herpes virus-5，HHV-5）。CMV 在人群中感染非常普遍，发达国家成人中有 60% ～ 70% 感染 CMV，发展中国家接近 100% 人群感染 CMV。CMV 可通过唾液和性接触传播，也可以通过血液和器官移植物进行传播。CMV 感染相关噬血细胞综合征常发生于免疫缺陷患者，包括骨髓和实体器官移植、感染及自身免疫性疾病等。在慢性病如糖尿病、肾病患者中也有报道，在健康人群中极为少见。

（一）发病机制

与其他类型病毒相比，免疫系统对控制 CMV 感染的作用更为重要。CMV 与免疫系统处于一种"对峙"关系，在初次感染恢复后，CMV 在宿主体内骨髓细胞中保持休眠状态，一旦已建立的免疫系统受损或受到抑制，病毒再激活并迅速复制，刺激细胞因子释放，导致噬血细胞综合征症状的出现。

（二）临床表现

　　CMV 相关噬血细胞综合征患者既出现噬血细胞综合征典型临床表现，又可出现急性 CMV 血症的表现。健康人感染 CMV 表现为无症状或轻度单核细胞增多样症状，并伴有发热、头痛、咽喉痛、肌痛、肝脾大。器官移植者术后 CMV 感染率很高，为60% ～ 100%，尤其是骨髓移植患者 CMV 感染更重，多为 CMV 肺炎，死亡率更高。在人体无症状的原发感染之后，病毒不被机体清除掉而是以慢性感染或潜伏感染的形式存在，机体免疫力受抑制的患者如器官或骨髓移植者、接受化疗者，以及 HIV 感染等免疫缺陷者常发生 CMV 感染并引起活动性感染，即病毒在体内多脏器大量复制，可导致肺炎（最常见，图 3-1）、脑膜炎、脑炎、脊髓炎、肠炎、脉络膜视网膜炎等多种临床疾病，常引起患者死亡。Justo 等进行 Meta 分析发现未控制的 CMV 感染中血栓形成事件多达 100 次，深静脉血栓形成、肺栓塞和内脏静脉血栓形成在急性 CMV 感染中最常见，但内脏静脉血栓形成更常见于免疫功能正常者。

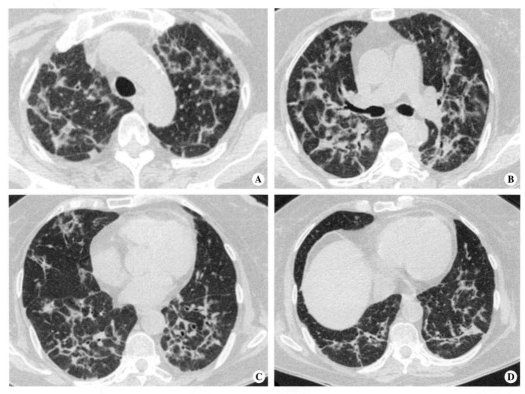

图 3-1　CMV 肺炎影像学表现

注：双肺可见多发条片影，部分小叶间隔增厚，可见网状影，部分支气管牵拉性扩张

（三）诊断

　　噬血细胞综合征的诊断依据 HLH-2004 诊断标准，定量 PCR 检测是 CMV 检测的首选

方法。从活检病变组织或特殊体液如脑脊液、肺泡灌洗液中分离到 CMV 病毒或检出病毒复制标志物（病毒抗原和基因转录产物）是 CMV 疾病的确诊证据。

（四）治疗

CMV 相关噬血细胞综合征治疗方面，轻症患者可针对性地进行抗 CMV 治疗，多应用免疫球蛋白、膦甲酸钠、更昔洛韦。对于重症患者，文献报道基于糖皮质激素和依托泊苷的 HLH-1994 方案的疗效是肯定的。尤其是依托泊苷的早期应用可以尽快阻断炎症因子风暴，控制噬血细胞综合征症状，对于改善噬血细胞综合征的预后有重要意义。无论对于轻症，还是重症 CMV 相关噬血细胞综合征，免疫球蛋白均有其重要的辅助治疗意义。对于 CMV 相关噬血细胞综合征，在抗病毒治疗、糖皮质激素、化学治疗和免疫球蛋白等治疗方案的基础上，根据患者的具体情况选择一种或多种联合治疗是目前常见的治疗选择。

（五）预后

目前关于 CMV 相关噬血细胞综合征的研究仅为个案报道，尚无系统性研究。婴幼儿、高龄、合并基础疾病、起病时脏器功能衰竭者预后差。

二、人类免疫缺陷病毒

人类免疫缺陷病毒（human immunodeficiency virus，HIV），是造成人类免疫系统缺陷的一种病毒。1981 年，HIV 在美国首次发现。它是一种感染人类免疫系统细胞的慢病毒，属反转录病毒的一种。截至目前已发现两种 HIV，分别为 HIV-1 和 HIV-2，两者具有相关的病毒结构和传播途径。HIV 主要通过破坏人体的 CD4$^+$ T 淋巴细胞，进而阻断细胞免疫和体液免疫过程，导致免疫系统瘫痪，从而致使各种疾病在人体内蔓延，最终导致艾滋病。HIV 感染引起的噬血细胞综合征在欧洲国家的报道率更高，一项由 Grateau 等进行的研究中，噬血细胞综合征占 HIV 感染患者的 0.6%。Lerolle 等在一项多中心研究中发现 38 例感染相关噬血细胞综合征患者，有 50% 的患者为 HIV 感染。Fazal 等在文献回顾分析中发现，HIV 感染患者合并机会性感染较合并肿瘤更易发生噬血细胞综合征，在 52 例 HIV 相关噬血细胞综合征患者中，25 例为感染诱发，17 例为合并恶性肿瘤诱发。一项 39 例 HIV 相关噬血细胞综合征患者的回顾性报道中，男女比例为 4 ∶ 1，平均发病年龄 38 岁（26 ～ 59 岁），其中 11 例（28%）为单纯 HIV 感染，6 例（15%）合并组织胞浆菌感染，5 例（13%）合并卡波西肉瘤及其他类型淋巴瘤，其余为弓形虫、分枝杆菌等其他类型机会性感染。

（一）发病机制

恶性肿瘤和机会性感染是 HIV 患者发生噬血细胞综合征的重要诱因。HIV 相关噬血细胞综合征可发生于 HIV 感染病程的各个时期，可能通过以下几方面引起噬血细胞综合征。大多数情况是在艾滋病的背景下，由某个机会性感染触发噬血细胞综合征，即"二次打击"

学说。HIV 感染者由于 CD4$^+$ T 细胞减低、细胞免疫功能低下，极易合并各种机会感染及肿瘤，包括结核分枝杆菌、巨细胞病毒、新型隐球菌、EB 病毒、马尔尼菲青霉菌、念珠菌、组织胞浆菌病等，这些机会性感染引起免疫失调，导致噬血细胞综合征。另外，在不合并其他机会性感染的情况下，HIV 本身也可引起噬血细胞综合征，这与 HIV 感染引起病毒血症，可导致获得性细胞毒功能缺陷相关，其发病机制类似家族性噬血细胞综合征基因突变导致细胞毒功能缺陷，进而导致细胞因子分泌增加、巨噬细胞过度活化、免疫失调，引起噬血细胞综合征。

（二）临床表现

HIV 相关噬血细胞综合征的临床表现包括 HIV 感染各个时期的症状及噬血细胞综合征的临床症状。HIV 感染可分为急性期、无症状期、艾滋病期。急性期通常发生在感染后 2～4 周，部分表现为病毒血症和免疫系统急性损伤产生的症状，如发热、咽痛、盗汗、恶心呕吐、腹泻、皮疹、关节疼痛、淋巴结肿大及神经系统症状等。无症状期一般持续 6～8 年，此期可出现淋巴结肿大等症状。艾滋病期是 HIV 感染的最终阶段，主要表现为 HIV 相关症状、体征及各种机会性感染和肿瘤。

（三）诊断

由于噬血细胞综合征的临床表现和实验室检查与 HIV 晚期有很大的重叠，HIV 合并噬血细胞综合征的诊断变得困难，噬血细胞综合征诊断标准依据 HLH-2004 诊断标准。HIV 感染急性期，有流行病学史，HIV 抗体筛查试验阳性和 HIV 补充试验阳性即可诊断。无症状期，HIV 抗体阳性，伴或不伴流行病学史均可诊断。艾滋病期，HIV 感染加以下任何一项即可诊断为艾滋病或 HIV 感染，包括：原因不明的持续不规则发热 38℃以上，持续超过 1 个月；腹泻次数超过 3 次 / 日，持续超过 1 个月；半年内体重下降超过 10%；反复发作的口腔真菌感染；反复发作的单纯疱疹病毒感染或带状 - 疱疹病毒感染；肺孢子菌肺炎；反复发生的细菌性肺炎；活动性结核；深部真菌感染；中枢神经系统占位性病变；中青年人出现痴呆；活动性巨细胞病毒感染；弓形虫脑病；马尔尼菲篮状菌病；反复发生的败血症；皮肤黏膜或内脏的卡波西肉瘤、淋巴瘤。CD4$^+$ T 淋巴细胞数＜ 200 个 /μl，也可诊断为艾滋病。

（四）治疗

在治疗方面，与原发性噬血细胞综合征及 EBV 相关噬血细胞综合征不同，对于非 EBV 感染相关噬血细胞综合征的治疗，目前更强调个体化治疗。高效抗反转录病毒治疗（highly active anti-retroviral therapy，HAART）在治疗 HIV 相关噬血细胞综合征中的作用目前尚不清楚，虽然该方案可以改善未接受 HIV 治疗的噬血细胞综合征患者的预后，但也可能促进噬血细胞综合征发生。有报道在 HIV 急性期，部分患者接受了高效抗反转录病毒治疗，应答率为 30% 左右。在 HIV 患者出现免疫重建炎症综合征（immune reconstitution inflammatory syndrome，IRIS）时期，噬血细胞综合征的发生多是由于合并有霍奇金淋巴瘤或播散性组织胞浆菌病，针对性化疗及抗真菌治疗有效。在一项 18 例 HIV

合并组织胞浆菌相关噬血细胞综合征的病例回顾性分析中，总体死亡率为 44%（8 例），经分析发现，未进行抗真菌治疗及血中发现组织胞浆菌是死亡的主要危险因素。14 例接受抗真菌治疗的患者中，有 10 例存活，这些存活的患者均未接受化疗或骨髓移植治疗，提示在 HIV 合并真菌感染相关噬血细胞综合征患者中，及时的诊断及早期抗真菌治疗对预后十分重要。激素联合免疫球蛋白输注对疾病的控制也有一定的疗效。虽然组织细胞协会专家共识推荐类固醇治疗 HIV 相关噬血细胞综合征，但 Fazal 等回顾文献发现使用类固醇治疗 HIV 相关噬血细胞综合征与更高的死亡率相关（P=0.048）。

（五）预后

整体来说，HIV 感染相关噬血细胞综合征患者的总体预后均很差，大部分患者多于噬血细胞综合征发生后的 1 个月内死亡。Bhatia 等回顾性分析了 39 例 HIV 感染相关噬血细胞综合征患者，80% 的患者 CD4$^+$ T 淋巴细胞 < 200 个 /μl，CD4$^+$ T 淋巴细胞绝对值低下可能为不良预后的一个危险因素。Park 等研究发现，与 HIV 合并感染或肿瘤诱发噬血细胞综合征不同，急性 HIV 感染诱发噬血细胞综合征患者预后良好。Fazal 等发现 HIV 相关噬血细胞综合征患者合并恶性肿瘤或机会性感染与总体死亡率无关。

三、单纯疱疹病毒

单纯疱疹病毒（HSV）是一种常见的疱疹病毒，为双链 DNA 病毒，分为 HSV-1 和 HSV-2 两型。在人群中普遍易感，多数无明显症状，少数为显性感染，表现为黏膜或皮肤局部疱疹。初次感染后多转为潜伏感染，受外界刺激后可复发。HSV 原发感染多见于婴幼儿和学龄前儿童，表现为发热、咽喉痛、牙龈及咽颊部成群疱疹，甚至疱疹性角膜炎、脑炎等。HSV-2 原发感染表现为生殖器水疱引起损伤和无菌性脑膜炎等。HSV 原发感染后，病毒会长期潜伏在神经细胞内，当机体免疫系统受到抑制时，病毒可被激活，引起局部疱疹复发，严重时引起细胞免疫受损、免疫失调，进而导致噬血细胞综合征。

HSV 相关噬血细胞综合征的病例报道较少，HSV-1 和 HSV-2 均有引起噬血细胞综合征的报道，主要见于感染的儿童，成人少见，通常发生于免疫力低下的患者，也有发生于免疫功能正常者的报道。治疗方面，阿昔洛韦可抑制病毒 DNA 复制。目前除了 EBV 相关噬血细胞综合征，联合免疫抑制治疗对其他病毒相关噬血细胞综合征的意义尚无系统性研究，为确定其他病毒相关噬血细胞综合征的最佳治疗方案，还需要进一步的数据和病例研究。

Shimizu 等建立了一种可检测疱疹家族病毒所有亚型（包括 HSV-1、HSV-2、VZV、EBV、CMV、HHV-6、HHV-7、HHV-8）的多重 PCR 方法，该方法可用于病毒感染的筛选。此外，多重 PCR 和实时定量 PCR 的结合可以评估治疗效果。应用 PCR 快速、准确诊断病毒性感染，可改善病毒相关噬血细胞综合征的预后。

四、人类疱疹病毒 8 型

人类疱疹病毒 8 型（HHV-8）是一种 DNA 病毒，属于 γ 疱疹病毒亚科。HHV-8 感染可见于全世界范围，但在非洲、地中海及中东地区发病率较高。HHV-8 相关噬血细胞综合征多见于卡波西肉瘤、多中心型巨大淋巴结增生症、淋巴增殖性疾病、器官移植、免疫抑制患者，很少见于免疫功能正常的人群。有趣的是，在 HHV-8 相关噬血细胞综合征患者中，许多已知的与噬血细胞综合征相关的炎症因子并不升高，只有 IL-8 及 IFN-γ 升高。以依托泊苷及 CD20 单抗为基础的治疗方案，以及更昔洛韦、膦甲酸钠对 HHV-8 相关噬血细胞综合征均有效。

五、流感病毒

流感病毒相关噬血细胞综合征较少见。有研究发现，32 例儿童季节性流感住院患者中，只有 1 例发生噬血细胞综合征。诱发噬血细胞综合征的流感病毒多为季节性流感病毒、禽流感病毒、猪流感病毒等。流感病毒相关噬血细胞综合征可以出现在免疫抑制的患者，也可以出现在免疫正常的人群中。

严重的 H5N1 流感病毒感染的症状及实验室检查与噬血细胞综合征相似，主要表现为脑炎、器官功能不全、骨髓造血障碍及细胞因子风暴，同时噬血现象在此类患者中很常见。H5N1 流感病毒中发现的血凝素可能会抑制穿孔素的表达并使人 CD8$^+$ T 细胞的细胞毒性下降，使其对 H5 寄存细胞的杀伤力下降，导致淋巴组织增生，巨噬细胞过度活化分泌 IFN-γ。由于有些病毒（在 M2 蛋白上存在 Asp31）对金刚烷胺耐药，甚至对某些神经氨酸酶抑制剂也耐药，同时严重的流感病毒感染与噬血细胞综合征具有相似性，有学者推测可以应用改良的 HLH-1994 方案治疗 H5N1 感染相关的噬血细胞综合征。然而在越南的一项随机研究中，尽管接受了类固醇药物治疗，所有 H5N1 感染相关噬血细胞综合征患者均死亡。H1N1 流感病毒导致的噬血细胞综合征多见于免疫缺陷患者，发病急，多表现为合并多器官功能衰竭，死亡率高。

六、新型冠状病毒

新型冠状病毒肺炎（coronavirus 2019，COVID-19）在全世界范围内流行，其死亡率远高于流感病毒。急性呼吸窘迫综合征（acute respiratory distress syndrome，ARDS）引起的呼吸衰竭是感染新型冠状病毒患者死亡的主要原因。细胞因子风暴已成为 COVID-19 一个重要的、未被充分认识的死亡原因。新型冠状病毒感染引起的细胞因子风暴与噬血细胞综合征的临床和实验室发现有显著相似之处。通过研究分析武汉感染新型冠状病毒患者的细胞因子谱，发现与 COVID-19 严重程度相关的细胞因子谱与继发性噬血细胞综合征的细胞因子谱类似，其特征为 IL-2、IL-7、粒细胞集落刺激因子、IFN-γ 诱导蛋白 10、单核细胞趋化蛋白 1、巨噬细胞炎症蛋白 1-α 和 TNF-α 升高。另外，最近一项针对武汉 150 例

COVID-19 确诊病例的多中心回顾性研究发现，铁蛋白和 IL-6 升高与高死亡率相关，表明病毒引起的过度炎症反应可能是导致死亡的原因。新型冠状病毒感染相关噬血细胞综合征，由于患者一般状态加速恶化，需要及时诊断及治疗，以挽救生命。治疗方面，并不常规推荐类固醇激素用于 COVID-19 的治疗，因为其可能加剧 COVID-19 相关肺损伤。然而对于过度炎症反应者，免疫抑制治疗有可能获益。治疗方案包括类固醇激素、静脉输注丙种球蛋白（intravenous gimmune globulin，IVIG）、选择性细胞因子阻断剂（如 IL-1 受体阻滞剂 anakinra、IL-6 受体阻断剂 tocilizumab）及 JAK 抑制剂。

七、细小病毒

现有报道大约 30 例细小病毒 B19 感染相关的噬血细胞综合征，患者最常见的基础疾病是遗传性球形红细胞增多症。女性较男性多见，多发生于青少年及成人。大部分患者无须接受特殊治疗就能治愈，提示细小病毒感染相关噬血细胞综合征患者预后较其他病毒相关噬血细胞综合征要好。

八、肝炎病毒

暴发性病毒性肝炎可以导致噬血细胞综合征，其中甲型肝炎病毒（HAV）感染较乙型肝炎病毒（HBV）及丙型肝炎病毒（HCV）常见。现有文献报道，HAV 相关噬血细胞综合征多发生于青年，无性别差异，部分患者可合并有风湿免疫疾病、HCV 感染。治疗上多为糖皮质激素联合静脉输注免疫球蛋白，大部分患者预后较好。

九、其他病毒

其他可导致噬血细胞综合征的病毒有肠病毒、腺病毒、BK 病毒、麻疹病毒、流行性腮腺炎病毒、风疹病毒、副流感病毒、登革热病毒、汉坦病毒、流行性出血热病毒、SARS 冠状病毒等，均有引起噬血细胞综合征的报道。

（何晓丹　王晶石　金志丽　王　昭）

第四节　细菌感染相关噬血细胞综合征

在感染相关噬血细胞综合征中，细菌（包括分枝杆菌、螺旋体）是仅次于病毒的第二大常见病因，其中尤以结核杆菌和布氏杆菌多见。不同病原体继发噬血细胞综合征的临床表现并不完全相同，可表现为发热、肝脾大、贫血、出血，以及不同病原体感染所致的特异性症状。诊断方面，除依据 HLH-2004 诊断标准明确噬血细胞综合征外，还需有病原学证据支持，且排除其他因素所致噬血细胞综合征。治疗上以控制原发感染为主，视病情轻重酌情联合免疫抑制剂控制细胞因子风暴，一般预后较好。

（一）结核分枝杆菌

我国是结核感染第二大国。因其临床表现多样，缺乏特异性，结核病被称为"伟大的模仿者"（a great mimicker）。细菌感染相关噬血细胞综合征中最常见的便是结核分枝杆菌，多见于成人，半数以上合并有其他基础疾病。临床多表现为发热、肝脾大、淋巴结肿大、血细胞减少，尤其是血小板减少多见。

结核病引起噬血细胞综合征发病机制仍不十分明确，可能与免疫失调相关。结核分枝杆菌感染人体通常引发 Th1 型免疫反应，使细胞毒性淋巴细胞杀伤能力及巨噬细胞增殖能力增强。但是功能缺陷的 T 淋巴细胞和 NK 细胞产生了不受调控的无效应答，使得细菌繁殖，免疫系统不断受到抗原刺激，NK 细胞和巨噬细胞过度活化，产生大量细胞因子和趋化因子。此外，结核分枝杆菌可以通过 IL-12 和 IL-15 介导的机制诱导单核细胞和巨噬细胞向区域淋巴结迁移，导致抗原特异性 T 细胞增殖，持续释放细胞因子，进一步促进巨噬细胞活化。

结核感染的诊断最重要的方法为直接观察到结核分枝杆菌或培养出结核菌生长。痰涂片镜检使用时间长，操作简单，但阳性率低。分枝杆菌培养耗时长，一般需 2 ~ 6 周，且对实验室要求较高，不利于早期发现结核病患者。目前临床广泛应用免疫学方法诊断结核病，传统方法如结核抗体试验、结核菌素试验等都已应用多年，前者准确性偏低，不适用于活动性结核的诊断，后者则在某些营养不良和免疫抑制人群中容易出现假阴性的情况。γ 干扰素释放试验是近年来新出现的免疫学方法，能精确鉴定结核感染状态，但无法区分潜伏感染和活动性结核。随着分子生物学的发展，基因检测与分子检测产品应用越来越广泛，提高了结核病诊断的效率和准确性。对于噬血细胞综合征患者，在寻找病因的过程中，应当考虑结核感染的可能，需要结合患者的临床表现及病原学检查做出临床判断。

早期诊断、及时的抗结核治疗和（或）免疫调节治疗是结核病相关噬血细胞综合征的治疗关键。轻症患者可单纯抗结核治疗，重症患者需早期联合免疫治疗控制细胞因子风暴。目前常用的抗结核药物包括异烟肼、利福平、吡嗪酰胺、乙胺丁醇、链霉素及氨硫脲等。抗结核治疗一般疗程较长，部分药物长时间大量服用可能会出现药物毒性，且细菌耐药率高，因此，仍需不断探索新型抗结核药物。根据国际上病例报道，结核杆菌感染相关噬血细胞综合征，如没有接受抗结核治疗，死亡率为 100%，而抗结核治疗联合免疫治疗可将死亡率降至 40% ~ 60%。结核病人早期规范进行抗结核治疗可能会降低噬血细胞综合征的发生率。常用的免疫调节药物如糖皮质激素，可以抑制强烈的炎症反应和细胞因子风暴。其他免疫抑制治疗包括静脉注射免疫球蛋白、VP-16 和长春新碱化疗、血浆置换等。

（二）布氏杆菌

布氏杆菌病是一种由布氏杆菌引起的人畜共患性自然疫源性疾病，是最常见的动物源性疾病之一，羊、牛、猪是主要传染源，多发生于牧区，主要通过皮肤黏膜接触、消化道及呼吸道等途径传播。该病临床表现多样，缺乏特异性，主要有反复高热、大汗、乏力、关节痛、淋巴结及肝脾大等，严重者可出现中枢神经系统、心血管系统、呼吸系统功能障碍或噬血细胞综合征。

布氏杆菌是一种胞内寄生菌，感染的主要靶细胞为巨噬细胞和胎盘滋养层细胞。布氏杆菌含有多种毒力因子，通过皮肤、黏膜进入人体之后被巨噬细胞吞噬，到达淋巴结，形成局部病灶，随着细菌的不断繁殖，巨噬细胞死亡并释放出大量细菌到淋巴液和血液中，形成菌血症。细菌到达淋巴结、肝脾、生殖器官等形成多发病灶，调动大量巨噬细胞进行吞噬作用，其后再次死亡裂解、释放细菌，以此循环往复，造成巨噬细胞的持续激活和细胞因子的大量释放。

实验室检查可见贫血、白细胞减少或升高、血小板减少、肝酶升高、C 反应蛋白升高及血沉增快等非特异性指标。布氏杆菌血（骨髓）培养是诊断"金标准"，但分离培养成功率较低，且所需时间较长。血清学诊断如试管凝集试验、布氏杆菌凝集试验、酶联免疫吸附试验是更为常用、便捷的诊断方法，敏感度、特异性各异。分子生物学技术具有更高的敏感度和准确性，有很好的发展前景，但目前仍不能替代传统的血清学试验。

布氏杆菌感染继发性噬血细胞综合征主要治疗策略是治疗原发病，使用针对性抗生素，常用药物包括多西环素、利福平。利福平可抑制分枝杆菌的 DNA 依赖性 RNA 聚合酶，从而阻断布氏杆菌的转录过程。多西环素是一种广谱抗生素，可与 30S 核糖体亚单位可逆性结合，进而抑制转运 RNA（tRNA）和核糖体结合，发挥抗菌作用。且它们均可进入巨噬细胞，对布氏杆菌起到杀伤作用，发挥很好的抗菌疗效。对于重症患者，免疫抑制疗法可以用来抑制过度的炎症反应和细胞因子风暴。糖皮质激素可用于抑制淋巴系统的增殖和细胞因子的释放。丙种球蛋白、VP-16、环孢素和抗胸腺细胞球蛋白也可作为治疗的选择，可联合糖皮质激素使用或单独使用。

（三）伤寒杆菌

目前我国伤寒病例已比较少见，但仍有区域性散发病例，主要通过污染的食物和水源传播。主要表现为长期高热、神情淡漠，恶心、呕吐、腹痛、腹胀、腹泻、食欲缺乏等消化道症状常见，但玫瑰疹和相对缓脉常不典型，绝大多数有单纯肝大或单纯脾大，肝大者多于脾大者。诊断"金标准"为血培养或骨髓培养。伤寒继发噬血细胞综合征的具体机制仍不明确，可能的机制为伤寒杆菌感染人体后，被巨噬细胞吞噬成为伤寒细胞，可以使 T、B 淋巴细胞活化，并刺激各种细胞分泌大量的细胞因子。此外，伤寒杆菌感染可刺激骨髓内炎症细胞浸润或通过内毒素抑制骨髓细胞功能。机体免疫功能损伤，细胞因子风暴启动，触发噬血细胞综合征。伤寒患者可伴有骨髓噬血细胞增多，然而，噬血细胞综合征患者早期症状不典型，易有误诊、漏诊，现已有噬血细胞综合征患者被误诊为伤寒的报道。因此，尽可能早期、多次进行骨髓检查是有必要的。

我国曾报道一例 24 岁男性，因反复发热就诊，伴神情淡漠、肝脾大，其后出现多器官功能衰竭和弥散性血管内凝血，完善病原学检查及骨髓穿刺活检后，诊断为伤寒继发噬血细胞综合征，在使用抗感染治疗联合甲泼尼龙 +VP-16+ 环孢素后，病情逐渐康复，随访一年无复发。此外，国内外尚有儿童伤寒继发噬血细胞综合征病例相关报道，在早期、足疗程抗感染治疗联合免疫抑制治疗后，预后均较好，未见死亡病例报道。

伤寒继发噬血细胞综合征通常起病急、发展快，一旦确诊，除针对性抗菌治疗外，早期使用糖皮质激素可有助于阻断细胞因子风暴，控制病情进展，VP-16、丙种球蛋白也可作为治疗选择。此外，还有使用 HLH-2004 方案、CHOP 方案、TNF-α 单克隆抗体等化学治疗的报道。但也有观点认为，对于伤寒继发噬血细胞综合征，可先针对原发病予以抗生素治疗，如病情好转，可避免化疗药物的使用而对机体造成损伤。虽然目前尚未见死亡病例报道，但也应引起临床医师的警惕，需及早识别、及时治疗。

（四）麻风杆菌

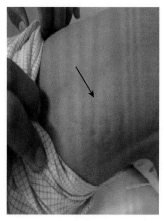

图 3-2　麻风病患者皮下结节

麻风病是由麻风分枝杆菌引起的一种慢性、传染性的肉芽肿疾病。主要侵犯皮肤、黏膜和周围神经，然后慢慢侵入深部组织和器官。临床表现多样，轻者只有浅色斑，可自愈，重症可出现弥漫性结节（图 3-2），感觉功能丧失，四肢变形，并引起多系统病变。麻风病可分为五型：结核样型麻风、界线类偏结核样型麻风、中间界线类麻风、界线类偏瘤型麻风、瘤型麻风。未定类麻风是免疫状态尚未定型的早期麻风，是麻风病的初期表现。麻风反应是指在麻风的慢性病程中，由于免疫状态的改变而突然发生的病情活跃或加剧。Ⅱ型麻风反应（结节性麻风红斑，ENL）是一种免疫复合物介导的疾病，特异性的损害是麻风结节性红斑，主要的临床特点是在四肢、面部和躯干部位外观正常的皮肤突然出现疼痛性丘疹、结节，多见于界线类偏瘤型麻风、瘤型麻风。Ⅱ型麻风反应可引起各系统病变，血液系统可表现为慢性病贫血、溶血性贫血、白细胞增多症、高纤维蛋白原血症，有时还合并血栓前状态，噬血细胞综合征是一种非常罕见的表现。

目前报道的引起噬血细胞综合征的病例均为伴有结节性红斑的麻风，其特征是细胞免疫低下，主要引起 Th2 型体液免疫反应。在病程中，有缺陷的细胞毒性 T 细胞和 NK 细胞产生无效且不受调控的免疫反应，免疫系统过度激活，可能导致细菌在持续刺激下不断增殖。此外，NK 细胞可能无法通过有效破坏增殖的免疫细胞来调节免疫反应，结果可能是细胞因子风暴，巨噬细胞增殖失控，触发噬血细胞综合征，从而出现持续高热、脏器肿大、血象减低等表现。

麻风病诊断需综合考虑流行病学史、临床表现、细菌学检查及组织病理学检查。需对患者进行详细的体格检查，注意皮肤、神经、淋巴结情况，是否有神经粗大、运动、感觉功能减退及特征性的皮损改变。麻风杆菌检查主要取材于皮肤或黏膜，必要时可行淋巴结穿刺。抗酸染色可见麻风杆菌，病理学检查可见上皮样细胞及巨噬细胞肉芽肿（图 3-3，图 3-4），也可出现神经浸润。麻风杆菌试验可检测机体对麻风杆菌免疫反应水平，简便易行。如麻风病患者伴有持续发热、血象减低、肝脾大等情况，应警惕是否有噬血细胞综合征，可及早行骨髓穿刺检查。

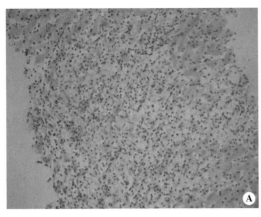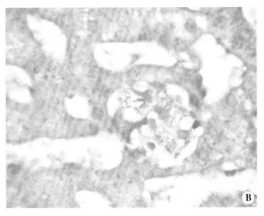

图 3-3　肝脏穿刺活检

A. HE 染色，×10，肝小叶内散在较多肉芽肿性结节，未见干酪样坏死；B. 抗酸染色，×10，见多量杆菌（细菌指数 5）

利福平、氯法齐明和氨苯砜可用于治疗麻风病，利福平可快速杀灭麻风杆菌，氯法齐明不仅有抗菌作用，还可抑制 II 型麻风反应，氨苯砜在过去很长一段时间内为麻风病治疗的首选药。目前相继发现了一些高效的杀菌药物，如利福喷丁、莫西沙星、克拉霉素、米诺环素、二芳基喹啉等也对麻风病有效，由于耐药菌株的出现，现在主张联合用药治疗麻风病。对于合并噬血细胞综合征患者，除了及早识别病因，及时给予抗菌治疗外，还可辅助使用免疫抑制剂或免疫调节剂和细胞毒性药物来抑制过度的炎症反应，控制细胞增殖。糖皮质激素应用较广泛，不仅可以遏制噬血细胞综合征的细胞因子风暴，还可抑制麻风病治疗过程中的麻风反应。此外，

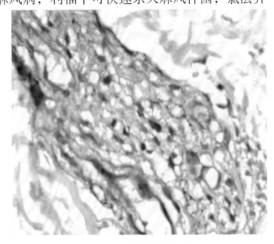

图 3-4　皮肤活检切片

抗酸染色，×1000，泡沫巨噬细胞内可见抗酸杆菌

VP-16、长春新碱、丙种球蛋白均可作为治疗选择，控制噬血细胞综合征病情。对于麻风分枝杆菌感染相关噬血细胞综合征，如治疗及时，一般预后较好。

（五）支原体

肺炎支原体是学龄儿童和青年人呼吸道的常见病原体。除外呼吸道感染，肺炎支原体也可能引起多种肺外表现，噬血细胞综合征是肺炎支原体感染相关血液学表现的一种形式。病原体感染人体后，可激活 T 淋巴细胞和 B 淋巴细胞，刺激不同类型的细胞释放大量细胞因子。肺炎支原体除了直接侵犯外，还可引起严重的免疫损伤，导致免疫瀑布启动，在噬血细胞综合征的发病过程中起到重要作用。临床表现以发热和咳嗽为主，伴有血细胞减少、纤维蛋白原降低，以及铁蛋白、乳酸脱氢酶、甘油三酯和噬血细胞比例升高。支原体肺炎相关噬血细胞综合征通常发病急，进展快，发生神经系统并发症或严

重凝血功能障碍均为死亡高危因素。我国曾有报道 3 例儿童支原体肺炎相关噬血细胞综合征，均有多系统受累表现，且肺部影像学表现严重，在抗感染联合 HLH-2004 方案治疗后，其中 2 例患儿治愈出院，1 例患儿出现颅内出血，最终死于多脏器功能衰竭。国外也有相关病例报道，一名 7 岁患儿在及时诊断支原体肺炎相关噬血细胞综合征后即应用克拉霉素及糖皮质激素联合治疗，在第 11 天治愈出院，随访 3 年余疾病未复发。对于支原体肺炎相关噬血细胞综合征，早期诊断与及时治疗尤为重要。除了积极应用大环内酯类抗生素控制原发感染，合理应用糖皮质激素与丙种球蛋白及早阻断细胞因子风暴也是必要的。

（六）衣原体

肺炎衣原体是一种专性细胞内病原体，感染人类呼吸道后可引起咽炎、支气管炎和非典型肺炎。肺炎衣原体感染继发噬血细胞综合征比较罕见，目前只有零星报道。可能的发病机制为肺炎衣原体侵袭单核细胞和巨噬细胞，免疫系统活化，导致包括 TNF-α、IL-1β、IL-4、IL-6、IL-8 在内的多种炎症因子大量释放，启动细胞因子风暴，触发噬血细胞综合征。肺炎衣原体感染继发噬血细胞综合征易被忽视，一旦进展，多预后不佳。发生衣原体肺炎后，如出现血细胞减低，应警惕噬血细胞综合征的发生。一旦诊断，针对性的抗生素和及早的免疫抑制疗法是必要的。国外曾报道一例伴有细胞遗传学缺陷的衣原体肺炎相关噬血细胞综合征，死于治疗过程中的第二次肺炎衣原体感染。患者病程中的持续免疫抑制和反复感染也会影响预后，应引起重视。

（七）立克次体

恙虫病是由恙螨传播的东方立克次体引起的一种自然疫源性疾病，在我国主要流行于东南沿海和西南各省区。典型症状包括发热、皮疹、焦痂及肝脾大等。恙螨叮咬皮肤后，立克次体局部繁殖形成皮肤损伤，直接或经淋巴系统进入血液循环，在血管内皮细胞和巨噬细胞内生长繁殖，形成广泛血管炎和血管周炎，严重者可累及多个器官。恙虫病的特征性焦痂或溃疡多在身体隐蔽之处，漏诊率较高。对于有流行病学史，有发热等临床表现者，需进行仔细的体格检查及实验室检查。恙虫病引起噬血表现并不十分罕见。恙虫病诊断一旦确定，即应常规检测噬血细胞综合征相关项目。恙虫病合并噬血细胞综合征首选抗菌药物治疗，多西环素（强力霉素）、氯霉素都可作为治疗选择，多西环素可降低炎症因子水平，改善患者症状。有病例报道抗菌药物联合糖皮质激素可有效治疗疾病。经过早期的抗菌治疗，患者一般预后较好。

（八）埃立克体

人单核细胞埃立克体病（human monoctyic enrlichiosis，HME）是一种由蜱传查菲埃立克体引起的传染性疾病，主要流行于美国中南部和东部。主要临床表现为发热、寒战、肌痛、头痛、乏力、皮疹、咳嗽等。此外，患者常伴有白细胞减少、血小板减少、转氨酶升高等。埃立克体感染人体后，通过血液循环和淋巴循环扩散，主要侵入单核巨噬细胞系统，引起全身病变。HME 的诊断方法包括血清学抗体检测、聚合酶链反应、外周血涂片染色寻找细胞内包涵体和血培养。但在感染前 7 天，80% 的患者 IgG 抗体为阴性。HME 相关噬血细胞综合征也已有报道，早期识别病因，及时给予多西环素治疗后患者一般能痊愈。重症患者可联用糖皮质激素、VP-16、环孢素等控制细胞因子风暴。

（九）其他

变形杆菌、梭状杆菌、军团菌感染及莱姆病等均可能导致噬血细胞综合征的发生，但比较罕见，目前相关报道较少。我国曾报道一例假肠膜明串珠菌感染相关噬血细胞综合征。患有基础疾病或长期使用万古霉素的患者感染假肠膜明串珠菌的概率增加，一般对克林霉素敏感。钩端螺旋体病也是引起噬血细胞综合征的病因之一，可能与其遗传组成有关，钩端螺旋体可侵袭巨噬细胞，产生多种毒素，并介导免疫损伤。仅用抗生素治疗是不够的，还需联合使用含有皮质类固醇、高剂量 IVIG 或 VP-16 的免疫抑制药物。

（王晓迪　王晶石　金志丽　王　昭）

第五节　真菌感染相关噬血细胞综合征

继发于感染的噬血细胞综合征最常见于病毒感染（CMV、EBV、HSV 等），真菌感染相关噬血细胞综合征的相关报道较少。组织胞浆菌为真菌感染相关噬血细胞综合征中报道最多的一种真菌，酵母菌及其他霉菌感染也可诱发噬血细胞综合征，如念珠菌、隐球菌、肺孢子菌、曲霉菌、镰刀菌、马尔尼菲篮状菌等均有引起噬血细胞综合征的报道，但大多见于艾滋病患者、淋巴瘤患者、长期应用激素的患者及器官移植患者，也有极少数发生于免疫功能正常的个体。噬血细胞综合征的诊断依据 HLH-2004 诊断标准，真菌感染多依据病原学诊断。治疗多为抗真菌治疗，针对病原体的及时治疗有可能消除免疫活化的刺激，避免使用免疫化疗药物，然而病情严重和恶化的患者仍需要及时启动噬血细胞综合征的特异性治疗。

一、荚膜组织胞浆菌

荚膜组织胞浆菌（*Histoplasma capsulatum*）是一种致病性真菌，分为美洲型组织胞浆菌和非洲型组织胞浆菌。全世界均有组织胞浆菌病的病例报道，但该病呈地区性流行，在我国主要分布于长江流域附近。组织胞浆菌适宜在潮湿的土壤中生存，并形成气溶胶存在于空气中，人因吸入而感染。大部分健康人群接触并感染组织胞浆菌仅为一过性感染或不被察觉的轻症感染。老年人、儿童和免疫缺陷患者接触该菌后可出现明显症状。据国内外文献报道，组织胞浆菌是真菌感染致艾滋病死亡病例中的第三大致病菌，仅次于肺孢子菌和新生隐球菌。关于组织胞浆菌相关噬血细胞综合征的报道较少，但由于存在非特异性的临床表现及实验室检查，可能存在诊断不足。该病多发生于免疫缺陷状态的患者，如艾滋病患者，在健康人群中极为少见。大多数组织胞浆菌相关噬血细胞综合征继发于播散性组织胞浆菌病。Jabr 等进行的一项文献回顾性分析中，60 例组织胞浆菌相关噬血细胞综合征患者，其中位年龄为 41 岁，72%（37/52）为男性，这可能与男性艾滋病发病率较高相关，也有研究报道可能与女性的雌二醇保护作用影响组织胞浆菌菌丝相向酵母相转变相关。最常见的潜在免疫抑制情况为 HIV 感染，占 62%（36/58），且 HIV 感染者中 CD4⁺ T 淋巴细胞平均计数较低，6 例为实体器官移植患者，7 例患者没有潜在的免疫缺陷。

（一）发病机制

免疫功能正常的个体在发生急性组织胞浆菌感染时，通过 CD4⁺ T 淋巴细胞介导的免疫反应导致肉芽肿形成，这种免疫激活能抑制真菌并防止再次感染，但不能根除病原体，当人体免疫力低下时，感染可被重新激活。绝大多数组织胞浆菌相关噬血细胞综合征发生于免疫缺陷状态的患者，如艾滋病患者、器官移植者等。HIV 感染患者由于免疫失调，T 细胞功能受损，NK 细胞消耗，进而细胞因子分泌增加、巨噬细胞过度活化，引起噬血细胞综合征。

（二）临床表现

免疫功能正常者感染组织胞浆菌可无明显症状，免疫缺陷者感染后可出现发热、淋巴结肿大、肝脾大、全血细胞减少、胃肠道等多系统损害。根据感染部位不同，组织胞浆菌感染可分为肺部感染和播散性感染。急性肺部感染通常表现为发热、出汗、体重减轻、呼吸道症状等，部分患者可出现关节痛，影像学提示弥漫性肺间质、网状结节或浸润，可发现肺门或纵隔淋巴结肿大，严重者可出现急性呼吸窘迫综合征。播散性组织胞浆菌病可累及全身多系统，临床表现多样，可出现皮肤黏膜皮疹、溃疡等，累及胃肠道可类似克罗恩病改变，累及椎体类似骨肿瘤改变。病情进展后可出现全身炎症反应综合征、弥散性血管内凝血，表现为发热、外周血细胞减少、淋巴结肿大、肝脾大和铁蛋白升高等，与噬血细胞综合征临床表现有所重叠。

（三）诊断

噬血细胞综合征的诊断依据 HLH-2004 诊断标准。根据美国传染病学会指南，如果存在以下任何一种情况，则认为患者有播散性组织胞浆菌病：①痰液或身体无菌部位（骨髓、淋巴结、活检标本）培养出荚膜组织胞浆菌（图 3-5，图 3-6）；②活检标本中含有与荚膜组织胞浆菌形态一致的酵母样肉芽肿；③尿或血清组织浆抗原阳性。

（四）治疗

由于病例报告数量有限，目前对于组织胞浆菌相关噬血细胞综合征最佳治疗方案、免疫抑制疗法及 IVIG 的作用尚不明确。美国传染病学会指南建议对于中、重度弥散性组织胞浆菌病患者尽早使用脂质体两性霉素 B。有病例报道称早期接受两性霉素 B 抗菌治疗的组织胞浆菌相关噬血细胞综合征患者病死率较其他治疗方案低。目前认为对

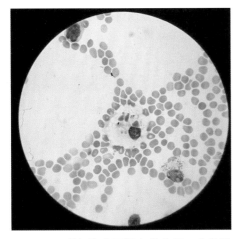

图 3-5　巨噬细胞内可疑真菌孢子，有荚膜
样空晕

HE 染色，×1000

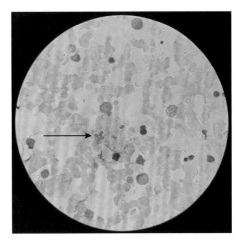

图 3-6　吞噬细胞内的荚膜组织胞浆菌

PAS 染色，×1000

于播散性组织胞浆菌病相关噬血细胞综合征患者，早期使用脂质体两性霉素 B 抗菌治疗更为重要。对于感染相关噬血细胞综合征通常认为治疗原发病可有效控制病情，若经有效的抗菌治疗 48 ～ 72 小时临床症状仍未发生改善，临床医师可考虑使用免疫抑制治疗，如 HLH-1994 方案、HLH-2004 方案及其他挽救治疗方案等。一旦临床症状改善，免疫抑制治疗可减少使用。目前关于免疫抑制治疗的启动时间、最佳治疗方案及持续时间仍需多中心、前瞻性研究来确定最佳方案。

（五）预后

组织胞浆菌相关噬血细胞综合征预后较差，Jabr 等在回顾分析 60 例组织胞浆菌相关噬血细胞综合征的文献中发现，大多数患者在入院后 2 周内死亡，住院患者死亡率为 31%。Leigh 等回顾性分析 11 例组织胞浆菌相关噬血细胞综合征病例中，30 天死亡率为 45.5%，90 天死亡率为 63.6%。

二、新生隐球菌

新生隐球菌（*Cryptococcus neoformans*）是担子菌酵母类真菌，广泛分布于自然界，也可存在于人类的体表、口腔及肠道中，是隐球菌病的主要病原菌。新生隐球菌主要经肺部感染，在免疫受损宿主，菌株可通过血脑屏障感染中枢神经系统引起新生隐球菌脑膜炎。目前新生隐球菌相关噬血细胞综合征的报道多存在 HIV 感染等免疫缺陷背景，一项巴西的 HIV 相关噬血细胞综合征病例回顾中，11% 的 HIV 相关噬血细胞综合征患者是由机会性感染新生隐球菌诱发的。正常健康人群中由新生隐球菌引起噬血细胞综合征极为少见，Numata 等报道了第一例新生隐球菌性脑膜炎引起健康儿童噬血细胞综合征。Singh 等报道了一例糖尿病患者中发生肺隐球菌相关噬血细胞综合征。

新生隐球菌感染常起病隐匿，初期可有上呼吸道感染或肺部感染史，中枢神经系统感染主要表现为逐渐加重的头痛、发热、恶心呕吐、脑膜刺激征、听力障碍、视力下降等，随着病情进展，可出现意识障碍、精神障碍、癫痫等，进入中枢的隐球菌荚膜多糖的累积可使脑脊液黏性升高，形成微生物栓子，影响脑脊液重吸收，导致颅压升高，引起脑疝死亡。新生隐球菌相关噬血细胞综合征临床表现较为复杂，可同时存在隐球菌感染及噬血细胞综合征临床表现，也有患者以中枢神经系统症状起病。

诊断方面，噬血细胞综合征的诊断依据 HLH-2004 诊断标准。隐球菌感染一般通过实验室检测和影像学检测进行初筛，再以检测隐球菌抗原抗体的免疫学检查进行诊断，但病理诊断仍为目前诊断隐球菌感染的金标准，分子生物学技术可对隐球菌进行基因分型等。墨汁染色法迅速、简便、可靠，在显微镜暗视野下找到隐球菌可以诊断，临床上送检标本多为脑脊液。

治疗上主要针对病原体治疗，包括两性霉素 B、三唑类抗真菌药物和氟胞嘧啶。在病情严重的患者，也有使用两性霉素 B 联合糖皮质激素成功治疗隐球菌相关噬血细胞综合征的病例报道。

（何晓丹　王晶石　金志丽　王　昭）

第六节　寄生虫相关噬血细胞综合征

（一）利什曼原虫

利什曼原虫是最常见的引起噬血细胞综合征的原虫类，由感染的白蛉叮咬人体传播。利什曼原虫感染人体后可形成皮肤、黏膜或内脏利什曼病（visceral leishmaniasis，VL），后者由亲内脏的利什曼原虫寄生于人体巨噬细胞所致。利什曼原虫感染人体后，NK 细胞和细胞毒性 T 细胞活化，大量巨噬细胞吞噬利什曼原虫无鞭毛体。活化的巨噬细胞可分泌 IL-1、IL-6、IL-10、IL-12、TNF-α 等多种细胞因子，形成细胞因子风暴，并出现噬血细胞现象，巨噬细胞功能失控，导致噬血细胞综合征的发生。此外，在寄生虫感染过程中，大量 B 细胞分化为浆细胞，免疫球蛋白产生增多，但对机体无保护作用。

VL 临床表现为不规则发热、食欲减退、全血细胞减少、肝脾大，以及贫血、皮肤黏膜出血、球蛋白增多、白蛋白减少等，与噬血细胞综合征临床表现有重叠，部分患者可出现反复发作，病情迁延进展。随着国际旅行和气候变化，非疫区发病数增加，且本病潜伏期可达 90 ~ 150 天甚至更长，所以误诊漏诊率较高。

诊断"金标准"为在骨髓、淋巴结等穿刺物涂片中找到利什曼原虫无鞭毛体，或穿刺物培养出利什曼原虫前鞭毛体（图 3-7）。免疫学方法如 rk39 胶体金法具有较高的特异度和敏感度，可用于筛查利什曼原虫感染。其他血清学检查包括单克隆抗体 - 抗原斑点试验、斑点 -ELISA 试验、间接免疫荧光抗体试验等也可用于诊断。结合患者流行病学资料、临床表现及实验室检查可做出诊断。因患者症状与噬血细胞综合征有诸多相似之处，需注意鉴别及警惕是否继发噬血细胞综合征，以防误诊漏诊。

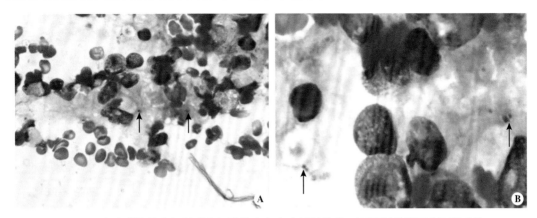

图 3-7 内脏利什曼病相关噬血细胞综合征患者骨髓涂片，可见利什曼原虫无鞭毛体
A. 瑞氏染色，×1000；B. 瑞氏染色，×4000

我国工非等曾报道 6 例成人内脏利什曼病相关噬血细胞综合征，均以持续性发热起病，伴有脾大，起初诊断为噬血细胞综合征，接受多疗程甲泼尼龙、环孢素及 VP-16 治疗后，症状未见明显缓解。完善病原学检查确诊原发病因为 VL 后，即给予葡萄糖酸锑杀虫治疗，患者病情均逐步缓解，达到临床治愈，随访期间无复发。

内脏利什曼病相关噬血细胞综合征在儿童中比较罕见，一旦发生，如果没有及时诊治，死亡率可高达 100%。针对病原体的驱虫治疗是核心。特效药为五价锑剂，一般选用葡萄糖酸锑钠。依据病情，可以选用 6 天疗法、21 天疗法或重复治疗。两性霉素 B 脂质体（L-AmB）也是有效的治疗方法，相对传统两性霉素 B，副作用更少，毒性也比锑剂更小，且有研究显示有效率可达 90% 以上，但价格昂贵。芳香双脒类药物也可作为驱虫药物的选择之一。除此之外，根据患者噬血细胞综合征病情发展，可联合应用糖皮质激素、VP-16 等免疫抑制药物遏制细胞因子风暴以控制噬血细胞综合征。

（二）疟原虫

疟疾是经感染有疟原虫的按蚊叮咬人体后引起的寄生虫病，主要流行于热带与亚热带。感染人体的疟原虫有间日疟原虫、卵形疟原虫、三日疟原虫、恶性疟原虫四种。典型表现为周期性发作的寒战、高热，继而大汗热退，反复发作者可有贫血、肝脾大，恶性疟可能并发脑型疟和急性肾衰竭等，危及生命。外周血或者骨髓涂片找到疟原虫为确诊"金标准"（图 3-8）。当感染疟原虫的雌性按蚊叮咬人体后，感染性子孢子进入肝细胞，经由裂殖体、裂殖子大量增殖，肝细胞破裂，释放裂殖子，进入吞噬细胞和红细胞。裂殖子在细胞内继续增殖，胀破红细胞，其后红细胞碎片、裂殖子、疟色素及其他代谢产物进入血液循环，刺激机体产生一系列细胞因子，从而使细胞毒性 T 细胞和巨噬细胞活化，导致噬血细胞综合征的发生。一般见于恶性疟和间日疟。针对疟原虫感染继发噬血细胞综合征，治疗以抗疟为主。在积极控制原发感染后，噬血细胞综合征通常可以治愈。笔者团队曾报道一例成年女性，以发热起病，血红蛋白、血小板进行性减低，伴急性肾功能不全，患者有疫区旅

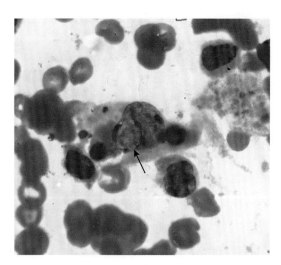

图 3-8　疟疾相关噬血细胞综合征患者骨髓细胞学涂片，找到疟原虫环状体

瑞氏染色，×1000

居史，最终确诊为恶性疟原虫感染继发噬血细胞综合征，予蒿甲醚联合双氢青蒿素哌喹片抗疟及甲泼尼龙、丙种球蛋白、床旁血滤等治疗后，患者症状好转出院。国外报道一例 64 岁成年女性，首发表现为发热，伴有血象减低、脾大，经确诊为间日疟原虫感染继发噬血细胞综合征后，仅给予羟氯喹、伯氨喹驱虫治疗后患者即康复，未联合免疫抑制剂。

（三）巴贝西虫

巴贝西虫病是一种由硬蜱传播的人畜共患性寄生虫病，主要见于美国和欧洲。巴贝西虫是一种血液寄生虫，主要寄生于红细胞中，并可导致红细胞溶解。据报道，过去十年，巴贝西虫越来越多经由输血传播。根据宿主的免疫功能，巴贝西虫病临床表现多样，从自限性、亚临床的无症状感染到威胁生命的重症感染均有可能发生。症状通常缺乏特异性，最初表现为疲劳、乏力，随后出现腹痛、恶心、呕吐、畏光等不适，根据发生溶血的程度，可出现血尿和黄疸。严重者可继发弥散性血管内凝血和（或）噬血细胞综合征。脾切除是发生严重感染的一个重要因素。诊断"金标准"是在外周血涂片中看到巴贝西虫，它的形态与疟原虫类似，但不会产生疟色素，而且有胞外裂殖子。在免疫功能正常的宿主中，外周血涂片很难看见巴贝西虫寄生。PCR、血清抗体检测及免疫荧光法检测特异性微丝蚴的滴度都是可供选择的检测方法。同样，对于巴贝西虫病相关噬血细胞综合征，首要治疗方法为控制原发感染，尽早清除引起免疫系统过度激活的刺激因素。对于一些重症患者，在早期治疗中使用糖皮质激素控制细胞因子风暴可能是有用的。国外报道一例美国老年女性，出现持续发热、盗汗、乏力，血常规显示溶血性贫血及白细胞、血小板减低，最终诊断为巴贝西虫相关噬血细胞综合征，经口服阿托伐醌和克林霉素，联合糖皮质激素治疗后，患者情况好转。

此外，弓形虫、类圆形虫感染均可导致噬血细胞综合征的发生。疫区接触史对疾病的诊断有重要的指导意义。

（王晓迪　王晶石　金志丽　王　昭）

参 考 文 献

陈慧基，曹会娟，许镇，等，2020.伤寒继发噬血细胞综合征一例 [J].中华传染病杂志，38（4）：254-255.

程雪，徐之良，2018.儿童 EBV 相关性噬血细胞综合征的诊治进展 [J].医学综述，24（18）：3658-3663.

谷加丽，卢志威，王文建，等，2020.肺炎支原体相关性噬血细胞综合征 11 例病例系列报告 [J].中国循证儿科杂志，15（3）：229-232.

林苗苗，何时君，2015.恙虫病并发噬血细胞综合征五例分析 [J].中国传染病杂志，33（6）：358-360.

王冬，王天有，张蕊，2016. 儿童 EB 病毒相关噬血细胞性淋巴组织细胞增生症诊疗进展［J］. 中华实用儿科临床杂志，31（22）：1754-1757.

Alotaibi T，Adel M，Gheith O，et al，2019. Successful management of late-onset cytomegalovirus-induced hemophagocytic lymphohistiocytosis in kidney transplant recipient after coronary artery bypass graft surgery［J］. Exp Clin Transplant，17（1）：207-211.

Chellapandian D，Das R，Zelley K，et al，2013. Treatment of Epstein Barr virus-induced haemophagocytic lymphohistiocytosis with rituximab-containing chemo-immunotherapeutic regimens［J］. Br J Haematol，162（3）：376-382.

Doyle T，Bhagani S，Cwynarski K，2009. Haemophagocytic syndrome and HIV［J］. Curr Opin Infect Dis，22（1）：1-6.

Fazal F，Gupta N，Mittal A，et al，2020. Haemophagocytic lymphohistiocytosis in human immunodeficiency virus：a systematic review of literature［J］. Drug Discov Ther，14（5）：226-231.

Grossman W J，Radhi M，Schauer D，et al，2005. Development of hemophagocytic lymphohistiocytosis in triplets infected with HHV-8［J］. Blood，106（4）：1203-1206.

Huang Z Y，Chieuh T S，Hwang K S，et al，2015. Chlamydia pneumoniae-related hemophagocytic lymphohistiocytosis in an adult patient with clonal karyotype abnormality［J］. Indian J Pathol Microbiol，58（3）：392-394.

Imashuku S，2002. Clinical features and treatment strategies of Epstein-Barr virus-associated hemophagocytic lymphohistiocytosis［J］. Crit Rev Oncol Hematol，44（3）：259-272.

Imashuku S，Teramura T，Tauchi H，et al，2004. Longitudinal follow-up of patients with Epstein-Barr virus-associated hemophagocytic lymphohistiocytosis［J］. Haematologica，89（2）：183-188.

Jabr R，Atrouni W E，Male H J，et al，2019. Histoplasmosis-associated hemophagocytic lymphohistiocytosis：a review of the literature［J］. Can J Infect Dis Med，2019：7107326.

Lin X，Jiang Q，Liu J，et al，2018. Leuconostoc pseudomesenteroides-associated hemophagocytic syndrome：a case report［J］. Exp Ther Med，15（2）：1199-1202.

Maakaroun N R，Moanna A，Jacob J T，et al，2010. Viral infections associated with haemophagocytic syndrome［J］. Rev Med Virol，20（2）：93-105.

Mehta P，Mcauley D F，Brown M，et al，2020. COVID-19：consider cytokine storm syndromes and immunosuppression［J］. Lancet，395（10229）：1033-1034.

Mou S S，Nakagawa T A，Riemer E C，et al，2006. Hemophagocytic lymphohistiocytosis complicating influenza A infection［J］. Pediatrics，118（1）：e216-e219.

Otrock Z K，Gonzalez M D，Eby C S，2015. Ehrlichia-induced hemophagocytic lymphohistiocytosis：a case series and review of literature［J］. Blood Cells Mol Dis，55（3）：191-193.

Panda P K，Prajapati R，Kumar A，et al，2017. A case of leprosy，erythema nodosum leprosum，and hemophagocytic syndrome：a continuum of manifestations of same agent-host interactions［J］. Intractable Rare Dis Res，6（3）：230-233.

Singh P K，Kodati R，Rohilla M，et al，2019. Hemophagocytic lymphohistiocytosis：a rare association with pulmonary cryptococcosis［J］. BMJ Case Rep，12（8）：e230255.

Subedee A，Van Sickels N，2015. Hemophagocytic syndrome in the setting of AIDS and disseminated histoplasmosis：case report and a review of literature［J］. J Int Assoc Provid AIDS Care，14（5）：391-397.

Wang J S，Wang Y，Wu L，et al，2016. PEG-asparagase and DEP regimen combination therapy for refractory Epstein-Barr virus-associated hemophagocytic lymphohistiocytosis［J］. J Hematol Oncol，9（1）：84.

Wang Y，Huang W，Hu L，et al，2015. Multicenter study of combination DEP regimen as a salvage therapy for adult refractory hemophagocytic lymphohistiocytosis［J］. Blood，126（19）：2186-2192.

Yaman Y，Gözmen S，Özkaya A K，et al，2015. Secondary hemophagocytic lymphohistiocytosis in children with brucellosis：report of three cases［J］. J Infect Dev Ctries，9（10）：1172-1176.

Zhang Y，Liang G，Qin H，et al，2017. Tuberculosis-associated hemophagocytic lymphohistiocytosis with initial presentation of fever of unknown origin in a general hospital：an analysis of 8 clinical cases［J］. Medicine（Baltimore），96（16）：e6575.

第(四)章 肿瘤相关噬血细胞综合征

第一节 概 述

肿瘤是导致噬血细胞综合征的重要病因之一，发病率随着年龄的增长而增高。肿瘤相关噬血细胞综合征是以肿瘤作为主要诱因导致的噬血细胞综合征或是在肿瘤治疗过程中出现的噬血细胞综合征，根据发生时间的不同，分为肿瘤诱导的噬血细胞综合征和化疗期合并的噬血细胞综合征两大类。肿瘤相关噬血细胞综合征可继发于淋巴瘤、急慢性白血病、多发性骨髓瘤、骨髓增生异常综合征等血液系统肿瘤，也可以继发于胚胎细胞肿瘤、胸腺瘤、胃癌等实体肿瘤。有研究认为肿瘤相关噬血细胞综合征在成人噬血细胞综合征中的发生率高达 45%，而在儿童患者中仅为 8%。其中，淋巴瘤相关噬血细胞综合征是最常见的类型。

2015 年国际组织细胞协会提出了恶性肿瘤相关噬血细胞综合征国际专家共识，内容包括：①噬血细胞综合征可能为恶性肿瘤的初期表现（恶性肿瘤诱导的噬血细胞综合征）或出现在化疗的免疫抑制期（化疗期合并的噬血细胞综合征）。对于噬血细胞综合征发生于肿瘤早期的患者：肿瘤细胞分泌的细胞因子包括 IFN-γ 和 IL-6 等，有助于过度炎症反应的发展，而 sCD25 升高可以作为在噬血细胞综合征中 T 细胞活化及非霍奇金淋巴瘤肿瘤负荷的标志。②恶性肿瘤诱导的噬血细胞综合征主要发生在 NK/T 细胞淋巴瘤或白血病、弥漫大 B 细胞淋巴瘤、霍奇金淋巴瘤等。据统计，噬血细胞综合征相关肿瘤所占比例如下：NK/T 细胞淋巴瘤约占 35%，B 细胞淋巴瘤约占 32%，白血病约占 6%，霍奇金淋巴瘤约占 6%，其他非特异性血液肿瘤约占 14%，实体瘤约占 3%。在欧美国家和日本，弥漫大 B 细胞淋巴瘤是导致噬血细胞综合征的常见诱因，在中国和韩国则以 T 细胞肿瘤为主，T 细胞肿瘤中导致噬血细胞综合征较多见的是外周 T 细胞淋巴瘤（包括皮下脂膜炎样 T 细胞淋巴瘤）、间变性大细胞淋巴瘤、皮肤 γδ-T 细胞淋巴瘤，较少见的有淋巴母细胞淋巴瘤。③噬血细胞综合征患者随年龄增长潜在恶性疾病发病的可能性增加。④目前恶性肿瘤诱导的噬血细胞综合征没有可被广泛接受的标准定义。HLH-2004 标准可以作为一个替代定义，但其存在一定的缺陷。⑤对于任何噬血细胞综合征患者，恶性肿瘤均应被认为是可能的潜在疾病，应利用可能的检查手段排查潜在的恶性肿瘤。⑥恶性肿瘤诱导的噬血细胞综合征已经在原发性噬血细胞综合征和其他原发免疫缺陷的患者中发现。最常见的为 X 连锁淋巴组织增生综合征 Ⅰ 型（XLP1）合并淋巴瘤，特别是非霍奇金 B 细胞淋巴瘤。⑦恶性肿瘤诱导的噬血细胞综合征：先予针对肿瘤的方案还是针对噬血细胞综合征的方案是不确定的，必须进行个体化治疗。需要严格治疗感染的触发因素。例如，应用抗感染药物（抗真菌、肺囊虫），监测真菌及病毒等继发感染或再激活的情况。

2017 年国际组织细胞协会再次提出了成人恶性肿瘤相关噬血细胞综合征国际专家共识，内容包括：HLH-2004 诊断标准主要根据儿童数据资料制定，对成人恶性肿瘤相关噬血细胞综合征有一定局限性。回顾已发表的文献和专家意见，确定了与噬血细胞综合征密切相关的 18 个变量。敏感度分析表明，满足这 18 项标准中的任何 5 项的患者都可能被认为有高度的恶性肿瘤相关噬血细胞综合征的可能性（包括铁蛋白、纤维蛋白原、乳酸脱氢酶、乳酸、甘油三酯、β_2 微球蛋白、C 反应蛋白、全血细胞计数、外周血涂片；sIL-2R、细胞因子、可溶性 CD163；血、尿、粪便、痰培养；NK 细胞活性、T 淋巴细胞亚群；妊娠试验；EBV、CMV、HSV、急性肝炎病毒、微小病毒检测；EBV、CMV、HHV-6、HHV-8、HIV、腺病毒、微小病毒等病毒载量检测；组织胞浆菌病抗原、直接抗人球蛋白检测、抗核抗体、免疫球蛋白检测；PET-CT、CT、MRI 影像学检测；骨髓、淋巴结、皮肤、肝脏等活检；突变基因检测等项目）。分析的目的并不是要取代现有的噬血细胞综合征诊断标准，而是强调加入额外的诊断变量，特别是那些通过常规实验室或体检容易快速评估的变量，可能会促进社区中心对疑似噬血细胞综合征的患者进行早期检查和诊断。关于治疗方面，推荐一种简明的两步治疗策略：首先，针对噬血细胞综合征治疗控制炎症反应及器官功能障碍，建议使用 VP-16（75 ～ 100 mg/m²）、皮质类固醇、免疫球蛋白抑制细胞因子风暴和 T 细胞增殖为目标，当第一次治疗失败时，可应用挽救方案如 DEP 方案、阿仑单抗等治疗。其次，针对恶性肿瘤治疗。并且提出了关于成人肿瘤相关噬血细胞综合征的新治疗方案：①阿仑单抗（alemtuzumab）可能有效治疗难治性噬血细胞综合征，阿仑单抗联合地塞米松和 VP-16 的临床试验（NCT02385110）正在进行中。② IFN-γ 抑制剂 NI-501 是继发性噬血细胞综合征，特别是肿瘤相关噬血细胞综合征的另一重大突破。③芦可替尼在肿瘤相关噬血细胞综合征的治疗中也受到了关注（NCT02400463）

按照肿瘤相关噬血细胞综合征的致病原因不同，以下分为 4 个小节进行讨论。主要包括：①淋巴瘤相关噬血细胞综合征；②其他血液肿瘤相关噬血细胞综合征；③实体瘤相关噬血细胞综合征；④肿瘤化学治疗过程中的噬血细胞综合征。

第二节　淋巴瘤相关噬血细胞综合征

肿瘤是导致噬血细胞综合征的重要病因之一。据统计，噬血细胞综合征相关肿瘤所占比例中，淋巴瘤占比超过 70%，白血病约占 6%，其他非特异性血液肿瘤约占 14%，实体瘤约占 3%。在肿瘤诱导的噬血细胞综合征患者中，以淋巴瘤最为常见。本节主要探讨的是淋巴瘤诱导的噬血细胞综合征。

（一）流行病学

在恶性肿瘤相关噬血细胞综合征中，成人多于儿童，在成人噬血细胞综合征中的发生率高达 45%，而在儿童患者中仅为 8%。一项日本研究显示淋巴瘤相关噬血细胞综合征在不同年龄段比例不同：在年龄大于 60 岁的患者中，其比例为 68%；在 30 ～ 59 岁的患者中，其比例为 38%；在 15 ～ 29 岁的患者中，其比例为 10%；在年龄低于 14 岁的患者中，暂未发现淋巴瘤相关噬血细胞综合征。

（二）发病机制

在免疫功能正常的机体中，细胞毒性 T 细胞（CTL）和自然杀伤细胞（NK 细胞）通过杀死被感染的细胞和抗原提呈细胞，清除抗原并终止炎症反应；NK 细胞和 CTL 的杀伤作用由 Fas 配体组成的非分泌途径和穿孔素依赖途径介导，并且主要由后者介导；穿孔素和颗粒酶组成 NK 细胞和 CTL 的细胞毒颗粒；当 NK 细胞和 CTL 受到刺激后，细胞毒颗粒就会移动到效应器和靶细胞之间的免疫突触，并胞吐细胞毒颗粒，使靶细胞凋亡。

噬血细胞综合征患者由于 CTL 和 NK 细胞功能缺陷，免疫炎症反应失去控制，出现过度的炎症反应；当穿孔素介导的细胞毒作用减少或缺失时，清除靶细胞的作用失衡，导致抗原提呈细胞（包括组织细胞、巨噬细胞、CD8$^+$ T 细胞）过度增殖和持续活化，细胞因子过度分泌，T 细胞增殖和异位迁移，引起一系列临床表现和实验室改变；病理组织学表现为 T 淋巴细胞和组织巨噬细胞的广泛浸润，包括肝脏、脾脏、淋巴结、骨髓和中枢神经系统，基本上没有器官幸免。

对于淋巴瘤诱导的噬血细胞综合征，确切的发病机制尚不明确，可能是淋巴瘤细胞本身分泌大量细胞因子，或者淋巴瘤活化淋巴细胞分泌大量细胞因子，过度激活巨噬细胞，也可能与淋巴瘤浸润、转移等机制有关。当上述因素触发免疫系统反应之后，首先使 T 细胞大量活化增殖，活化的 T 细胞又刺激巨噬细胞，使巨噬细胞活化。活化后的巨噬细胞吞噬功能增强，分泌大量细胞因子如 TNF-α、IL-1、IL-6 等。这些细胞因子又正反馈活化了细胞毒性 T 细胞和巨噬细胞，如此反复发生，构成恶性循环，最终使机体细胞免疫调节系统失控，导致淋巴瘤相关噬血细胞综合征的发生。

（三）临床表现及辅助检查

1. 临床表现　主要为发热、脾大、肝大、浅表淋巴结大、黄疸、皮肤瘀斑或出血点、中枢神经系统症状、皮疹、多浆膜腔积液等。

（1）发热：几乎所有的淋巴瘤相关噬血细胞综合征患者均会出现发热，通常体温 ≥ 38.5 ℃，持续发热超过 1 周，且抗感染治疗无效，主要由高炎症因子血症所致，比如常见的 IL-1、IL-6、TNF-α 等。

（2）淋巴造血器官肿大：脾大可见于大多数的淋巴瘤相关噬血细胞综合征患者，诊断标准为脾大肋下超过 3cm，但需除外其他疾病所导致的脾大，可能与淋巴细胞及组织细胞浸润有关。部分患者可伴有全身多发的淋巴结肿大。

（3）肝损伤：淋巴瘤相关噬血细胞综合征患者由于肝功能受损，凝血因子合成障碍，相当一部分患者表现有弥散性血管内凝血（DIC），并且有的患者出现血小板减少，导致急性出血的风险很高。这可能是因为活化的巨噬细胞导致组织浸润，引起肝脾大、转氨酶升高和胆红素增高，并产生大量炎性细胞因子，造成组织损伤，引起肝细胞功能的损害。其严重程度不等，可从非常轻度的转氨酶升高进展到暴发性肝衰竭。

（4）中枢神经系统症状：淋巴瘤相关噬血细胞综合征患者出现中枢神经系统症状，可能是由于细胞因子风暴累及血脑屏障，进一步浸润脑组织，使患者表现出相应的神经和

（或）精神症状，可作为淋巴瘤相关噬血细胞综合征首发症状出现，也可发生于后期病程中。其病理特征为脑膜和血管周围间隙淋巴组织细胞浸润。巨噬细胞和活化的 T 淋巴细胞可以沿着穿通血管浸润脑膜和脑实质，同时浸润中枢神经系统的炎症细胞可以分泌细胞因子和其他神经毒性因子，导致脱髓鞘改变；另外，炎症细胞浸润可能同时激活周围正常存在的脑巨噬细胞（小胶质细胞）和星形胶质细胞，反过来分泌神经毒性氨基酸和自由基等，最终造成中枢神经系统受损。

（5）皮肤改变：相关噬血细胞综合征患者可能有各种各样不同的皮肤表现，包括全身斑丘疹样红斑性皮疹、全身性红皮病、水肿、脂膜炎、麻疹样红斑、瘀斑及紫癜。不同研究显示，各种皮肤改变的发病率从不足 10% 至 65%。有些患者可出现类似川崎病的表现，包括红斑性皮疹、结膜炎、红唇和颈部淋巴结肿大。皮肤活检示皮疹可能与淋巴细胞浸润相关，也可发现噬血现象，更有患者可以出现多浆膜腔积液。

2. 辅助检查 淋巴瘤相关噬血细胞综合征患者实验室检查可发现血清铁蛋白水平升高、sCD25 水平升高、EBV 阳性，以及影像学改变，骨髓、脾脏或淋巴结活检中可发现噬血现象等。

（1）血清铁蛋白水平升高：血清铁蛋白 > 500 μg/L 是噬血细胞综合征的诊断标准之一，其诊断噬血细胞综合征的敏感度为 84%。也有研究认为在儿童中血清铁蛋白高于 10 000 μg/L 时对噬血细胞综合征的诊断有 90% 的敏感度及 96% 的特异度。血清铁蛋白动态变化与疾病变化密切相关。铁蛋白快速下降提示经过治疗过度炎症反应得到控制和预后改善，而疾病恶化时，由于炎症反应不断放大，血清铁蛋白水平不断升高。血清铁蛋白水平的下降或升高程度是评价噬血细胞综合征死亡风险的一个很有价值的指标。

（2）sCD25 水平升高：巨噬细胞活化引起 sCD25 的持续升高，提示进行性加重的 T 细胞反应，是噬血细胞综合征病程中非常有意义的炎症标志物。Tabata 等对 110 例成人噬血细胞综合征患者的研究中指出，sCD25 ≥ 5000 U/ml 对噬血细胞综合征诊断的敏感度为 90%，特异度为 77%。sCD25 与噬血细胞综合征严重程度的即刻状态密切相关，sCD25 通常在噬血细胞综合征临床明显恶化之前即可上升，而在炎症反应恢复过程中快速下降。研究发现，sCD25 升高对于判断预后有明确意义，患者 sCD25 水平 < 10 000 U/ml 的 5 年生存率为 78%，而 sCD25 水平 > 10 000 U/ml 的 5 年生存率仅为 36%。另外，血清铁蛋白与 sCD25 的比值对于淋巴瘤相关噬血细胞综合征的诊断及监测预后有较大的帮助。

（3）EBV 阳性：EBV 于 1964 年首次由 Epstein 和 Barr 从非洲儿童伯基特淋巴瘤（BL）组织中发现，属疱疹病毒科 γ 亚科中唯一能引起人类感染的淋巴滤泡病毒，在健康人中感染普遍，90% 以上的成人血清中可检测到 EBV 抗体。很多肿瘤，尤其是淋巴瘤都合并有 EBV 感染。EBV 主要感染 B 细胞和咽部上皮细胞，也可感染 NK 细胞、T 细胞、单核巨噬细胞等，并基于机体不同的免疫状态而引起不同的疾病。早在 20 世纪 70 年代，就有人推测霍奇金淋巴瘤可能与 EBV 感染有关。Weiss 首次报道在霍奇金淋巴瘤患者中可检测到 EBV-DNA，检出率为 20% ～ 25%。运用免疫组化及 EBER 原位杂交的方法检测到霍奇金淋巴瘤患者 RS 细胞内存在 EBV，进一步证实了 EBV 与霍奇金淋巴瘤存在一定的关系。对于 NK/T 细胞淋巴瘤的患者，EBV-DNA 检出率 > 90%，通过定量检测患者血清中 EBV-DNA 水平发现，EBV-DNA 表达水平高的患者临床分期及预后较 EBV-DNA 表达水平低的患者差，提示血清 EBV-DNA 的水平与 NK/T 细胞淋巴瘤患者预后相关。EBV 在噬血细胞综合征中同样有着重要角色，笔者所在中心研究发现对于噬血细胞综合征患者，EBV-DNA $< 1 \times 10^5$ 拷贝 /ml 和 EBV-DNA $> 1 \times 10^5$ 拷贝 /ml 相比，以及 EBV-DNA $< 1 \times 10^6$ 拷贝 /ml 和 EBV-DNA $\geq 1 \times 10^6$ 拷贝 /ml 相比，低拷贝数的患者生存时间显著延长。经过治疗后，EBV-DNA 载量下降 2 个指数级的患者生存时间显著长于 EBV-DNA 载量下降不足 2 个指数级的患者，说明 EBV 感染和 EBV 载量与噬血细胞综合征患者的预后密切相关。因此，淋巴瘤相关噬血细胞综合征更应重视 EBV 感染。

（4）影像学改变：PET-CT 以 ^{18}F-FDG 为放射性标记物。不同组织对葡萄糖摄取不同。PET-CT 可将人体各部位功能与代谢的信息与 CT 的解剖学影像相融合，对鉴别诊断继发性噬血细胞综合征病因、定位肿瘤病灶具有重要作用。^{18}F-FDG PET-CT 对于监测疾病进展和复发也有一定作用，高代谢病灶增多、SUV$_{max}$ 值增加均提示疾病进展，而病灶消失、异常摄取消失则提示疾病缓解。Kim 等研究报道，骨髓、脾脏的平均 SUV 值，以及二者与肝脏平均 SUV 值的比值均可能是一个潜在的判断噬血细胞综合征患者预后的指标。PET-CT 可能对于诊断继发性噬血细胞综合征的原发病因具有重要意义，尤其对难以早期明确原发病者，可鉴别良恶性原发病，为针对原发病及时进行不同治疗、尽最大可能挽救患者生命提供诊断依据，也可监测疾病进展和复发。

（5）噬血现象：噬血细胞综合征骨髓象表现不一，从正常增生到增生低下或是增生旺盛都有可能。早期可表现为正常增生骨髓象，后期可出现单核、巨噬细胞增多，尤其是出现典型的巨噬细胞吞噬现象，吞噬红细胞、血小板等，这是一种由活化的巨噬细胞吞噬造血细胞组成的生理学过程。噬血现象是噬血细胞综合征的关键标志，但不是唯一的诊断标准。以往人们一直将有噬血现象作为诊断噬血细胞综合征的金标准，但目前国外文献认为确诊噬血细胞综合征的患者吞噬细胞在开始时往往并不出现，也可能在反复穿刺的过程中发现，并且并非所有噬血细胞综合征患者都存在噬血现象，因此没有噬血现象并不能排除噬血细胞综合征的诊断。

（四）诊断

1994 年，国际组织细胞协会提出了噬血细胞综合征的标准定义，这一标准之后在 2004 年被修订，并作为现在通用的噬血细胞综合征标准，称为 HLH-2004 诊断标准。HLH-2004 诊断标准是根据儿童患者的相关数据和儿科专家意见修订的，故对于诊断肿瘤相关性噬血细胞综合征有一定的局限性。

日本有学者对 142 例确诊淋巴瘤相关噬血细胞综合征的患者进行研究，制定了一套针对成人淋巴瘤相关噬血细胞综合征的诊断标准：①高热持续 ≥ 1 周（峰值 38.5 ℃）；②贫血（Hb < 90 g/L）或血小板减低（Plt $< 100 \times 10^9$/L）；③ a. LDH ≥ 2 倍最高值，b. 铁蛋白升高（≥ 1000 ng/dl），c. 有 CT、超声或 MRI 证实的肝脾大，d. FDP ≥ 10 μg/ml；④骨髓、肝脏、脾脏中发现噬血现象；⑤无感染证据；⑥组织病理学证实有淋巴瘤的表现。但目前该标准并没有得到广泛认可。

2018 年中国专家提出了《淋巴瘤相关噬血细胞综合征诊治中国专家共识》，指出：噬血细胞综合征是一种进展迅速的高致死性疾病，因此及时发现噬血细胞综合征疑似病例，及时正确诊断至关重要。淋巴瘤与噬血细胞综合征两者之间既相互独立，又密切相关。诊断淋巴瘤相关噬血细胞综合征建议遵循以下原则：

（1）确诊淋巴瘤的患者如何诊断噬血细胞综合征：①及时发现疑似噬血细胞综合征的患者：当患者出现持续发热、血细胞减少、肝脾大或不明原因的肝衰竭，却无法用淋巴瘤本身的临床特点去解释的时候，应怀疑噬血细胞综合征的可能，铁蛋白在短时间内进行性显著升高也具有强烈提示意义，需尽快完善噬血细胞综合征相关检测。②根据 HLH-2004 诊断标准，完善与诊断相关的检测。③判断是"淋巴瘤诱导的噬血细胞综合征"还是"化疗期合并的噬血细胞综合征"。

（2）确诊噬血细胞综合征的患者如何筛查淋巴瘤：恶性肿瘤引起噬血细胞综合征的原因有多种，绝大部分是淋巴瘤。以噬血细胞综合征为首发表现的淋巴瘤相关噬血细胞综合征患者往往缺乏典型的病史。由于淋巴瘤相关噬血细胞综合征随着年龄增长而发病率升高，因此对于噬血细胞综合征患者，尤其是成人患者进行淋巴瘤筛查是必要的。CT、PET-CT、骨髓或可疑病变部位组织的免疫分型、病理活检、染色体等检查手段在诊断淋巴瘤相关噬血细胞综合征中具有重要的临床意义。需要指出的是，在部分噬血细胞综合征患者的病程早期即使完善了各项检查却仍然无法确诊淋巴瘤。因此，对于临床高度疑似淋巴瘤的噬血细胞综合征患者应在治疗过程中及治疗后密切随访，必要时重复相关检查以明确诊断。

（五）治疗

淋巴瘤诱导的噬血细胞综合征患者的治疗缺乏前瞻性研究，其首要治疗是针对噬血细胞综合征还是淋巴瘤，或是针对两者结合治疗尚无明确的结果，仍需要积极探索，需个体化治疗。在 2017 年成人恶性肿瘤相关噬血细胞综合征国际专家共识中，推荐一种简明的两步治疗策略：首先，针对噬血细胞综合征治疗控制炎症反应及器官功能障碍，建议使用 VP-16（75 ～ 100 mg/m²）、皮质类固醇、免疫球蛋白抑制细胞因子风暴和 T 细胞增殖为目标，当第一次治疗失败时，可应用挽救方案，如 DEP 方案、阿仑单抗等治疗。其次，针对恶性肿瘤治疗。目前除了常用的针对噬血细胞综合征治疗的一线治疗方案（HLH-1994/HLH-2004 方案）、针对肿瘤的 CHOP 样方案等，对于经过目前标准诱导方案治疗但未取得很好疗效抑或治疗无效的患者而言，需要积极探索有效的挽救治疗方案。

1.噬血细胞综合征诱导初始治疗　标准的噬血细胞综合征治疗方案，即 HLH-1994 或 HLH-2004 方案。环孢素是一种强效的免疫抑制剂，对 T 细胞有明显抑制作用，对于自身免疫疾病相关噬血细胞综合征效果较好，但对于淋巴瘤相关噬血细胞综合征患者，应用环孢素风险较大。从 10 年研究结果分析来看，HLH-2004 方案在诱导缓解率和 3 年预期生存率等各方面均与 HLH-1994 相当，未存在明显的统计学差异。由于将环孢素加入诱导治疗的风险和收益尚未明确，并且不推荐用于肿瘤相关噬血细胞综合征患者，所以，当患者高度怀疑淋巴瘤相关噬血细胞综合征时，首选推荐 HLH-1994 方案诱导治疗。

2.针对肿瘤的化学治疗

（1）CHOP 样方案（多柔比星、环磷酰胺、长春新碱、泼尼松）：该方案中环磷酰胺为最常用的烷化剂类抗肿瘤药，进入体内后，在肝微粒体酶催化下分解释出烷化作用很强的氯乙基磷酰胺而对肿瘤细胞产生细胞毒作用，此外，环磷酰胺还具有显著免疫抑制作用。多柔比星为广谱抗肿瘤药，对机体可产生广泛的生物化学效应，具有强烈的细胞毒性作用。其作用机制主要是该品可嵌入 DNA 而抑制核酸的合成。长春新碱是夹竹桃科植物长春花中提取出的生物碱，因抗肿瘤作用良好，目前其制剂作为临床抗肿瘤药物。Shin 等采用 CHOP 方案治疗 17 例成人继发性噬血细胞综合征患者，其中 7 例为恶性淋巴瘤相关噬血细胞综合征（3 例弥漫性大 B 细胞淋巴瘤，2 例外周 T 细胞淋巴瘤，2 例结外 NK/T 细胞淋巴瘤），5 例为 EBV 相关噬血细胞综合征，其余 5 例为原因不明的噬血细胞综合征，最终达完全缓解 7 例（41.2%），部分缓解 3 例（17.6%），整体应答率为 58.8%。对于 CD20 阳性的 B 细胞肿瘤可加用利妥昔单抗。

（2）FD 方案（氟达拉滨 + 激素 + 丙种球蛋白）：氟达拉滨是一种抗代谢类抗肿瘤药，可以抑制 T、B 细胞的活化，从而避免因过量细胞因子产生导致的巨噬细胞和细胞毒性 T 细胞（CTL）的活化，还有免疫抑制作用强、髓外毒性小的优点。氟达拉滨对常规治疗效果不明显或反复发作的患者，尤其是风湿性疾病相关噬血细胞综合征患者效果较好。王昭等在 HLH-2004 治疗方案原理的基础上进行改进，采用氟达拉滨 + 甲泼尼龙 + 丙种球蛋白的治疗方法，取得了较好疗效。氟达拉滨可以抑制 T 细胞的活化，避免产生过量细胞因子而造成巨噬细胞和 CTL 的活化。甲泼尼龙能杀伤淋巴细胞，抑制过量细胞因子的产生。丙种球蛋白主要作用于巨噬细胞的 Fc 受体，减少其吞噬自身细胞的作用，同时下调辅助性 T 细胞活性。该方案可在短期内控制噬血细胞综合征患者的细胞因子风暴，15 周的总体生存率上升至 63%。

（3）剂量调整的 EPOCH 方案（VP-16、长春新碱、多柔比星）：有文献报道含有 VP-16 的化疗方案对淋巴瘤相关噬血细胞综合征患者治疗效果较好。一项剂量调整的 EPOCH 方案作为非霍奇金淋巴瘤相关噬血细胞综合征的一线治疗的单臂、Ⅱ期试验结果已被报道，B 细胞淋巴瘤相关噬血细胞综合征患者接受 6 个周期的 DA-EPOCH-R 方案治疗，NK/T 细胞淋巴瘤相关噬血细胞综合征患者接受 6 个周期的 DA-EPOCH 方案治疗。此外，在 6 个周期的 DA-EPOCH±R 方案达到≥部分应答（PR）后，采用自体干细胞移植治疗 B 细胞淋巴瘤或异基因干细胞移植治疗 NK/T 细胞淋巴瘤作为巩固治疗。研究结果显示，DA-EPOCH-R 方案可作为淋巴瘤相关噬血细胞综合征一线治疗方案，自体干细胞移植作为巩固治疗方案，对 B 细胞淋巴瘤相关患者具有较高的疗效和安全性。然而，DA-EPOCH 不能改善伴有噬血细胞综合征的 NK/T 细胞淋巴瘤患者的预后。异基因干细胞移植是目前改善 NK/T 细胞淋巴瘤相关噬血细胞综合征患者预后的唯一且有效的方法。因此，需要寻找新的靶向药物和治疗方案来改善伴有噬血细胞综合征的 NK/T 细胞淋巴瘤患者的预后。

3. 挽救治疗 患者对目前的标准治疗方案无应答时，需积极探索有效的挽救治疗方案。然而目前国内外缺乏统一推荐的挽救治疗方案。

（1）DEP/L-DEP 方案：笔者所在中心提出的 DEP 方案是全球第一个关于难治性成人噬血细胞综合征的前瞻性临床研究，在 HLH-1994 或 HLH-2004 方案诱导治疗失败的成人噬血细胞综合征患者中获得了 76% 的应答率。DEP 方案以 VP-16 和糖皮质激素为核心，诱导初期增加了糖皮质激素用量，并将多柔比星脂质体素作为重要的诱导治疗药物。糖皮质激素在免疫细胞、炎症细胞的激活、分化、趋化和产生免疫作用的过程中都有很强的抑制作用。多柔比星为广谱抗肿瘤药，对机体可产生广泛的生物化学效应，具有强烈的细胞毒性作用。脂质体可使药物在毛细血管的通透性增加部位聚集量增加，并在淋巴系统富集且不被巨噬细胞和单核细胞所吞噬，使药物半衰期延长，从而增加了治疗效果。笔者所在中心提出的 L-DEP 方案的治疗有效率为 85.7%，可使更多的患者达到缓解，为行异基因造血干细胞移植创造了良好的条件。

（2）托珠单抗（tocilizumab）：该抗体是一种人源型抗人白介素 -6（IL-6）受体单克隆抗体。托珠单抗特异性地与可溶解和膜结合 IL-6 结合，抑制 IL-6 介导的信号转导。IL-6 是多效性的致炎性因子，可由 T 细胞、B 细胞、单核细胞和成纤维细胞等多种细胞合成。IL-6 参与多种生理过程，包括激活 T 细胞、诱导免疫球蛋白分泌、引发肝脏急性期蛋白合成和刺激定向造血干细胞前体细胞的增殖和分化。作为一种主要由巨噬细胞释放的炎症因子，IL-6 在噬血细胞综合征的发病机制中发挥了巨大作用。Teachey 等认为针对 IL-6 可以减轻噬血细胞综合征的毒性并且不损害 T 细胞介导的抗肿瘤活性，因此，认为托珠单抗可以作为一种治疗噬血细胞综合征的有效手段。

（3）普拉曲沙（pralatrexate）：普拉曲沙可用于治疗难治性或复发性皮下脂膜炎样 T 细胞淋巴瘤相关噬血细胞综合征。普拉曲沙静脉推注剂量为每周 15 ～ 30 mg/m^2，总输注次数 8 ～ 16 次。较低剂量的普拉曲沙在研究中似乎是有效的，通常会导致较少的黏膜炎。在普拉曲沙试验中暂无报道严重的感染性不良事件。尽管如此，应警惕普拉曲沙治疗的难治性或复发性皮下脂膜炎样 T 细胞淋巴瘤相关噬血细胞综合征患者的感染风险。

（4）阿仑单抗（alemtuzumab）：该抗体可选择性地结合 CD52，其与表达 CD52 的细胞结合后，可以通过抗体的溶解作用破坏细胞。Marsh 等研究认为阿仑单抗可以作为难治 / 复发性噬血细胞综合征有效的挽救性治疗药物，22 例应用阿仑单抗 1 mg/kg（0.1 ～ 8.9 mg/kg）进行挽救治疗的噬血细胞综合征患者，14 例达 PR，5 例至少有 1 项指标改善超过 25%，77% 的患者存活至进行移植。Naval Daver 等提出了阿仑单抗 +VP-16+ 地塞米松治疗噬血细胞综合征，阿仑单抗联合地塞米松和 VP-16 的临床试验正在进行中（NCT02385110）。

4. 异基因造血干细胞移植　1986 年报道了第 1 例噬血细胞综合征患者成功进行了异基因造血干细胞移植，之后噬血细胞综合征异基因造血干细胞移植治疗受到越来越多的关注。国际组织细胞协会在 HLH-1994 方案中应用了 VP-16 和造血干细胞移植，这被认为是此方案中将噬血细胞综合征患者的总体生存率提高的主要原因。HLH-1994 方案中推荐家族性噬血细胞综合征及难治 / 复发性噬血细胞综合征患者行异基因造血干细胞移植采用传统的清髓性预处理方案。联合化疗仅仅暂时有效地控制噬血细胞综合征发作，不进行异基因造血干细胞移植，则患者无法达到长期生存。临床研究报道了噬血细胞综合征患者行清髓性预处理的异基因造血干细胞移植后 5 年总体生存率为 50% ～ 70%，减低强度预处理则总体生存率为 75% ～ 92%。异基因造血干细胞移植对于原发性噬血细胞综合征患者是重要的治疗手段，可取得较高的总体生存率，而对于化疗及免疫抑制治疗失败的继发性噬血细胞综合征，造血干细胞移植是唯一可以治愈的途径。没有合并中枢神经系统疾病或是已经初步缓解的噬血细胞综合征患者行 HLA 相合无关或是相关的清髓性移植，已经取得了较好的结果。通过联合化疗能够达到快速、完全缓解的噬血细胞综合征患者则移植效果更好。因此，初始治疗后疾病状态、移植干细胞的来源、供者类型是噬血细胞综合征患者行造血干细胞移植影响其总体生存率的重要预后因素。笔者所在中心对 NK/T 细胞淋巴瘤继发噬血细胞综合征（NK/T-LAHS）患者进行了相关研究，数据显示，异基因造血干细胞移植对 NK/T-LAHS 患者预后存在影响，因此异基因造血干细胞移植是使 NK/T-LAHS 患者长期存活的有效途径。

（六）预后

噬血细胞综合征是一种多器官、多系统受累，并呈进行性加重伴免疫功能紊乱的巨噬细胞增生性疾病。Imashuku 等对 2001 ～ 2005 年日本全国 292 个医疗机构的 567 例噬血细胞综合征患者进行了研究，结果发现 EBV 或其他感染相关噬血细胞综合征患者 5 年生存率超过 80%，家族性噬血细胞综合征和 B 细胞淋巴瘤相关噬血细胞综合征患者 5 年生存率次之，而 NK/T 细胞淋巴瘤相关噬血细胞综合征患者预后最差，5 年生存率 < 15%。由此可见，淋巴瘤相关噬血细胞综合征患者在噬血细胞综合征患者中属于预后差的，而在淋巴瘤相关噬血细胞综合征患者中，NK/T 细胞淋巴瘤较 B 细胞淋巴瘤预后更差，死亡率更高。临床症状严重、T 或 NK/T 细胞淋巴瘤、黄疸、弥散性血管内凝血、治疗反应差均提示淋巴瘤相关噬血细胞综合征患者预后不良。

（金志丽　吴　林　王　昭）

第三节　其他血液肿瘤相关噬血细胞综合征

肿瘤相关噬血细胞综合征多见于血液系统恶性肿瘤，虽然淋巴瘤相关噬血细胞综合征最为多见，但白血病、多发性骨髓瘤、骨髓增生异常综合征、华氏巨球蛋白血症及 Castleman 病相关噬血细胞综合征均有报道，然而，受到病例数量的限制，关于淋巴瘤以外血液肿瘤继发噬血细胞综合征的研究有限，多为个案报道，因此，目前对其流行病学、发病机制的了解均十分有限，也缺乏特异的诊疗指南，本节对其他血液肿瘤相关噬血细胞综合征的一些个案报道及临床研究进行了归纳总结。

（一）白血病相关噬血细胞综合征

血液肿瘤相关噬血细胞综合征中，白血病相关噬血细胞综合征的占比仅次于淋巴瘤，占比约 6%，其中又以急性髓系白血病（acute myeloid leukemia，AML）相关噬血细胞综合征最为多见。白血病相关噬血细胞综合征发病机制尚不明确，感染是较为常见的诱因，肿瘤细胞本身分泌大量细胞因子、抗原刺激持续存在引起的细胞因子大量分泌是可能的发病机制。

Delavigne 等的研究中纳入了 343 例成年 AML 患者，其中 32 例（9.3%）合并噬血细胞综合征，27 例患者存在感染诱因，AML 相关噬血细胞综合征患者的中位生存时间为

14.9 个月，显著低于不合并噬血细胞综合征的 AML 患者。Moritake 等进行了一项儿童急性淋巴细胞白血病（acute lymphoid leukemia，ALL）继发噬血细胞综合征的研究，研究中共纳入了 357 例患儿，4 例患儿诊断为噬血细胞综合征，其中 2 例为 B 前体细胞急性淋巴细胞白血病（B cell precursor acute lymphoblastic leukemia，BCP-ALL）相关噬血细胞综合征，2 例为 T 细胞急性淋巴细胞白血病（T cell acute lymphoblastic leukemia，T-ALL）相关噬血细胞综合征，发生噬血细胞综合征的患儿年龄显著高于未发生噬血细胞综合征的患儿（13.0 岁 vs 6.05 岁，P=0.001），这提示对于儿童 ALL 患儿，年龄可能是发生噬血细胞综合征的高危因素。这项研究的数据显示，T-ALL 的噬血细胞综合征发生率远高于 B-ALL，这也与淋巴瘤相关噬血细胞综合征中 T 细胞淋巴瘤更容易继发噬血细胞综合征的现象一致。值得注意的是，有 2 例患儿 6 号染色体长臂异常，而原发性噬血细胞综合征的致病基因 *STX11* 也定位于 6 号染色体，4 例患儿均检出了 *STXBP2* 基因的非同义多态性突变，研究者推测，原发性噬血细胞综合征相关基因的杂合突变可能是 ALL 继发噬血细胞综合征的可能机制。

慢性淋巴细胞白血病（chronic lymphocytic leukemia，CLL）继发噬血细胞综合征则更为罕见。现有报道的 CLL 继发噬血细胞综合征例数极少，且大多与化疗相关或具有明确的感染因素，如 EBV 感染及组织胞浆菌感染等。有趣的是，Bailey 等于 2017 年报道了 1 例 CLL 继发噬血细胞综合征，此例患者在确诊 CLL 18 年后发生了噬血细胞综合征，在此之前，并未接受任何针对 CLL 的治疗，因为发热、贫血及血小板减低前去就诊，并被确诊为噬血细胞综合征。研究者进行了详尽的病原学检查，但除了 CMV、EBV-IgG 阳性外，没有得到任何感染证据，研究者认为，这证实了 CLL 本身即可作为噬血细胞综合征的触发因素。目前，国内外暂无 CML 相关噬血细胞综合征的个案报道，Tamamya 等的研究中包括 61 例血液肿瘤相关噬血细胞综合征，提及了 2 例 CML 相关噬血细胞综合征，但并未对此 2 例患者的诊治经过及临床转归进行详细描述。笔者所在中心曾收治过 1 例靶向治疗期间继发噬血细胞综合征的青年男性 CML 患者，患者在应用酪氨酸激酶抑制剂治疗后，*BCR/ABL* 融合基因定量呈上升趋势，发生噬血细胞综合征时合并严重肺部细菌、真菌及结核混合感染，我们认为，CML 控制不佳是患者继发噬血细胞综合征的可能因素，感染和噬血细胞综合征可能相互促进，难以判定孰先孰后。

虽然白血病相关噬血细胞综合征是血液肿瘤相关噬血细胞综合征中较为常见的一种，但现有研究多将其纳入血液肿瘤相关噬血细胞综合征中进行整体分析，白血病相关噬血细胞综合征的临床特点、治疗方案仍需要进一步研究。

（二）多发性骨髓瘤相关噬血细胞综合征

多发性骨髓瘤（multiple myeloma，MM）继发噬血细胞综合征较为少见，发病机制亦不明确，现有研究多为个案报道，缺乏大样本研究。

2002 年，Venizelos 等报道了 1 例以噬血细胞综合征作为首发表现的多发性骨髓瘤继发噬血细胞综合征，患者是一名 54 岁女性，以不明原因的发热、肾功能损害和脾大作为初诊时的主要表现，随即出现肾功能损害加重，全血细胞减低，骨髓噬血现象，血清和尿液中检出单克隆 κ 轻链型 M 蛋白，排除感染、自身免疫病后确诊为多发性骨髓瘤继发噬血细胞综合征。确诊后，患者接受了 6 个疗程的 VAD（长春新碱、阿霉素、地塞米松）方案化疗，MM 及噬血细胞综合征均得到了稳定的控制。此例患者在出现噬血细胞综合征时，肾功能损害加重，提示 MM 进展，而骨髓瘤细胞本身可分泌大量细胞因子，因此，作者推测瘤细胞大量分泌细胞因子是此例患者发生噬血细胞综合征的原因。Terrovitis 等报道了 1 例在化疗期间出现噬血细胞综合征的 54 岁男性 MM 患者，患者以背痛作为首发表现，MRI 提示 L_1 溶骨性病变伴有脊髓压迫，血清检出单克隆 IgG-κ 型 M 蛋白，骨髓细胞学显示浆细胞占比为 60%，确诊为 MM，在开始 VAD 联合沙利度胺治疗 10 天后，患者出现发热、全血细胞减少、铁蛋白升高、高甘油三酯血症、骨髓噬血现象及肝功能损害，确诊为噬血细胞综合征，研究者进行了详尽的检查以寻找有无感染因素，患者 L_1、L_2 假体旁可见少量积液，细针抽吸后涂片可见革兰氏阴性菌，培养则阴性，但调整抗生素后并未改善病情，采用 HLH-2004 方案联合静脉输注丙种球蛋白治疗后，病情迅速得到控制。化疗相关噬血细胞综合征多有明确的感染诱因，患者发生噬血细胞综合征时，MM 处于缓解状态，虽然在椎旁积液中找到了革兰氏阴性菌，但抗感染治疗无效，因此难以判定患者的噬血细胞综合征是 MM 引起，还是化疗后感染引起。有学者认为，对于在开始化疗前发生噬血细胞综合征的血液肿瘤患者，优选针对原发病的治疗方案，而在治疗期间或化疗后发生噬血细胞综合征的患者，则应中断原发病化疗，优选针对噬血细胞综合征的治疗方案，当然，这一观点仍然需要更多的数据支持。

　　Ostronoff 等在 2006 年首次报道了 1 例在自体造血干细胞移植后出现噬血细胞综合征的 MM 患者。此例患者在确诊 MM 后接受了 4 个疗程 VAD 方案化疗，MM 处于 CR 状态下进行了自体造血干细胞移植，患者在回输后第 4 天出现了不明原因的发热，随后出现血红蛋白、血小板减低，脾大，低纤维蛋白原血症，并出现消化道出血，于回输后第 16 天确诊为噬血细胞综合征，确诊后接受了静脉输注丙种球蛋白（IVIG）及激素治疗，患者症状得到了改善，但并无后续随访结果。在 Machaczka 等报道的一项肿瘤相关噬血细胞综合征的研究中纳入了 151 名 MM 患者，1 名确诊噬血细胞综合征（0.07%），此例多发性骨髓瘤继发噬血细胞综合征同样发生在自体造血干细胞移植后，不同的是，噬血细胞综合征发生于移植后晚期。该患者是一名 59 岁男性，诊断为 IgG-κ 型 MM，DS 分期为 Ⅲ A 期，患者在确诊后接受了 2 个疗程环磷酰胺联合激素治疗，MM 处于 SD（病情稳定）状态下进行了自体造血干细胞移植，移植 2 周后 MM 达到 PR，不幸的是，该患者在回输后第 100 天出现了血红蛋白减低，随后出现发热、血小板减低、铁蛋白升高等，确诊为噬血细胞综合征，先后给予 IVIG、HLH-1994 方案进行治疗，但患者最终因蛛网膜下腔出血死亡。

　　上述个案报道中，各例多发性骨髓瘤继发噬血细胞综合征发生的时机及治疗方案各不相同，针对 MM 和针对噬血细胞综合征的治疗似乎都可以达到良好的疗效，因此，多发性骨髓瘤继发噬血细胞综合征的治疗方案仍需进一步研究。

（三）骨髓增生异常综合征相关噬血细胞综合征

　　骨髓增生异常综合征（myelodysplastic syndrome，MDS）相关噬血细胞综合征的研究同样非常有限。MDS 患者中，NK/T 细胞细胞毒功能缺陷、穿孔素 / 颗粒酶表达下降、

NK/T 细胞数量及分化异常、趋化因子表达异常均有证实。因此，有学者认为，骨髓增生异常综合征相关噬血细胞综合征的发病机制可能与原发性噬血细胞综合征类似。

2010 年，Takahiro 等报道了 1 例以噬血细胞综合征为首发表现的骨髓增生异常综合征相关噬血细胞综合征，患者因发热、全血细胞减少及乏力入院，外周血涂片及骨髓涂片均提示存在大量异型性淋巴细胞，通过免疫分型证实为多克隆的 CD8$^+$ T 细胞。Takahiro 等认为，这种 CD8$^+$ T 细胞可能参与了 MDS 相关噬血细胞综合征的发生，患者在确诊后先后接受了激素、多柔比星及阿扎胞苷治疗，但最终因腹腔出血死亡。Daitoku 等报道了 1 例确诊 MDS 后发生噬血细胞综合征的病例，患者在确诊 MDS 前有长达 2 年的全血细胞减少，且预后评分为低危，因此在确诊后未接受治疗，确诊 1 个月后，患者出现肝功能损害，并很快确诊为噬血细胞综合征，激素及环孢素治疗效果不佳，经过 4 个疗程阿扎胞苷治疗后，噬血细胞综合征达到 PR。此例患者的骨髓 NK 细胞比例在噬血细胞综合征进展期呈上升趋势，在阿扎胞苷治疗后下降，提示 NK 细胞的异常可能在患者发病过程中起到重要作用。阿扎胞苷通过调节 DNA 甲基化实现免疫调节作用，在 MDS 患者中观察到阿扎胞苷可以逆转 NK 细胞受损的细胞毒功能和异常的 T 细胞受体谱，提示阿扎胞苷可能通过恢复 NK/T 细胞细胞毒功能来控制 MDS 相关噬血细胞综合征。Kim 等报道了 1 例 8 号染色体三体的儿童 MDS 相关噬血细胞综合征，他们认为，8 号染色体异常引起的 NK/T 细胞异常是患儿发生噬血细胞综合征的可能机制，激素治疗使患儿的白细胞、血小板计数提升，但激素减量过程中，患儿病情恶化，因多器官功能衰竭死亡。Kim 等认为，针对噬血细胞综合征的治疗在 MDS 相关噬血细胞综合征患者中可能更为重要，Lehmgerg 等的研究中 2 例患者均对针对噬血细胞综合征的治疗方案产生了应答。

（四）其他相关噬血细胞综合征

Machazka 等的研究中提及了 1 例华氏巨球蛋白血症（Waldenstrom macroglobulinemia，WM）相关噬血细胞综合征，此例患者为 51 岁男性，在末次化疗后 15 个月出现噬血细胞综合征，确诊噬血细胞综合征后采用氟达拉滨及环磷酰胺进行治疗，但噬血细胞综合征未能得到控制，患者发病后很快死亡。Teixeira 等在一项关于噬血细胞综合征的研究中，报道了 8 例 Castleman 病相关噬血细胞综合征，并证实相较于其他类型的噬血细胞综合征，Castleman 病相关噬血细胞综合征具有更好的预后。遗憾的是，作者并未对此 8 例患者的诊治经过进行描述，但该研究纳入的 57 例患者中，45 例患者接受了含有 VP-16 的治疗方案，作者也在文中明确指出，VP-16 在 Castleman 病相关噬血细胞综合征中起效迅速，疗效确切。这提示我们，对于 Castleman 病相关噬血细胞综合征患者，HLH-1994、HLH-2004 方案及 DEP 方案均值得尝试。

血液恶性肿瘤相关噬血细胞综合征中，非淋巴瘤相关噬血细胞综合征较为少见，但发生噬血细胞综合征显著降低了患者的生存率，早期诊断及治疗是改善患者预后的关键。然而，噬血细胞综合征的临床表现缺乏特异性，难以做到早期诊断，给临床带来了很大的挑战，对于出现发热、血细胞减少的患者，应考虑噬血细胞综合征可能，及早完善相关检查。由于病例数量有限，缺乏前瞻性研究，发病机制仍不明确，确诊后应优先进行针对噬血细胞综合征的治疗还是进行针对原发病的治疗尚无定论。治疗过程中应及时进行疗效评估，对于治疗效果不佳的患者，更换治疗方案值得尝试。

（贺凌博　金志丽　吴　林　王　昭）

第四节　实体瘤相关噬血细胞综合征

除了以淋巴瘤为主的血液系统恶性肿瘤患者有继发噬血细胞综合征的可能之外，还有很少一部分实体瘤患者同样出现了继发噬血细胞综合征的情况，并且可发生于确诊前、确诊后或治疗前、治疗过程中及治疗后等多个时间点。由于该病发病率低，在既往的噬血细胞综合征研究中未能引起较高重视，然而生存期短、死亡率高等特质使其成为恶性肿瘤相关噬血细胞综合征中不可忽视的部分，本节将着重探讨"实体瘤相关噬血细胞综合征"。

Manuel Ramos-Casals 等汇总了从 1974 年到 2011 年间，Medline（美国医学文献库）及 EMBASE（荷兰医学文摘）数据库中的成人（17 岁以上）继发性噬血细胞综合征相关报道共 2197 例。在所有 1047 例肿瘤继发噬血细胞综合征病例中，诱因为淋巴瘤、白血病、Castleman 病等血液系统恶性肿瘤的患者占 93.7%（981/1047），而实体瘤只占 3.1%（32/1047）。由于实体瘤相关噬血细胞综合征的病例数量较少，且重视度不高，目前尚未有可供参考的生存率统计。不过，随着目前肿瘤患者治疗方案中免疫抑制剂和细胞毒性药物使用的增加，实体瘤相关噬血细胞综合征的出现将只增不减。

实体瘤相关噬血细胞综合征的可能发病机制主要分为以下几种：①肿瘤细胞本身释放过量的干扰素、肿瘤坏死因子、白细胞介素等触发噬血细胞综合征；②在化疗过程中，免疫抑制剂和细胞毒性药物的使用导致患者免疫水平降低，更易发生机会性感染或引起既往感染的再激活；③化疗药物造成患者体内大量肿瘤细胞崩解破坏，细胞因子及细胞内代谢产物释放入血，引起体内细胞因子风暴。

（一）神经母细胞瘤相关噬血细胞综合征

实体瘤诱发噬血细胞综合征的病例报道非常少。2015 年，Fábio A. Nascimento 等汇报了一例 14 个月大的双侧肾上腺神经母细胞瘤女性患儿在化疗过程中噬血细胞综合征发作的病例。患儿以发热、腹部包块、小细胞低色素性贫血、低白蛋白及乳酸脱氢酶异常升高为就诊时的首发表现，确诊为神经胶质瘤后，应用长春新碱、环磷酰胺、替尼泊苷联合多柔比星的化疗方案，而在该方案应用第 3 天，患儿即出现抗生素应对无效的持续高热症状，随后相继出现血清铁蛋白升高、低纤维蛋白原血症及高甘油三酯血症等，骨髓穿刺可见噬血现象，临床确诊为噬血细胞综合征。

由于从患儿的初始治疗到噬血细胞综合征暴发之间相距的时间过短，无法确证其难治性发热和实验室指标的异常是由化疗药物导致还是由噬血细胞综合征本身造成。然而根据骨髓穿刺活检的结果，研究者推测其继发噬血细胞综合征的主要原因是化疗造成肿瘤细胞破坏后，炎症因子的大量释放。

与此同时，Akifumi Nozawa 等报道的 1 例 2 岁复发性神经母细胞瘤女性患儿同样存在单侧肾上腺的累及，在接受了 6 个月环磷酰胺、长春新碱、吡柔比星及顺铂联合化疗后完成了自体造血干细胞移植，辅以手术切除病灶，患儿达到了完全缓解，然而 12 个月后，患者因头痛、恶心、呕吐再次就诊，完善头颅增强磁共振提示桥小脑角一直径 20 mm 肿物，骨髓穿刺可见明显噬血现象但无肿瘤细胞，三系在正常范围内，而铁蛋白及乳酸脱氢酶水平均出现回升。颅内肿物行手术切除，活检结果提示患儿神经母细胞瘤复发，术后患者即出现间断发热，血红蛋白、血小板两系减低，乳酸脱氢酶、铁蛋白持续升高，NK 细胞功能下降，其临床症状及骨髓穿刺结果符合噬血细胞综合征诊断。作为挽救治疗，由于患儿无明确感染征象，故经验性给予抗生素及甲泼尼龙静脉注射。患者随后迅速发展至弥散性脑水肿，陷入深昏迷，脑干反射及自主呼吸消失，患儿 1 年后死于肿瘤转移造成的多脏器衰竭。在该患儿的血清内检测出了高水平的 IL-1β、IL-6、IL-8、IL-10、IL-12、IL-18、IFN-γ 及 TNF-α 等细胞因子，尽管顺铂联合长春新碱可稍缓解其噬血细胞综合征症状，却未能阻止病情恶化的进程。

研究者认为，复发性神经母细胞瘤肿瘤细胞释放的大量促炎因子是触发噬血细胞综合征的关键。在继往的 4 例神经母细胞瘤相关噬血细胞综合征个案报道中，2 例在肿瘤确诊时已经伴发噬血细胞综合征，促炎因子大量释放造成的高细胞因子血症助长了恶性肿瘤相关噬血细胞综合征的发生，而在包括此 2 岁患儿在内的，未在肿瘤确诊之初伴发噬血细胞综合征的病例中，研究者推测是由于复发肿瘤细胞分泌了大量的 TNF-α 和 IL-6，而手术加剧了肿瘤细胞引发的噬血现象，或是化疗过程引发的溶瘤促使了噬血细胞综合征的发生。综上所述，对于晚期神经母细胞瘤患者的管理，应格外警惕手术和化疗诱发噬血细胞综合征。

（二）恶性胶质瘤相关噬血细胞综合征

2019 年，Vaibhav Kumar 等首次详尽记录了一名 55 岁恶性胶质瘤（glioblastoma multiforme，GBM）继发噬血细胞综合征女性患者的治疗过程。患者平素体健，首诊症状为右侧肢体虚弱和表达性失语，完善影像学检查，提示左侧顶叶 – 丘脑病灶疑似胶质瘤，同时伴梗阻性脑积水，需行脑室腹腔分流术。

该患者的艾滋病病毒检测为阴性，但有微生物证据提示其体内 EBV 感染的存在，在最新一次入院前 6 周，患者出现了呼吸衰竭的临床表现，完善血培养、痰培养均未见特殊致病菌，但经验性给予抗生素治疗无明显效果，考虑肺孢子虫肺炎（PJP）并给予类固醇及增效磺胺甲基异噁唑（TMP-SMX）治疗，应用 TMP-SMX 后，患者即出现中性粒细胞绝对值下降，而其淋巴细胞计数在放化疗开始后一直维持在低水平。随后，患者出现气短、咳嗽、乏力症状，冠状病毒检测阳性，为预防性覆盖肺孢子虫肺炎治疗，将 TMP-SMX 更换为氨苯砜后，患者淋巴细胞计数低至 200×10^6/L 以下，再次收入院。患者一般情况较差，入院后出现低血压、低血氧及心动过速等表现，全细胞减少日益严重，肝酶异常升高，超声提示脾大。

作为应对 GBM 的标准疗法，该患者在治疗期间口服替莫唑胺，而这种药物的不良反应多表现为淋巴细胞减少及机会性感染风险增加，肝损害也不除外为药物影响；同时，该患者接受贝伐单抗（bevacizumab）治疗以通过抑制血管内皮生长因子达到减少新生血管的目的，但贝伐单抗往往会造成一定程度的免疫抑制。笔者推测，针对原发病的治疗所造成的免疫抑制可能导致了 EBV 的再激活，最终造成噬血细胞综合征发作。由于该患者存在肝功能指标的异常，其噬血细胞综合征暴发后并未第一时间应用 VP-16，而是予以糖皮质激素及静脉注射免疫球蛋白治疗，考虑等待病情平稳后再加用 VP-16。然而，甲泼尼龙和静脉注射丙种球蛋白的初始治疗收效甚微，在后续病程中，她接受了血小板及冷沉淀的输注以预防 DIC 的发生，在应用了利妥昔单抗并桥接到阿那白滞素以后，患者的化验指标（淋巴细胞计数、中性粒细胞计数、血红蛋白）表现出了较为显著的改善。然而不幸的是，尽管利妥昔单抗就缓解噬血细胞综合征临床表现和降低 EBV 载量方面展现出较好的治疗效果，患者病情仍持续不缓解并逐渐恶化，最终因多脏器衰竭和严重的感染并发症而死亡。

（三）纵隔生殖细胞瘤相关噬血细胞综合征

纵隔生殖细胞瘤（mediastinum germ cell tumor，MGCT）和血液系统恶性肿瘤之间存在密切联系。MGCT 在所有性腺外生殖细胞瘤中占 1%～3%。一项在泰国国家儿科三级转诊中心开展的回顾性研究显示，2005～2014 年这十年间，8 例 MGCT 患者（全部为男性）中有 5 例表现出血液学指标的异常，其中 3 例确诊为急性髓系白血病（AML），1 例确诊为髓系肉瘤，最后 1 例确诊为精原细胞瘤相关噬血细胞综合征。3 例 AML 患者及最后 1 例确诊为精原细胞瘤相关噬血细胞综合征患者均死于血液系统异常或治疗的并发症，而从 MGCT 确诊到血液系统恶性肿瘤发生之间相隔的中位时间仅为 4 个月。

在既往的 MGCT 相关噬血细胞综合征个案报道中，还有 2 例青少年男性患者为畸胎瘤患者，甲胎蛋白指标均有升高，1 例甚至在 MGCT 临床诊断之前确诊了噬血细胞综合征，这 2 例患者同样未能获得长期生存，这说明"合并噬血细胞综合征"提示 MGCT 患者预后不良。因此，研究者建议，对于 MGCT 患者应在确诊后的一年内严格监测血液学指标，以提前发现血液系统恶性病发生的迹象，尽量避免导致 MGCT 不良预后的因素。

（四）恶性黑色素瘤相关噬血细胞综合征

近年来，肿瘤免疫疗法的研究热度逐年升高，以程序性死亡蛋白 -1（programmed death protein-1，PD-1）及其配体（PD-L1）抑制剂 [包括纳武单抗（nivolumab）、阿维单抗（avelumab）、伊匹单抗（ipilimumab）、派姆单抗（pembrolizumab）等] 为初始治疗的方案在肾细胞癌、黑色素瘤、非小细胞肺癌等患者中应用广泛，但其血液学毒性也逐渐显露出端倪。根据 WHO 药物安全监视数据库数据，在一项 168 例出现了血液学毒性副作用的临床病例回顾性分析中，26 例进展至噬血细胞综合征，其中原发病以黑色素瘤及非小细胞肺癌为主。

对于无法行治疗性切除手术的黑色素瘤患者，纳武单抗和伊匹单抗的联合疗法已被证实其临床应答率优于免疫哨点抑制剂，但与此同时，联合疗法发生严重免疫相关不良事件的概率也升高。一位 69 岁女性患者在外院广泛切除病灶后随访第 11 个月，CT 提示其左肺上叶及纵隔淋巴瘤出现转移。一经发现，患者即开始接受纳武单抗 + 伊匹单抗的联合治疗，而在第二剂给药后，患者出现了发热、乏力和头痛的症状，体温最高 38.6 ℃。此类症状间断反复，与治疗无明显关系，3天后患者出现腹泻（约4次/天），头痛复发。完善实验室检查，考虑其发热是由消化道感染造成，予左氧氟沙星及非甾体抗炎药治疗，患者发热、乏力、腹泻症状均未见明显好转，且新增添口干症状，肝功能异常，血清乳酸脱氢酶及C反应蛋白异常升高，血小板减少，D-二聚体升高。补液/抗生素治疗第4天，患者肝功能及发热症状持续恶化，右颈部淋巴结、左腹股沟淋巴结肿大，后完善骨髓穿刺提示大量存在噬血现象。患者被确诊为噬血细胞综合征，但无检查可提示患者存在近期急性感染，故开始泼尼松龙50mg（1mg/kg）静脉滴注治疗。研究者汇总了既往9例（5男4女）实体瘤应用免疫治疗后伴发噬血细胞综合征的病例情况，其中恶性黑色素瘤5例，肺癌2例，膀胱癌1例，前列腺癌1例，从治疗开始到噬血细胞综合征发生的中位时间为3.8周（平均时间6.9周）。

关于转移性黑色素瘤患者发生噬血细胞综合征的情况，有人采用"VP-16应对噬血细胞综合征，联合达拉菲尼及曲美替尼应对黑色素瘤"起到了较好的临床效果。1例47岁女性患者首诊为左肩皮肤黑色素瘤且接受了手术治疗，10年后患者因骨痛复诊时，发现黑色素瘤皮肤、脑、眼眶、肺、骨、肝脏和淋巴结多处转移，而在治疗开始前，患者因发热、乏力、血红蛋白和血小板两系减低收入急诊，骨髓穿刺结果提示大量与黑色素瘤细胞相关的噬血现象。完善实验室检查，患者乳酸脱氢酶、血清铁蛋白、甘油三酯均有不同程度的异常升高，凝血功能障碍，被确诊为噬血细胞综合征。在这名患者随后的紧急治疗过程中，医务人员首先从病因学角度应用达拉菲尼（150mg，2天）和曲美替尼（2mg/d）联合红细胞、血小板输注和抗感染等系统性治疗，由于患者一般情况较差，肝细胞溶解严重，予1剂250mg VP-16。之后患者逐渐好转，直至出院。

以上病例为黑色素瘤患者的临床管理提供了很好的范例。

（五）其他实体瘤相关噬血细胞综合征

目前，国内已有关于结直肠癌、胃癌、乳腺癌及肝癌伴发噬血细胞综合征的病例报道。

周道银等于1994年在《实用肿瘤杂志》上报道了12例恶性肿瘤相关噬血细胞综合征，其中包括7例血液系统恶性肿瘤和5例实体瘤，其中直肠癌1例，肝癌转移1例，胃癌及胃癌转移各1例，右乳癌转移1例，骨髓增生均为活跃或明显活跃，最终除右乳癌转移患者接受MTX化疗后症状好转，其余4例全部病情恶化。

在广东省人民医院肿瘤中心的一篇报道中，一例55岁晚期结肠癌男性患者入院检查时骨髓内可见噬血现象，活检提示腺癌浸润，完善PET/CT提示乙状结肠癌合并腹腔淋巴结及全身转移可能，实验室指标符合噬血细胞综合征诊断。由于患者存在出凝血异常，故未用贝伐单抗。患者治疗初期一般情况较差，对常规肠癌化疗剂量耐受度低，将标准FOLFOX更改为序贯疗法，小剂量化疗度过噬血细胞综合征活动期后，在感染风险较低、器官功能相对回升的情况下再考虑加用靶向药，进一步控制病情。

综上所述，虽然相比淋巴瘤及其他血液系统恶性肿瘤相关噬血细胞综合征，实体瘤相关噬血细胞综合征的发病率极低，但死亡率很高，尤其在诸如恶性黑色素瘤、非小细胞肺癌、结直肠癌、纵隔生殖细胞瘤及恶性程度较高的神经胶质瘤等患者的治疗期间，不应放松对噬血细胞综合征的监测和预防。在医务人员确定具体的治疗方案（如是否行外科手术去除病灶，抗生素种类与剂量的选择，单克隆抗体种类、剂量及给药方法的选择，放化疗剂量和疗程的选择）时，可以以既往案例为鉴，总结归纳前人的临床经验，尽量规避造成噬血细胞综合征发生的危险因素。

另外，在广东省人民医院肿瘤中心的报道中，可见多学科会诊的显著作用，实体瘤相关噬血细胞综合征是并非仅限于血液系统的恶性疾病，部分药物或放化疗过程诱发的噬血细胞综合征与原发病及原发病的针对性治疗措施息息相关，若在诊治过程中能实现多学科参与，则可更完善、更全面地制订患者的诊疗方案。

实体瘤相关噬血细胞综合征的早期诊断和治疗有助于防止更严重的组织或器官衰竭，甚至死亡，如特异性初始治疗后病情未得到控制并进一步恶化，尤其应该警惕噬血细胞综合征发作，并尽快完善噬血细胞综合征相关实验室指标的监测。一旦噬血细胞综合征发生，则需严格把握原发病灶的干预时机，根据患者的脏器功能、免疫水平及原发病灶进展情况制订针对性的后续治疗方案。

由于发病率和治愈率低下，目前实体瘤相关噬血细胞综合征的临床数据仍较欠缺，患者的管理流程尚不规范，如抗生素的使用、实验室指标的诊断价值等还未有明确的共识。为进一步提升实体瘤相关噬血细胞综合征的生存率，规范诊疗经过并优化患者的生存质量，我们希望能有更多的临床工作者提高对这类疾病的重视和警惕，不断总结经验，开拓临床视野，建立更加完备的诊治思维。

（刘孟涵　金志丽　吴　林　王　昭）

第五节　肿瘤化疗期合并的噬血细胞综合征

肿瘤相关噬血细胞综合征是以肿瘤作为主要诱因导致的噬血细胞综合征或是在肿瘤治疗过程中出现的噬血细胞综合征，根据发生时间的不同，分为肿瘤诱导的噬血细胞综合征和化疗期合并的噬血细胞综合征两大类。本节主要探讨的是"肿瘤化学治疗过程中的噬血细胞综合征"。

在2015年恶性肿瘤相关噬血细胞综合征国际专家共识中关于"化疗期合并的噬血细胞综合征"患者，提出了以下观点：①噬血细胞综合征发生于肿瘤化疗期，可能与化疗使患者处于免疫抑制状态，易发生持续性感染，进而激活淋巴细胞，释放大量细胞因子有关。②化疗期噬血细胞综合征常发生在白血病和淋巴瘤治疗期间，可发生于治疗的任何阶段。常与感染相关，包括病毒、细菌和真菌。③目前化疗期噬血细胞综合征没有广泛可接受的定义。HLH-2004标准可作为一个替代标准，但其存在一定的缺陷。④化疗期间的噬血细胞综合征：应考虑推迟后续化疗或中断维持治疗，除非肿瘤复发，针对噬血细胞综合征治疗的必要性和强度取决于临床的严重性，感染的触发因素需要严格治疗。

（一）发病机制

有学者认为肿瘤本身或化、放疗等使患者处于免疫抑制状态，易发生持续性感染，此时在病毒感染、侵袭性真菌感染和一些细菌感染的刺激下激活淋巴细胞，释放大量细胞因子。当上述因素触发免疫系统反应之后，首先使 T 细胞大量活化增殖，活化的 T 细胞又刺激巨噬细胞，使巨噬细胞活化。活化后的巨噬细胞吞噬功能增强，分泌大量细胞因子如 TNF-α、IL-1、IL-6 等。这些细胞因子又正反馈活化细胞毒 T 细胞和巨噬细胞，如此反复发生，形成恶性循环，最终使机体细胞免疫调节系统失控，导致化疗期噬血细胞综合征的发生。化疗期合并的噬血细胞综合征，在恶性肿瘤化疗过程中出现，此时患者的恶性肿瘤往往处于缓解状态。

（二）临床表现及辅助检查

化疗期合并的噬血细胞综合征与恶性肿瘤相关噬血细胞综合征患者的临床表现相似，如发热、脾大、肝大、浅表淋巴结大、黄疸、皮肤瘀斑或出血点、中枢神经系统症状、皮疹、多浆膜腔积液等。

化疗期合并的噬血细胞综合征与恶性肿瘤相关噬血细胞综合征患者的实验室检查相似，如发现血清铁蛋白水平升高、sCD25 水平升高、EBV 阳性，以及影像学改变，骨髓、脾脏或淋巴结活检中发现噬血现象等。

（三）诊断

目前化疗期噬血细胞综合征没有广泛可接受的定义。HLH-2004 标准可作为一个替代定义，作为诊断依据其存在一定的缺陷。

（四）治疗

对于恶性肿瘤相关噬血细胞综合征的治疗，应先针对噬血细胞综合征还是先针对恶性肿瘤，目前尚无循证学依据，需根据患者的不同状况决定。对于"化疗期合并的噬血细胞综合征"患者，应考虑推迟后续化疗或中断维持治疗，除非肿瘤复发，针对噬血细胞综合征治疗的必要性和强度取决于临床的严重性，对于恶性肿瘤进展和感染同时存在的噬血细胞综合征患者，在积极给予有效抗感染措施的基础上，针对噬血细胞综合征和恶性肿瘤的治疗不应该被延误。感染的触发因素需要严格治疗，给予针对性的抗感染治疗。化疗期合并的噬血细胞综合征患者支持治疗包括预防及治疗病毒感染、侵袭性真菌感染和细菌感染、静脉补充免疫球蛋白和防范中性粒细胞减少症。应警惕任何新出现的发热，并考虑使用经验性广谱抗生素治疗。国际组织细胞协会对于噬血细胞综合征治疗制订了 HLH-1994 和 HLH-2004 方案，包括 VP-16、地塞米松和环孢素等，这些药物都具有强烈地抑制细胞毒性 T/NK 细胞和巨噬细胞增殖进而抑制噬血细胞综合征中细胞因子活化的作用。Henter 等在提出改良 HLH-1994 方案的同时也强调了长期使用 VP-16 等药物可诱发骨髓抑制导致粒细胞缺乏，损害免疫恢复，增加继发感染的风险。而对于化疗期合并的噬血细胞综合征患者，粒细胞减少性发热是最普遍的化疗并发症。粒细胞集落刺激因子（G-CSF）主要用于各种粒细胞减少症的治疗，其生物学活性在于刺激中性粒细胞的祖细胞克隆扩增，增加骨髓中性粒细胞的储存池和外周血中性粒细胞计数，改善成熟中性粒细胞的功能，延迟中性粒细胞凋亡进而降低感染的发生率及缩短感染时间，利于其他治疗的有效进行。有文献报道称

G-CSF 的使用可以减低化疗后的非霍奇金淋巴瘤患者中性粒细胞缺乏的风险，减少了因化疗药物副作用导致化疗方案选择受限的可能。G-CSF 是化疗期合并噬血细胞综合征患者的一种安全有效的支持治疗药物。

（金志丽　吴　林　王　昭）

参 考 文 献

杨冬阳，马冬，2016. 晚期结肠癌噬血综合征病例讨论［J］. 循证医学，16（6）：379-384.

中国抗癌协会淋巴瘤专业委员会，2018. 淋巴瘤相关噬血细胞综合征诊治中国专家共识［J］. 中华医学杂志，98（18），1389-1393.

Daver N，McClain K，Allen C E，et al，2017. A consensus review on malignancy-associated hemophagocytic lymphohistiocytosis in adults［J］. Cancer，123（17）：3229-3240.

Davis E J，Salem J E，Young A，et al，2019. Hematologic complications of immune checkpoint inhibitors［J］. Oncologist，24（5）：584-588.

Delavigne K，Bérard E，Bertoli S，et al，2014. Hemophagocytic syndrome in patients with acute myeloid leukemia undergoing intensive chemotherapy［J］. Haematologica，99（3）：474-480.

Kumar V，Eulitt P J，Bermudez A，et al，2019. Hemophagocytic lymphohistiocytosis in a patient with glioblastoma：a case report［J］. CNS Oncol，8（4）：CNS45.

Lehmber K，Nichols K E，Henter J I，et al，2015. Consensus recommendations for the diagnosis and management of hemophagocytic lymphohistiocytosis associated with malignancies［J］. Haematologica，100（8）：997-1004.

Nascimento F A，Nery J，Trennepohl J，et al，2016. Hemophagocytic lymphohistiocytosis after initiation of chemotherapy for bilateral adrenal neuroblastoma［J］. J Pediatr Hematol Oncol，38（1）：e13-15.

Nozawa A，Ozeki M，Yasue S，et al，2020. Proinflammatory cytokine secretion in a patient with recurrent neuroblastoma related to the onset of malignancy-associated hemophagocytic lymphohistiocytosis［J］. J Pediatr Hematol Oncol，42（4）：e199-e201.

Ramos-Casals M，Brito-Zerón P，López-Guillermo A，et al，2014. Adult haemophagocytic syndrome［J］. Lancet，383（9927）：1503-1516.

Sada E，Shiratsuchi M，Kiyasu J，et al，2009. Primary mediastinal non-seminomatous germ cell tumor associated with hemophagocytic syndrome［J］. J Clin Exp Hematop，49（2）：117-120.

Sadaat M，Jang S，2018. Hemophagocytic lymphohistiocytosis with immunotherapy：brief review and case report［J］. J Immunother Cancer，6（1）：49.

Satzger I，Ivanyi P，Länger F，et al，2018. Treatment-related hemophagocytic lymphohistiocytosis secondary to checkpoint inhibition with nivolumab plus ipilimumab［J］. Eur J Cancer，93：150-153.

Sowithayasakul P，Sinlapamongkolkul P，Treetipsatit J，et al，2018. Hematologic malignancies associated with mediastinal germ cell tumors：10 years' experience at thailand's national pediatric tertiary referral center［J］. J Pediatr Hematol Oncol，40（6）：450-455.

Stabler S，Becquart C，Dumezy F，et al，2017. Hemophagocytic lymphohistiocytosis in patients with metastatic malignant melanoma［J］. Melanoma Res，27（4）：377-379.

Urban C，Lackner H，Schwinger W，et al，2003. Fatal hemophagocytic syndrome as initial manifestation of a mediastinal germ cell tumor［J］. Med Pediatr Oncol，40（4）：247-249.

Wang J，Wang Y，Wu L，et al，2016. PEG-aspargase and DEP regimen combination therapy for refractory Epstein-Barr virus-associated hemophagocytic lymphohistiocytosis［J］. J Hematol Oncol，9（1）：84.

Wang Y，Huang W，Hu L，et al，2015. Multi-center study of combination DEP regimen as a salvage therapy for adult refractory hemophagocytic lymphohistiocytosis［J］. Blood，126（19）：2186-2192.

第五章 巨噬细胞活化综合征

巨噬细胞活化综合征（macrophage activation syndrome，MAS）是风湿性疾病的一种严重的、有致命危险的并发症，是由于 T 淋巴细胞和巨噬细胞过度活化和增殖，引发大量细胞因子产生及高炎症状态而导致。临床表现主要为发热、肝脾大、血细胞减少、肝功能恶化、凝血功能异常及中枢神经系统表现，严重者甚至发生多脏器功能衰竭导致死亡。目前将 MAS 归入自身免疫性疾病相关噬血细胞综合征（autoimmune disease associated hemophagocytic lymphohistiocytosis，AAHS）。MAS 常见于全身性幼年型特发性关节炎（systemic juvenile idiopathic arthritis，sJIA）、成人斯蒂尔病（adult onset still's disease，AOSD）等，也可见于系统性红斑狼疮（systemic lupus erythematosus，SLE）、类风湿关节炎（rheumatoid arthritis，RA）、川崎病、混合性结缔组织病等。1985 年 Hadchouel 等首次报道青少年类风湿关节炎（JRA，目前统称 JIA）患者出现急性出血、肝功能损伤、神经系统症状等，并认为与巨噬细胞活化相关。1993 年 Stephan 等正式提出 MAS 的概念。单基因自身炎症性疾病（autoinflammatory disease，AID）也有少量继发 MAS 的病例报道。MAS 的发病机制尚未完全清楚，目前认为 MAS 的主要病理生理特征是 T 淋巴细胞（主要是细胞毒性 CD8$^+$ T 细胞）和巨噬细胞过度活化和增殖，产生大量细胞因子，形成细胞因子风暴，最终导致 MAS 的产生。

MAS 患者常见的临床表现为持续的高热、肝脾大、全血细胞减少、血清肝酶升高、高甘油三酯血症和乳酸脱氢酶升高等。但由于 MAS 与活动性风湿病及全身炎症反应综合征（systemic inflammatory response syndrome，SIRS）有很多相似之处，往往容易被忽略。迄今为止，国际上尚无公认的 MAS 的诊断标准，目前主要沿用国际组织细胞协会发布的 HLH-2004 诊断标准，所以很多研究组也在探索和制定新的 MAS 诊断标准。

MAS 治疗目的主要是遏制过度的炎症反应，阻断炎症级联反应。目前尚无 MAS 的治疗指南推荐，现行的 MAS 治疗方案是从最初 sJIA 的治疗方案演变而来，成人 MAS 的治疗主要参考 HLH-1994 或 HLH-2004 标准。治疗主要包括传统免疫抑制治疗及化疗等，目前有多种新型细胞因子阻断剂应用于 MAS 的治疗。因此，开发新的生物标志物和更多的药物应用于 MAS 的治疗也是今后该领域的重要研究方向。

第一节　流行病学及发病机制

一、流行病学

多种自身免疫性疾病可继发 MAS。日本一项统计中 MAS 在噬血细胞综合征病例中约占 10%。在儿童患者中 sJIA 患者最常见，其次为 SLE、川崎病等，而成人更多见于 AOSD。目前 MAS 继发于皮肌炎、抗磷脂综合征、混合性结缔组织病等报道越来越多。美国一项回顾性研究表明 222 例 MAS 患者中，sJIA 患者占 41.4%，AOSD 患者占 22.5%，SLE 患者占 18.5%。MAS 可以发生于自身免疫性疾病的任何阶段，部分患者有可能在初始发病期间继发 MAS。研究表明有 1/3 的活动期风湿病患者可以发生轻度的、亚临床性的 MAS。MAS 发病率目前尚无准确数据。有报道称每 10 万儿童中有 1 ～ 22 名出现 sJIA 继发 MAS，而大多数儿童风湿病学家认为 7% ～ 17% 的 sJIA 患者可发展为 MAS。据统计，大约 10% 的 sJIA 患者可能发展成致死性的噬血细胞综合征，死亡率为 10% ～ 20%。SLE 继发噬血细胞综合征发生率为 0.9% ～ 4.6%。虽然继发于 AOSD、川崎病等自身免疫性疾病的 MAS 患者越来越多，但其发病率尚无相应数据。多项研究表明 MAS 发病人群性别分布女性显著高于男性。

二、发病机制

MAS 的发病机制尚未完全清楚，大部分关于其发病机制的假说来源于原发性噬血细胞综合征，其发生是多种因素相互作用突破了 MAS 的阈值，导致 MAS 的发生。目前认为 MAS 的主要病理生理特征是 T 淋巴细胞（主要是细胞毒性 $CD8^+$ T 细胞）和巨噬细胞的过度活化和增殖。这些活化的免疫细胞产生大量细胞因子，形成"细胞因子风暴"，最终导致 MAS 的产生。

（一）遗传背景

目前研究发现，多达 40% 的继发 MAS 的 sJIA 患者存在原发性噬血细胞综合征相关基因杂合突变，这些基因杂合子或低外显率突变参与了 MAS 的发病机制，但基因突变量对发病机制的影响尚不确定，携带突变的 MAS 患者的临床和实验室特征与未携带突变的患者没有区别。然而，MAS 的复发似乎在携带突变的患者中更常见。这些突变，通过细胞溶解功能的细微损害，可能降低噬血细胞综合征疾病的阈值，特别是在慢性炎症、组织损伤和（或）感染的情况下。在原发性噬血细胞综合征中，所有致病基因编码了参与细胞毒途径的蛋白。细胞毒途径中的溶细胞颗粒被运输到细胞膜并与其融合，最终在这些免疫突触中分泌成孔蛋白，如穿孔素。MAS 患者中可见穿孔素表达水平降低，基因的改变还可影响疾病的复发。Kaufman 等对 14 例继发 MAS 的 sJIA 病例进行了全外显子组测序，发现 14 例患者中有 5 例（36%）有杂合突变，与原发性噬血细胞综合征相关的已知基因至少有一个突变。此外，他们发现至少 2 名患者中出现了 22 种罕见变异。Vastert 等报道，有 MAS 病史的 sJIA 患者中有 20% 存在 PRF1 杂合子错义突变，而在无 MAS 的 sJIA 患者中只有 9.8%。这些变体大多编码参与微管组织和囊泡运输的蛋白质。这表明细胞组装和细胞骨架组织的缺陷可能参与了这些患者细胞毒功能缺陷。参与细胞溶解控制的缺陷基因的遗传导致 NK 细胞和 CTL 溶解活性受损，导致 CTL 不受控制地增殖和生存。

MUNC13-4 基因的多态性可能提高了 sJIA 发生 MAS 的易感性。Schulert 等报道了一例 sJIA 继发 MAS 患者中存在 UNC13D 内含子变体 c.117+143A > G，UNC13D 关键调控区域的深层内含子变异可能与 sJIA-MAS 相关。Zhang 等报道了 18 例 MAS 合并 sJIA 患者中 11 例存在 UNC13D 基因多态性，2 例患者出现双等位基因序列变异，另外 16 例患者中的 9 例具有包含 12 个单核苷酸多态性的共同序列变异模式。Munc13-4 是 UNC13D 基因编码蛋白，是参与囊泡启动的蛋白家族 Munc13 中的一员，介导了含穿孔素溶颗粒与质膜的融合。MUNC13-4 基因变异体可能破坏了体外作为转录增强子的 NF-κB 位点，导致特异淋巴细胞 UNC13D 表达减少和细胞溶解功能受损，降低 MAS 的发生阈值。在 MAS 患者中，发生亚等位基因蛋白改变变异的报道越来越多，除了包括 MUNC13-4 在内的常见噬血细胞综合征相关基因外，在一些间接与细胞毒性相关的基因中也发现了杂合子蛋白改变变异体和单核苷酸多态性，包括 SLAC2B、XIRP2、MICAL2、CADPS2、ARHGAP21、CCDC141、FAM160A2 和 LRGUK，这些基因通过影响微管重组和囊泡运输发挥作用，可能与 MAS 发生相关。总之，参与穿孔素溶细胞途径的噬血细胞综合征相关基因的变异可能是 MAS 的危险因素。因此，还有一些研究学者认为，MAS 与原发性噬血细胞综合征是同一疾病的一个谱系，具有共同的潜在病理生理学，即细胞溶解杀伤受损和免疫激活导致的细胞因子风暴。

人类自身炎症性疾病相关的基因突变也会导致 MAS。NLRC4 是一种炎症小体传感器，其功能获得突变目前被认为在 MAS 发病中发挥重要作用。NLRC4 激活性突变（$NLRC4^{T337S}$ 和 $NLRC4^{V341A}$）可使 NLRC4 炎症小体不断募集和活化胱冬肽酶 -1（caspase-1），激活 IL-1 和 IL-18 通路，导致 IL-18 过度分泌，高水平的 IL-18 可刺激巨噬细胞的激活和 IFN-γ 的产生，从而驱动产生细胞因子风暴，导致 MAS 的发生。Kenneth 等研究发现 $NLRC4^{T337S}$ 小鼠模型中 IL-18 的主要来源不是淋巴细胞或巨噬细胞，而是肠上皮细胞。有 MAS 患者中检测出炎症小体 NOD 样受体基因 NLRC 激活性突变的相关个案报道。一项针对 NLRC4 突变患者的 IL-18 结合蛋白临床试验正在进行中。Toll 样受体（Toll-like receptor，TLR）是最具特征的模式识别受体，与 MAS 的发生发展相关，IRF5 是 TLR 激活下游的一个信号分子，其多态性导致 sJIA 患者的 IRF5 表达更高，MAS 风险增加了 4 倍，提示 TLR 及其下游信号通路参与了 MAS 的发病机制。

（二）细胞功能异常

MAS 的发病机制仍未完全被揭示，其发病机制的假说多来源于原发性噬血细胞综合征。目前认为 MAS 的主要病理生理特征是 NK 细胞和细胞毒性 $CD8^+$ T 细胞功能减低，导致 T 细胞和巨噬细胞的过度活化和增殖，这些激活的免疫细胞产生大量的细胞因子，导致全身多系统严重的免疫损伤进而继发 MAS。在正常生理情况下，遇到病毒感染的细胞或肿瘤细胞时，$CD8^+$ 细胞毒性 T 细胞和 NK 细胞释放含有穿孔素和颗粒酶的细胞溶解颗粒，促进靶细胞的溶解性破坏和细胞凋亡。在免疫反应的收缩阶段，细胞毒性细胞也可以直接参与诱导活化的巨噬细胞和 T 细胞凋亡，从而限制炎症反应。为了使上述过程正常进行，细胞毒性 T 细胞和 NK 细胞的穿孔素和颗粒酶必须结构正常，并在细胞内正常运输被包装成颗粒状，这些颗粒必须经过胞吐作用进入细胞毒性细胞与其靶细胞之间的免疫突触，然后颗粒的内容物才能进入靶细胞。对于一些遗传性噬血细胞综合征，淋巴细胞的囊泡依赖细胞毒活性存在多种缺陷，特别是溶细胞功能下降在噬血细胞综合征发生中起着重要作用。

MAS 也同样存在溶细胞功能受抑，从而导致靶细胞不能被清除，过度的炎症反应不能被控制。

Grom 等报道了 NK 细胞在 MAS 合并 sJIA 患者中的细胞毒性降低。有趣的是，他们观察到两种类型：一种是部分患者表现为 NK 细胞活性低，NK 细胞数量明显减少，穿孔素表达轻度升高；另一种是 NK 细胞毒性降低与轻度 NK 细胞数量减少和穿孔素表达显著降低。相反，只有 22% 的继发性噬血细胞综合征患者，包括 MAS 患者，NK 细胞脱颗粒试验显示 NK 细胞活性异常。关于 MAS 患者 NK 细胞表型的研究很少。在包括 MAS 在内的继发性噬血细胞综合征患者的一项研究中，NK 细胞 NKG2A 表达升高，NKG2D 表达降低。高水平的细胞因子（IL-18 和 IL-6）介导的 NK 细胞衰竭，导致无法终止免疫反应，从而引发持续的炎症，被认为是 sJIA-MAS 发病机制的一部分。

MAS 患者溶细胞功能异常导致巨噬细胞异常扩增的确切途径尚不明确，目前认为巨噬细胞被细胞因子刺激诱导，导致巨噬细胞发生噬血现象，可分泌大量细胞因子，出现高炎症因子血症，巨噬细胞可浸润各个系统和器官，导致 MAS 的发生。MAS 患者肝脏及骨髓中巨噬细胞增多，巨噬细胞在 MAS 病情发展中起到一定的作用。巨噬细胞可在不同微环境下出现功能差异，主要分为经典型巨噬细胞（M1 型）和替代性活化巨噬细胞（M2 型）。IFN-γ 可诱导巨噬细胞活化，发生噬血现象，这些噬血巨噬细胞可以产生促炎细胞因子 TNF。这两种细胞因子都是诱导 M1 型巨噬细胞发生极化的关键细胞因子。M2 型巨噬细胞有抗炎作用，仅具有较弱的抗原提呈能力，可分泌抑制性细胞因子 IL-10、TGF-β 等下调免疫应答。有研究发现在 MAS 患者中巨噬细胞有可能从促炎向抗炎方向转化，从而限制过度的炎症反应。

（三）细胞因子风暴

因为 MAS 患者 NK 细胞和 CTL 的功能受损，不能通过细胞毒效应来杀伤靶细胞，而抗原的持续刺激导致 NK 细胞、淋巴细胞过度活化产生大量 IFN-γ，刺激巨噬细胞过度增殖和活化，分泌大量的 TNF-α、IL-1、IL-6、IL-8、IL-10、IL-12、IL-18、IFN-γ 等炎症因子，最终导致细胞因子水平显著升高，从而引起组织器官损伤，很多人用"细胞因子风暴"来描述 MAS 的免疫反应。不同细胞因子在 MAS 中起着不同的作用。

1. IL-1　目前认为 IL-1 在 MAS 发病中起着重要作用，但其确切的致病机制尚不清楚。临床研究表明，阻断 IL-1 可使超过 50% 的 sJIA 患者达到长期的临床缓解。IL-1β 是主要由单核细胞和巨噬细胞产生的促炎性细胞因子，它常以 pro-IL-1β 的非活化状态存在。然而，经过细胞活化，它可以被 caspase-1 切割成生物活性形式。IL-1β 信号通过其受体而引起白细胞及内皮细胞活化，以及其他炎性细胞因子的产生，包括 IL-6。

2. IL-6　是炎症的早期阶段产生的一种多效性细胞因子，是驱动急性期反应的重要因子。在 MAS 患者的肝脏中发现了产生 IL-6 的巨噬细胞，sJIA 患者和脓毒症患者的血清中也有 IL-6 水平升高的报道，而且 sJIA 患者 IL-6 上升水平与疾病活动程度相关。尽管 IL-6 水平与 MAS 有关，但 IL-6 在 MAS 发病机制中的作用尚不清楚。有研究表明 IL-6 可能增强炎症反应，并有助于形成细胞因子风暴。IL-6 拮抗剂治疗 sJIA 的疗效肯定，并已经应用于 ASOD 治疗。目前有一些临床试验也用于治疗 MAS 患儿。

3. IL-18 及 IL-10　二者在 MAS 发病中的作用是目前研究的热点。IL-18 是 IL-1 家族中独特的细胞因子，以前体形式存在于角质形成细胞、上皮细胞和血液单核细胞中，它作用于 IFN-γ 的上游，可诱导 NK 细胞和 T 细胞产生 IFN-γ 及 TNF-α，也能诱导巨噬细胞产生趋化因子。在 MAS 中，IL-18 显著升高，而在其他疾病如 RA、SLE 等都是轻中度升高。在 sJIA 和 ASOD 中 IL-18 的水平与疾病活动程度相关。IL-18 水平也与 MAS 一些特异特征，如贫血、高甘油三酯血症、高铁蛋白及 sIL-2R 显著相关。IL-18 的活性可被 IL-18 结合蛋白（IL-18BP）所抵消，正常炎症反应中两者处于平衡状态。虽然 IL-18 是 NK 细胞的强刺激因子，但是 MAS 患者 NK 细胞细胞毒活性下降，高水平 IL-18 并不能提高 NK 细胞的活性。在 MAS 中，IL-18/IL-18BP 失衡，导致 T 淋巴细胞和巨噬细胞激活，并逃避了 NK 细胞的细胞毒性对免疫调节的控制，进而释放大量细胞因子。动物实验中，IL-18BP 缺陷的小鼠没有自发的炎症表现，但在反复刺激 TLR9 后，它们比野生型小鼠产生更严重的炎症反应，包括细胞减少、脾大、肝炎、噬血等 MAS 的特征性表现，这些特征与 IL-18BP 缺陷小鼠循环中游离 IL-18 的存在相关，提示高水平游离 IL-18 可增加 MAS 的发生风险，而内源性 IL-18BP 在调节 IL-18 诱导的全身反应中起着关键作用。因此，通过纠正 IL-18/IL-18BP 之间的失衡似乎可作为治疗 MAS 的合理策略。研究发现家族性噬血细胞综合征及 MAS 中调节型的细胞因子如 IL-10 水平显著增高。IL-10 能够下调巨噬细胞分泌的促进细胞吞噬作用的细胞因子。病情严重的 MAS 患者体内调节通路如 IL-10 通路受到严重影响，从而导致不可控的炎症反应，这一现象已经被动物实验所证实。

4. TNF-α　可由单核细胞和巨噬细胞分泌，在多种炎症性疾病中可有升高。TNF-α 在 MAS 的发病中起一定作用，但其在 MAS 或噬血细胞综合征发病中的作用机制尚不明确。TNF-α 影响 sJIA 患者的凝血过程，血清可溶性 TNF-α 受体水平与部分凝血活酶时间延长和凝血酶原活性降低有相关性。TNF-α 在 RA 中也显著升高。但 TNF-α 在 MAS 的发病机制中似乎并非主要致病因素，也有采用 TNF-α 拮抗剂治疗 MAS 却导致疾病进展的病例。目前认为 TNF-α 水平可反映 MAS 中炎症细胞的活化程度而并非 MAS 的主要致病因素。

5. IFN-γ　IFN-γ 是 NK 细胞和 T 淋巴细胞被抗原提呈细胞激活时产生的一种促炎性细胞因子，它是单核细胞和巨噬细胞的重要激活因子。IFN-γ 在 sJIA 和 MAS 中的作用尚未完全阐明。在未继发 MAS 的 sJIA 发病中似乎不起中心作用，该类患者 IFN-γ 水平并不高。但是 IFN-γ 在 MAS 发病机制中起着重要作用。IFN-γ 在这些患者中的表达水平明显升高，与其他细胞因子如 TNF-α 和 IL-6 不成比例，并且在有效治疗后迅速恢复正常。多项实验表明，IFN-γ 及其趋化因子（尤其是 CXCL9）激活了调节和响应炎症的多个下游通路，在 MAS 的发病机制中发挥重要作用，IFN-γ 与 TLR 依赖信号有效协同，诱导细胞内在的促炎巨噬细胞功能，驱动 MAS 发生，阻断 IFN-γ 可有效改善 MAS 患者的临床症状，一种 IFN-γ 阻断抗体（emapalumab）最近刚获得 FDA 批准。但最近的一项动物实验打破了 MAS 发生需要 IFN-γ 驱动的理念，认为 IFN-γ 并不是 MAS 的发生发展所必需，可由其他细胞因子替代，如 IL-6、IL-1β、GM-CSF 等。虽然许多文献报道阻断 IFN-γ 可能对 MAS 病例的治疗有效，但该研究提示，MAS 可以独立于 IFN-γ 发生，有待于我们对其他潜在的发病机制做进一步深入研究。

（四）诱因

大多数 sJIA 背景下的 MAS 患者存在 NK 细胞活性显著降低。但低 NK 细胞活性的原发性噬血细胞综合征患者的家庭成员可能永远不会发展为临床疾病，这表明该病需要通过遗传易感和其他触发因素（包括感染、炎症或恶性肿瘤等）共同突破阈值。大约 1/3 的患者认为感染是 MAS 的触发因素，其通过特异性破坏细胞溶解途径触发 MAS，疱疹病毒、EBV 和 CMV 是最常见的病毒病原体，但其他病毒如播散性腺病毒、呼吸道合胞病毒、轮状病毒、细小病毒 B19 和流感病毒也有报道。慢性病毒感染，如人类免疫缺陷病毒（HIV）和肝炎病毒（HBV 或 HCV），可在急性或慢性感染阶段触发噬血细胞综合征。在 HIV 中，这些病例中的一些可能是由机会性感染、肿瘤或开始抗反转录病毒治疗引发的。罕见的是，噬血细胞综合征可由细菌、寄生虫和真菌触发；胞内致病菌如结核分枝杆菌、耶氏肺孢子虫和疟原虫等报道最为广泛。总之，这些观察表明，无法抑制或清除细胞内感染有助于噬血细胞综合征的发展，可能是通过持续的抗原刺激 T 细胞。除感染因素外，一些非感染因素，如原发风湿病活动、药物等也可诱发 MAS，TNF-α 抑制剂依那西普在许多病例中被认为是 MAS 的触发因素，也有患者在应用该药治疗开始时 MAS 恶化的报道，另外，流产和分娩也被报道在 SLE 中触发 MAS。

（吴　林　迪娜·索力提肯　王　昭）

第二节　临床表现及实验室检查

一、临床表现

MAS 的临床表现通常是急性的，能够迅速进展到多脏器功能衰竭。通常情况下，患者会突然出现持续的高热、肝脾大、全血细胞减少、血清肝酶升高、高甘油三酯血症和乳酸脱氢酶升高等。从活动的自身免疫性疾病中早期识别 MAS 非常重要。但由于 MAS 与活动性风湿病及全身炎症反应综合征（SIRS）有很多相似之处，往往容易被忽略。

发热是 MAS 及噬血细胞综合征最常见的临床表现，多为持续性发热。该类型发热不同于一般感染性发热，其体温与轻度的呼吸道或胃肠道感染的症状不相符，且抗生素治疗无效。发热的主要原因为炎症因子刺激。北京友谊医院对 MAS 患者的统计结果显示，所有患者均有发热。MAS 患者 78% 有脾大。肝、脾大的原因应归结为活化的 T 细胞、组织细胞或巨噬细胞的器官浸润。虽然肝脏损害、黄疸并不是噬血细胞综合征诊断标准中的指标，但在临床中非常常见。淋巴结增大、水肿等也是 MAS 常见的临床表现。自身免疫性疾病常有皮疹症状，MAS 患者皮疹可有多种表现。关节症状也是自身免疫性疾病常见的临床症状，在 MAS 患者中也较为常见。中枢神经系统受累在 MAS 患者中出现概率也较高，有文献报道为 38%，患者可出现嗜睡、易怒、定向障碍、头痛、癫痫或昏迷等。中枢神经系统功能障碍是噬血细胞综合征预后不良的指标，可发生于疾病的各阶段，甚至有些患者神经系统症状可作为 MAS 的首发表现。MAS 患者中凝血功能障碍较其他类型噬血细胞综合征常见，主要临床表现为皮肤瘀斑和出血点、鼻腔出血、消化道出血（呕血、便血等）等。MAS 患者中最常见的肾脏表现是急性肾损伤，其中部分患者需要肾脏替代治疗。肺及心脏受累也常有报道，严重者可导致多脏器功能衰竭。北京友谊医院通过对 MAS 患者的比较分析，发现皮疹、浆膜腔积液、关节症状及神经系统症状均与其他类型噬血细胞综合征有显著差异，因此在自身免疫性疾病患者疾病治疗过程中应当特别留意相关症状的出现。

二、实验室检查

（一）常用实验室指标

目前报道对 MAS 诊断敏感度、特异度均较高的指标有铁蛋白 ≥ 10 000 ng/ml、TG ≥ 160 mg/dl、谷草转氨酸（AST）≥ 40 IU/L、Fbg ≤ 250 mg/dl、谷丙转氨酶（ALT）≥ 40 IU/ml、γ- 谷氨酰基转移酶（GGT）≥ 40 IU/ml、血小板（PLT）≤ 150×10^9/L、骨髓噬血现象和肝脾大等。MAS 患者可出现血细胞减少，血小板减少更为多见。也可有血红蛋白 < 90 g/L，血小板 < 100×10^9/L，中性粒细胞 < 1.0×10^9/L。特别要说明的是，对于 AOSD 继发 MAS 白细胞减少较其他类型噬血细胞综合征相比下降并不显著。血细胞减少的原因不仅仅是噬血细胞现象造成，更是 TNF-α、IFN-γ 及高铁蛋白对骨髓造血的抑制。一般贫血多为正细胞、正色素的贫血。对于自身免疫疾病患者，疾病治疗过程中出现骨髓、肝、脾或淋巴结噬血现象对疾病诊断更为有意义，甚至有些患者的脑脊液中会出现噬血现象。当然，存在噬血现象并不等于继发了噬血细胞综合征。临床上一旦怀疑 MAS，应当进行相应的检测。虽然 ALT、AST 等肝酶指标并非噬血细胞综合征诊断标准中的项目，但肝功能异常及高胆红素血症在 MAS 患者中较为常见，胆红素升高在噬血细胞综合征患者中更常见以直接胆红素升高为主。血清铁蛋白（serum ferritin，SF）也是诊断 MAS 的一个重要参考指标。SF 的浓度与体内储存铁成正比。铁蛋白轻度升高见于系统性硬化、风湿性关节炎和多发性肌炎。在 ASOD、MAS 中，SF 水平显著增高，可高达 10 000 μg/L 以上，对于婴幼儿噬血细胞综合征，SF > 10 000 μg/L 对诊断有良好的敏感度和特异度。SF 升高的原因可能与吞噬细胞异常释放有关，大量活化的组织细胞吞噬红细胞，将铁释放到循环中，从而提高 SF 水平。另外，也可能与组织损伤有关。对于 MAS 患者，低蛋白血症、低钠血症也较为多见。红细胞沉降率（ESR）不但不升高反而下降是 MAS 的另一个重要特征，ESR 下降可用于鉴别并发 MAS 还是风湿免疫病本身加重。有研究表明，大多数 sJIA 患者继发 MAS，部分化验指标增长可超过 50%，如血小板计数、肝转氨酶、LDH、TG、D- 二聚体、CRP 等。

实验室指标还包括 NK 细胞活性减低和 sIL-2R（sCD25）水平显著升高。NK 细胞活性减低与噬血细胞综合征发病机制密切相关，MAS 患者细胞功能异常，NK 细胞毒性下降。sIL-2R 反映了 T 细胞活化程度，MAS 患者中 sIL-2R 水平可显著升高。尿 β_2- 微球蛋白在 MAS 患者中明显升高，可作为 MAS 诊断的敏感度指标，同时患者血清 β_2- 微球蛋白也有所升高，这些生物学标志物血清水平的升高提示 MAS 患者体内存在细胞免疫的过度活化。MAS 的细胞因子风暴中，IL-1、IL-6、IL-18、TNF-α 和 IFN-γ 等细胞因子均出现不同程度的升高，因此在 MAS 的诊断及治疗中，监测各种细胞因子水平对于诊断及评价治疗效果非常有意义。MAS 也可表现出穿孔素或 SAP 蛋白表达下降，类似于原发性噬血细胞综合征或 XLP 患者。MAS 患者骨髓和肝活检标本中噬血细胞的鉴定在很大程度上依赖于 CD163 的组织化学染色分析。CD163 是单核巨噬细胞系细胞的专属标志物，它通常在活化的巨噬细胞中表达，但并不局限于噬血细胞。有研究发现，风湿病患者继发 MAS 后比未并发 MAS 的 sJIA 患者 CD163+ 的噬血巨噬细胞明显增加，因此认为 CD163 可作为 MAS 诊断的标志。

（二）其他实验室指标及研究进展

1. IL-18　IL-18 是 IL-1 家族细胞因子，由巨噬细胞产生，通过 IL-18 受体诱导细胞毒性 T 细胞和 NK 细胞产生 IFN-γ，从而产生一系列炎症反应，在 MAS 的发生过程中起重要作用。据文献报道，与其他炎症性疾病和健康个体相比，IL-18 水平在原发性和继发性噬血细胞综合征中均升高（> 1000 pg/ml），而在 MAS 患者中，IL-18 升高更为明显，IL-18 > 24 000 pg/ml 可与其他类型噬血细胞综合征相鉴别，诊断敏感度为 83%，特异度为 94%。也有文献认为，血清 IL-18 > 47 750 pg/ml 可能有助于预测 MAS 的发展。IL-18 为诊断 MAS 的潜在生物标志物。

2. 腺苷脱氨酶 -2（adenosine deaminase 2，ADA2）　ADA2 是一种功能未知的蛋白，主要由单核细胞和巨噬细胞释放，其活性与 MAS 的生物标志物铁蛋白、IL-18 及 IFN-γ 诱导趋化因子 CXCL9 密切相关。有文献表明，ADA2 水平升高只见于伴有 MAS 的 sJIA 患者，且 MAS 复发时与疾病活动度相平行，而不伴 MAS 的 sJIA 患者 ADA2 水平正常，提示该指标可用于鉴别 MAS 和活动期 sJIA，但针对其他疾病继发噬血细胞综合征的诊断意义尚无相关报道。

3. 可溶性 CD163（soluble CD163，sCD163）　CD163 是血红蛋白 - 触珠蛋白复合物的跨膜清道夫受体，仅在巨噬细胞和单核细胞上表达。在多种促炎性因子的刺激下，可从单核细胞表面脱落至血液和各种组织液中，转化为一种可溶性形式（sCD163）。虽然 sCD163 的生理作用尚不清楚，但已有研究发现在各种急性和慢性炎症，包括感染、肝脏疾病、恶性肿瘤和自身免疫性疾病中，sCD163 水平均可升高，在伴 MAS 的 sJIA 患者中血清 sCD163 水平明显高于不伴 MAS 的 sJIA 患者，还有研究者将 sCD163 水平作为 SLE 合并 MAS 的诊断标志物，敏感度为 59%，特异度为 86%，且治疗后该指标可随疾病改善而同步下降，可据此监测疾病活动度。一些研究表明，sCD163 在 sJIA 患者血清中升高，并与 sCD25、铁蛋白升高有相关性。sIL-2R α 链（sIL-2Rα）和 sCD163 可能成为新的早期诊断 MAS 的标志物，并可监测疾病活动度和对治疗的反应，而且这些标志物也可以帮助鉴别 sJIA 患者中的亚临床型 MAS。

4. 新蝶呤　是一种 2- 氨基 -4- 羟基 -（1, 2, 3- 三羟丙基）- 蝶呤，由活化的单核 / 巨噬细胞通过鸟苷三磷酸（GTP）环水解酶Ⅰ产生。IFN-γ 是新蝶呤产生的最有效的诱导剂，血清新蝶呤水平与细胞免疫系统活性密切相关，由于其在血清中可稳定存在，临床上可通过测定新蝶呤水平评估 T 淋巴细胞和巨噬细胞的功能。有研究表明，血清新蝶呤水平在 sJIA 合并 MAS 早期可明显快速升高，是诊断 MAS 合并 sJIA 最精确的生物标志物，敏感度为 83.3%，特异度为 92%，同时还可作为疾病活动性的指标。

5. 可溶性肿瘤坏死因子受体（soluble tumor necrosis factor receptor，sTNFR） sTNFR-Ⅰ和 sTNFR-Ⅱ是 TNF-α 生物功能的重要调节因子。在各种病理条件下，sTNFR-Ⅰ和 sTNFR-Ⅱ通过与 TNF-α 相互作用介导宿主免疫反应，决定疾病的进程和结局。与活动性 sJIA 患者相比，MAS 患者血清中 TNFR-Ⅰ和 sTNFR-Ⅱ水平均显著升高。此外，随着 MAS 的发展，sTNFR-Ⅱ/Ⅰ值显著升高，并与疾病活动度呈正相关，表明血清 sTNFR-Ⅱ/Ⅰ值也可能是诊断 MAS 的一个有用的生物标志物。

6. 趋化因子 CXCL-9 CXCL-9 是一种完全由 IFN-γ 诱导巨噬细胞产生的单核因子，是趋化因子 CXC 亚族的一员，其表达与免疫细胞的功能相关。sJIA 合并 MAS 患者血清中 CXCL9 水平显著升高，与 IL-18、IL-6、sTNFR-Ⅱ、新蝶呤、铁蛋白等其他炎症标志物密切相关，反映了 MAS 的疾病活动性，并与疾病严重程度呈正相关，可能是诊断 MAS 的一个有用的生物标志物。

7. 其他生物标志物 有相关文献报道，CX3CL1、sIL-2R、血清维生素 B_{12} 等，也可作为判断 MAS 的生物标志物。需要进一步的研究来比较各种潜在的生物标志物的敏感度和特异度，以证实其在 MAS 诊断中的临床意义。

第三节　诊　断

MAS 早期缺乏典型的临床表现及特异性实验室指标，可被风湿免疫病表现（如发热、血细胞减少、多脏器受累等）掩盖。MAS 可作为风湿免疫病的首发表现，临床潜在的病因多样，风湿免疫病活动、感染、药物等均可作为诱因导致 MAS 的发生，如不重视，极易漏诊，导致诊疗延迟，文献报道死亡率可高达 20%～60%，因此早期识别、诊断和及时治疗至关重要。血清铁蛋白异常升高（通常 > 10 000 μg/L）是诊断成人 MAS 的一个最为重要的指标，该指标升高被认为是 MAS 的早期信号。红细胞沉降率（erythrocyte sedimentation rate，ESR）不升反降是 MAS 的另一个重要特征，它反映了纤维蛋白原降解导致的低纤维蛋白原血症，因此 ESR 下降可用于鉴别并发 MAS 还是风湿免疫病本身加重。骨髓、肝、脾或淋巴结中发现噬血现象对诊断 MAS 意义重大，但在 MAS 的早期阶段常无噬血现象，此时可加做骨髓 CD163 抗体染色，可能支持 MAS 诊断。

迄今为止，国际上尚无公认的 MAS 的诊断标准，由于 MAS 被认为是自身免疫性疾病继发的噬血细胞综合征，故目前主要沿用国际组织细胞协会发布的 HLH-2004 诊断标准，但该标准的制定主要基于家族性噬血细胞综合征患者，对于继发性噬血细胞综合征尤其 MAS 并不完全适用，所以很多研究组也在探索和制定新的 MAS 诊断标准。

MAS 最常并发于儿童 sJIA，发生率可达 10%～24%，而约 33% 的 sJIA 合并 MAS 患者不符合 HLH-2004 诊断标准，导致患儿诊断不及时而影响其预后。早在 2005 年，国际组织细胞协会儿童风湿性疾病组 Ravelli 等提出了 sJIA 合并 MAS 的初步诊断参考指标

（表 5-1），但由于其局限性，并不能达到早期诊断的目的。2016 年欧洲抗风湿病联盟、美国风湿病学会、儿童风湿病国际试验组织联合制定了关于 sJIA 并发 MAS 的新分类标准（表 5-2）。工作组从 1111 份含 sJIA 并发 MAS、未并发 MAS 的活动性 sJIA 及全身性感染患者在内的病例资料中，随机挑选出 428 份，依据患者发病时的临床资料和实验室资料判断其是否患有 MAS，然后依据敏感度、特异度、曲线下面积（AUC）及 κ 值从 982 个来源于文献或研究数据的候选分类标准中进行筛选，最后将共识度达到 80% 的分类标准定为最终分类标准。该诊断标准敏感度为 73%，特异度达 99%，阳性预测值为 97.4%，阴性预测值为 85.9%。

表 5-1　sJIA 合并 MAS 的参考诊断指标（2005 年）

临床标准

　1. 中枢神经系统受累（易激惹、定向力障碍、嗜睡、头痛、抽搐、昏迷）

　2. 出血表现（紫癜、出血倾向、黏膜出血、DIC 等）

　3. 肝脾大（肝肋下≥ 3 cm）

实验室标准

　1. PLT ≤ 262×10^9/L

　2. AST ＞ 59 U/L

　3. WBC ≤ 4×10^9/L

　4. Fbg ≤ 2.5 g/L

组织学标准

　骨髓中存在巨噬细胞吞噬血细胞的证据

诊断原则

诊断 MAS 需要任何 2 个或以上实验室标准，或 2 个以上临床和（或）实验室标准，噬血现象并非诊断必需。该标准仅适用于活动性 sJIA 合并 MAS，实验室检查为参考指标，同时排除具有相似实验室指标的其他疾病

表 5-2　sJIA 合并 MAS 的诊断标准（2016 年）

疑诊或确诊 sJIA 的发热患者，需满足铁蛋白＞ 684ng/ml 及以下实验室检查中的任意 2 条：

　1. PLT ≤ 181×10^9/L

　2. AST ＞ 48 U/L

　3. TG ＞ 1.56 g/L

　4. Fbg ≤ 3.60 g/L

同时需排除其他疾病对实验室结果的影响，如免疫相关的血小板减少症、传染性肝炎、内脏型利什曼病或家族性高脂血症

　　上述诊断的不足之处在于，对于已确诊 sJIA 患者合并 MAS 的早期诊断并不困难，但部分 sJIA 可以 MAS 起病，这部分患者占 sJIA 合并 MAS 患者的 40% ～ 67%。同时，此诊断标准主要用于 sJIA 患者合并 MAS 的诊断，对于 SLE、AOSD、川崎病等合并 MAS 的诊断特异度和敏感度有待于进一步研究。此外，基于儿童 MAS 的分类标准是否适用于成人也有待验证。

　　2014 年一项纳入 312 例患者的国际多中心回顾性队列研究对源自 Delphi 研究的 10 个

临床变量及与噬血细胞综合征诊断的相关性进行评估，采用 logistic 回归计算各指标纳入评分的权重，首次构建了反应性噬血细胞综合征的诊断评分系统（HS 评分）（表 5-3），同样可用于 MAS 的诊断。该研究得出的最佳截断值（cut-off 值）是 169 分，对应的敏感度为 93%，特异度为 86%。

表 5-3 HS 评分

参数	评分标准
1. 已知潜在的免疫抑制状态 [a]	0 分（无），18 分（有）
2. 体温（℃）	0 分（＜38.4），33 分（38.4～39.4），49 分（＞39.4）
3. 器官肿大	0 分（无肿大），23 分（肝大或脾大），38 分（肝、脾均大）
4. 血细胞减少 [b]	0（一系），24 分（二系），34 分（三系）
5. 铁蛋白（ng/ml）	0 分（＜2000），35 分（2000～6000），50 分（＞6000）
6. 甘油三酯（mmol/L）	0 分（＜1.5），44 分（1.5～4），64 分（＞4）
7. 纤维蛋白原（g/L）	0 分（＞2.5），30 分（≤2.5）
8. 血清谷草转氨酶（IU/L）	0 分（＜30），19 分（≥30）
9. 骨髓噬血现象	0 分（无），35 分（有）

a. HIV 阳性或长期接受免疫抑制治疗（如糖皮质激素、环孢素、硫唑嘌呤）。

b. Hb ≤ 92g/L 和（或）WBC ≤ 5×10^9/L 和（或）PLT ≤ 110×10^9/L。

2019 年国际儿童风湿病研究协作组织在 2005 年和 2016 年两版 sJIA 合并 MAS 指南基础上，建立了一个新的诊断评分标准，旨在帮助医生将 MAS 患者从活动期 sJIA 患者中区分出来。该研究纳入 33 个国家共 766 例患者，采用 Bayesian 模型平均法评估各临床和实验室变量在 MAS 诊断中的作用，得到所选变量的系数（β 系数），将临床特征和实验室变量乘以相应的 β 系数，最终得分称为 MAS/sJIA（MS）分数（表 5-4），根据所得分数评价发生 MAS 的风险。MS 评分范围为 –8.4～41.8，cut-off 值为 –2.1 时鉴别 MAS 和活动期 sJIA 效果最好，cut-off 值 ≥ –2.1 更倾向于 MAS 的诊断，敏感度为 85%，特异度为 95%。考虑到 sJIA 与 AOSD 属发生在不同年龄的同一病种，国内有学者评价了 MS 评分在 AOSD 合并 MAS 患者中的应用，共纳入 450 例 AOSD 患者，发现 MS 评分的 cut-off 值为 –2.1 时诊断 AOSD 合并 MAS 的敏感度为 100%，特异度仅为 29.85%，而 cut-off 值为 –1.08 时敏感度为 94.1%，特异度升至 95%。因此，该评分标准对于不同自身免疫性疾病的 cut-off 值是否有区别，尚需更大样本量的前瞻性研究及独立验证。

表 5-4 MS 评分

参数	β 系数
1. 中枢神经系统受累（有 1 分无 0 分）	2.44
2. 出血表现（有 1 分无 0 分）	1.54
3. 活动性关节炎（有 1 分无 0 分）	–1.30
4. 血小板计数（×10^9/L）	–0.003
5. 乳酸脱氢酶（U/L）	0.001

续表

参数	β 系数
6. 纤维蛋白原（g/L）	−0.004
7. 铁蛋白（mg/dl）	0.0001

MS 评分 = 中枢神经系统受累 ×2.44+ 出血表现 ×1.54+ 活动性关节炎 ×（−1.30）+ 血小板计数 ×（−0.003）+ 乳酸脱氢酶 ×0.001+ 纤维蛋白原 ×（−0.004）+ 铁蛋白 ×0.0001

越来越多的研究发现，sJIA 患者发生 MAS 时，家族性噬血细胞综合征相关基因发生杂合突变，比例高达 40%。Minoia 等开发并验证了一种有助于区分家族性噬血细胞综合征和 sJIA-MAS/HLH 的诊断评分工具，称为 MAS-HLH 或 MH 评分（表 5-5）。MH 评分包括 6 个变量：发病年龄、中性粒细胞计数、纤维蛋白原水平、脾大、血小板计数和血红蛋白。MH 评分范围为 0～123 分。MH 评分＜11 分，家族性噬血细胞综合征的可能性＜1%，MH 评分≥123 分，家族性噬血细胞综合征的可能性＞99%，鉴别家族性噬血细胞综合征的最佳 cut-off 值为 60（敏感度为 91%，特异度为 93%）。MH 评分系统可以帮助医生识别更有可能患有家族性噬血细胞综合征的患者，因此，可以优先进行功能和基因检测。

表 5-5　MH 评分

参数	分值
1. 发病年龄（岁）	0（＞1.6）；37（≤1.6）
2. 中性粒细胞计数（×10⁹/L）	0（＞1.4）；37（≤1.4）
3. 纤维蛋白原（g/L）	0（＞1.31）；15（≤1.31）
4. 脾大	0（无）；12（有）
5. 血小板计数（×10⁹/L）	0（＞78）；11（≤78）
6. 血红蛋白（g/L）	0（＞83）；11（≤83）

此外，2009 年 Parodi 等提出了 SLE 合并 MAS 的初步诊断指南，该指南在 HLH-2004 诊断标准基础上新增了中枢神经系统改变、AST 及 LDH 等实验室指标，但该指南目前未被广泛应用。

（冯翠翠　吴　林　迪娜·索力提肯　王　昭）

第四节　治疗与预后

一、治　疗

MAS 是一种高致死性疾病，早期诊断和紧急干预治疗是降低死亡率的关键。治疗需要兼顾 MAS 和原发病及诱因，治疗目的主要是通过免疫抑制剂或免疫调节剂和细胞毒药物等遏制过度的炎症反应，阻断炎症级联反应，以关闭细胞因子风暴、治疗潜在病因，以及预治疗和预防并发症。目前暂无 MAS 的治疗指南推荐，现行的 MAS 治疗方案是从最初 sJIA 的治疗方案演变而来，成人 MAS 的治疗主要参考 HLH-1994 或 HLH-2004 方案。MAS 的治疗主要包括传统免疫抑制治疗、新型细胞因子阻断剂及其他辅助治疗，具体治疗方法如下。

1. 糖皮质激素　为治疗 MAS 的首选治疗方法，能同时兼顾 MAS 的控制及原发病的治疗，常需大剂量甲泼尼龙冲击，推荐剂量为 15 ~ 30 mg/（kg·d），最大剂量为 1 g/d，持续 3 ~ 5 天，根据治疗效果可间隔 3 ~ 5 天后重复应用，后序贯泼尼松 1.5 ~ 2.0 mg/（kg·d），分 2 次口服，待症状、体征及实验室指标好转后逐渐减量。早期及时的激素治疗可使疾病缓解率达到 2/3。

2. 环孢素　对激素反应不敏感或危重症患者可考虑加用环孢素（CsA），初期常为静脉给药，诱导缓解期剂量为 4 ~ 6 mg/（kg·d），大多数患者可于 24 ~ 48 小时症状缓解，缓解 3 ~ 6 个月后改为维持剂量 2 ~ 3 mg/（kg·d）。其确切的免疫机制并不十分清楚，主要能通过抑制 T 淋巴细胞和巨噬细胞达到治疗 MAS 的作用，作用于 T 细胞活化初期，抑制辅助性 T 细胞活化形成 IL-2，抑制 T 细胞 IL-2 受体表达，同时还可抑制 IFN-γ 的产生，抑制巨噬细胞产生 TNF-α、IL-1、IL-6 等细胞因子。有研究显示，CsA 不仅可以快速控制症状，同时可以减少糖皮质激素的用量。此外，在一项回顾性分析中发现，加用 CsA 治疗可显著降低 MAS 的死亡风险。因此，建议在危重情况或患者无快速改善时及时加用 CsA。用药期间需监测血药浓度、血压变化、神经系统症状，定期检测肝肾功能。

3. HLH-1994/2004 方案　如使用激素和 CsA 后 MAS 仍未控制，可考虑采用 HLH-1994/2004 方案治疗，其中 VP-16 为 VP-16 为鬼臼毒素衍生物，作用于 DNA 拓扑异构酶 Ⅱ 从而抑制 DNA 合成，但因存在严重的副作用如骨髓抑制、肝功能损害、严重感染等，阻碍了其在风湿类疾病患者中临床的使用。治疗后复发患者，可考虑挽救性异基因造血干细胞移植。

4. DEP 方案　是一种由脂质体多柔比星、VP-16 和激素组成的联合化疗方案。脂质体多柔比星对机体可产生广泛的生物化学效应，具有强烈的细胞毒作用，可抑制 DNA、RNA 和蛋白质合成，脂质体可使药物在毛细血管的通透性增加部位聚集量增加，并在淋巴系统富集且不被巨噬细胞和单核细胞吞噬，使药物半衰期延长，从而增强治疗效果，同时相比不含脂质体的多柔比星，减少了不良反应的发生。依托泊苷为核心，可抑制单核细胞、组织细胞活化。糖皮质激素对免疫细胞、炎症细胞的激活、分化、趋化和产生免疫作用的过程都有很强的抑制作用。因为噬血细胞综合征患者常伴有严重的并发症，而脂质体多柔比星的低心脏毒性风险、甲泼尼龙的低肝脏毒性和水钠潴留风险等优势可以在一定程度上降低治疗相关损伤的风险。在笔者所在中心的一项前瞻性单臂临床研究中，采用 DEP 方案治疗 63 例难治性噬血细胞综合征患者，OR 为 76.2%，CR 为 27.0%，PR 为 49.2%，在 48 例获得部分缓解或完全缓解的患者中，有 29 例在随后的化疗、异基因造血干细胞移植或脾切除术中存活；而对于标准治疗，HLH-1994 研究结果表示，约 30% 的患者对其无反应。

5. 生物制剂类

（1）抗胸腺细胞免疫球蛋白（ATG）：主要通过补体依赖性细胞毒作用耗尽 CD4[+] 和

$CD8^+$ T 细胞，也可少量消耗单核细胞，对于有肝肾功能损害的患者，ATG 较 VP-16 可能为一种更安全的替代选择。

（2）免疫球蛋白：可结合吞噬细胞 Fc 受体，使其不被激活，降低机体组织和细胞破坏程度，并下调 Th 细胞活性，具有免疫调节和抑制感染的作用。在目前的病例报道中，考虑其对病毒感染诱发的 MAS 有效，一般采用大剂量冲击疗法，1 g/（kg·d），疗程为 2 天。在川崎病引起的 MAS 中，推荐为一线用药。

（3）芦可替尼：为 JAK1/2 抑制剂，可有效抑制噬血细胞综合征小鼠模型巨噬细胞活化引起的细胞因子风暴，可以抑制 IFN-γ、IL-6、IL-12 等的产生，改善体温、铁蛋白和 sCD25 等炎症指标，因此，芦可替尼适用于免疫紊乱的 MAS 患者。对于予以 DEP 挽救方案后仍有发热或者危重症患者，建议同时加上芦可替尼联合治疗。芦可替尼虽然不能治愈 MAS，但有助于控制 MAS 的炎症状态，为后续治疗提供机会。在笔者所在中心一项芦可替尼作为挽救治疗的 34 例患者的回顾性分析中，加用芦可替尼后，OR 为 73.5%，CR 为 14.7%，PR 为 58.8%，其中在服用芦可替尼 24 小时内，88.2% 的患者体温恢复正常，服用 2 周后，铁蛋白和 sCD25 显著降低。

（4）阿那白滞素（anakinra）：为重组人 IL-1 受体拮抗剂，通过竞争性抑制其与 IL-1R 的结合，从而阻断 IL-1α 和 IL-1β 的活性。阿那白滞素已被广泛用于治疗 sJIA，多项 III 期临床试验表明，阿那白滞素可使 50% 以上的 sJIA 患者获得长期临床缓解，对于 sJIA 相关 MAS，多项病例报告显示，使用了激素和 CsA 后反应不佳者，使用阿那白滞素后症状可有显著改善。Shakoory 等在分析既往阿那白滞素治疗脓毒症的临床研究中发现，合并有肝功能损害和 DIC 的脓毒症患者的病死率降低，28 天生存率阿那白滞素组为 65.4%，安慰剂组为 35.3%，非肝功能损害和 DIC 患者 28 天生存率相似（71.4% vs. 70.8%），提示早期应用阿那白滞素可改善预后。在 Miettunen 等的报道中，12 例 PR MAS 患者使用阿那白滞素后平均在 13 天全部获得缓解。Halaybar 等于 2019 年发表的多学科循证意见中推荐阿那白滞素 2 ~ 4 mg/（kg·d）（或更高剂量），每 6 ~ 24 小时静脉应用于 MAS 治疗。在两份总结儿童 sJIA 使用阿那白滞素治疗的报道中，1 ~ 2 mg/（kg·d）的剂量被怀疑是 MAS 的触发因素，但其因果关系尚难确定，其中一些患者在增加阿那白滞素剂量后 MAS 得到改善。

（5）IL-6R 单克隆抗体：托珠单抗（tocilizumab）为重组人源化抗 IL-6 受体单克隆抗体，对治疗成人 Still 病引发的 MAS 有效，可较好地改善临床症状，使体温得到快速控制，降低 CRP 及铁蛋白水平，但单药治疗不能诱导 MAS 临床缓解，需联合其他治疗方案。有报道在使用托珠单抗治疗 sJIA 中，MAS 发生率为 7% ~ 17%，其疗效尚存在争议，且不推荐作为儿童风湿病相关 MAS 的治疗。

（6）CD20 单克隆抗体：是一种人鼠嵌合性单克隆抗体，可与胸腺、脾脏、外周血和淋巴结的 B 淋巴细胞上的 CD20 特异性结合，从而介导 B 细胞溶解。CD20 单克隆抗体杀伤 B 细胞的机制主要在于以下三方面：①抗体依赖性细胞介导的细胞毒作用；②补体介导的细胞毒作用；③直接诱导 B 细胞的凋亡。利妥昔单抗对 EBV 感染驱动的 MAS 有效。对于难治性 SLE-MAS，国内外均有报道 CD20 单克隆抗体治疗成功的案例，SLE-MAS 的发病机制与自身抗体介导的造血细胞吞噬和免疫复合物沉积在骨髓有关，对 B 细胞的清除导致抗原提呈减少并减少了对 T 细胞的刺激。对于 CD20 单克隆抗体是否能单药治疗 MAS，其作用的持久性，以及是否能减少依托泊苷的疗程等，仍需进一步研究。

（7）IFN-γ 单克隆抗体：IFN-γ 又称巨噬细胞活化因子。在小鼠的 MAS 模型试验中，中和 IFN-γ 可使铁蛋白水平显著降低并且能够大幅度提高存活率。目前，依帕伐单抗（emapalumab）已被美国 FDA 批准治疗家族性噬血细胞综合征，推荐起始剂量为 1 mg/kg，每周 2 次。在部分 MAS 中，存在已知 FHL 基因的杂合突变，但依帕伐单抗对其他类型的 MAS 疗效尚不明确。

（8）TNF-α 抑制剂：依那普昔和英夫利昔单抗，能特异性阻断 TNF-α 的人鼠嵌合型单克隆抗体，可用于 MAS 的治疗，对类风湿关节炎有良好的治疗效果，但不良反应较多，且有多个病例报道，RA 患者或 sJIA 患者在使用 TNF-α 抑制剂后发生了 MAS。

（9）抗 CD52 抗体：阿仑单抗能耗竭淋巴细胞和单核细胞，有个案报道对 SLE 合并 MAS 治疗成功。在美国的一项单中心 22 例噬血细胞综合征挽救治疗中，给予患者阿仑单抗 1mg/kg，均分为 4 天给药，14 例（64%）患者达到 PR，5 例（23%）患者至少有 1 项指标改善超过 25%，77% 的患者存活至造血干细胞移植。

6. 血浆置换 可清除炎症介质，调节免疫，促进淋巴细胞功能恢复，支持患者器官功能，以待化疗或其他治疗手段发挥作用，适用于危重症患者，可以降低病死率，推荐隔日一次，至少治疗 3 次。由感染诱发的 MAS 大约占 1/3，血浆置换对于 MAS 合并感染的患者被证明有效。此外，有个案报道，对于难治性 sJIA，血浆置换联合白细胞去除治疗可以诱导疾病缓解，白细胞去除治疗的作用机制尚不清楚，但其清除活化的炎症细胞，减少血浆微粒被认为可能对 MAS 治疗有效，因此，血浆置换联合白细胞去除治疗可作为顽固性 MAS 治疗的一种选择。

7. 其他 环磷酰胺为重症 SLE 的首选药物，同样也可以预防 MAS。Kumakura 和他的同事发现环磷酰胺的有效性明显高于 CsA，对于风湿病专家来说，则更喜欢使用 CsA，因为环磷酰胺有明显的骨髓抑制作用。他克莫司有治疗成人 SLE-MAS 有效的报道，其有效性有待进一步研究证明。

MAS 的基础疾病、诱因、疾病阶段、严重程度均各有不同，治疗方案需个体化、阶段化，不断调整。针对细胞因子靶向治疗 MAS 是近年来研究的热点，包括 IL-1R 抑制剂、IL-6R 单抗、TNF-α 单抗、CD20 单抗等，其中 IFN-γ 和 IL-8 可能成为未来治疗的靶点。同时也需要注意生物制剂的双向作用，在发挥治疗作用时，也可诱发 MAS 的产生。MAS 本质是广泛的细胞因子风暴，单纯阻断某一细胞因子不一定能完全抑制过度失控的炎症反应。在 MAS 得到有效控制后，应按照原发病进行后续治疗。

二、预　后

据统计，成人继发性噬血细胞综合征的患者总体死亡率为 41%，而在 MAS 患者为 5%～39%。笔者所在中心的临床数据中，MAS 患者预后优于其他类型噬血细胞综合征，在对 67 例成人 MAS 的回顾性分析中发现，随访 16 周死亡率约为 22.4%。有报道统计了文献中报道的 116 例 MAS 患者，15 例死亡，其中 6 例为 SLE 继发，4 例为皮肌炎，3 例为 ASOD 相关 MAS，1 例系统性硬化和 1 例结节病。死亡的主要原因为多器官功能衰竭和大出血。血清铁蛋白水平最高值与死亡率有关，而经治疗血清铁蛋白的快速下降超过50%，可使治疗后死亡率降低。

（喻明珠　吴　林　迪娜·索力提肯　王　昭）

参 考 文 献

王昭，2018. 组织细胞疾病［M］. 北京：人民卫生出版社.

Bracaglia C，de Graaf K，Pires Marafon D，et al，2017. Elevated circulating levels of interferon-γ and interferon-γ-induced chemokines characterise patients with macrophage activation syndrome complicating systemic juvenile idiopathic arthritis［J］. Ann Rheum Dis，76（1）：166-172.

Bracaglia C，Prencipe G，de Benedetti F，2017. Macrophage activation syndrome：different mechanisms leading to a one clinical syndrome［J］. Pediatr Rheumatol Online J，15（1）：5.

Burn T N，Weaver L，Rood J E，et al，2020. Genetic deficiency of interferon-γ reveals interferon-γ-independent manifestations of murine hemophagocytic lymphohistiocytosis［J］. Arthritis Rheumatol，72（2）：335-347.

Carter S J，Tattersall R S，Ramanan A V，2019. Macrophage activation syndrome in adults：recent advances in pathophysiology，diagnosis and treatment［J］. Rheumatology（Oxford），58（1）：5-17.

Griffin G，Shenoi S，Hughes G C，2020. Hemophagocytic lymphohistiocytosis：an update on pathogenesis，diagnosis，and therapy［J］. Best Pract Res Clin Rheumatol，34（4）：101515.

Henderson L A，Cron R Q，2020. Macrophage activation syndrome and secondary hemophagocytic lymphohistiocytosis in childhood inflammatory disorders：diagnosis and management［J］. Paediatr Drugs，22（1）：29-44.

Henter J I，Horne A C，Arico M，et al，2007. HLH-2004：Diagnostic and therapeutic guidelines for hemophagocytic lymphohistiocytosis［J］. Pediatr Blood Cancer，48（2）：124-131.

Kinjo N，Hamada K，Hirayama C，et al，2018. Role of plasma exchange，leukocytapheresis，and plasma diafiltration in management of refractory macrophage activation syndrome［J］. J Clin Apher，33（1）：117-120.

Lee P Y，Schulert G S，Canna S W，et al，2020. Adenosine deaminase 2 as a biomarker of macrophage activation syndrome in systemic juvenile idiopathic arthritis［J］. Ann Rheum Dis，79（2）：225-231.

McClain K L，Allen C E，2018. Fire behind the fury：IL-18 and MAS［J］. Blood，131（13）：1393-1394.

Minoia F，Bovis F，Davì S，et al，2019. Development and initial validation of the MS score for diagnosis of macrophage activation syndrome in systemic juvenile idiopathic arthritis［J］. Ann Rheum Dis，78（10）：1357-1362.

Minoia F，Bovis F，DaviS，et al，2017. Development and initial validation of the macrophage activation syndrome/primary hemophagocytic lymphohistiocytosis score，a diagnostic tool that differentiates primary hemophagocytic lymphohistiocytosis from macrophage activation syndrome［J］. J Pediatr，189：72-78. e3.

Minoia F，Ravelli A，2020. Evaluating diagnostic criteria for macrophage activation syndrome in patients with adult onset Still's disease. Response to：'Comparison of MS score and HScore for the diagnosis of adult-onset Still's disease associated macrophage activation syndrome' by Zhang et al［J］. Ann Rheum Dis，annrheumdis-2020-218033.

Mizuta M，Shimizu M，Inoue N，et al，2019. Clinical significance of serum CXCL9 levels as a biomarker for systemic juvenile idiopathic arthritis associated macrophage activation syndrome［J］. Cytokine，119：182-187.

Nishino A，Katsumata Y，Kawasumi H，et al，2019. Usefulness of soluble CD163 as a biomarker for macrophage activation syndrome associated with systemic lupus erythematosus［J］. Lupus，28（8）：986-994.

Ravelli A，Minoia F，DavìS，et al，2016. 2016 Classification criteria for macrophage activation syndrome complicating systemic juvenile idiopathic arthritis：a European League Against Rheumatism/American College of Rheumatology/Paediatric Rheumatology International Trials Organisation collaborative initiative［J］. Ann Rheum Dis，75（3）：481-489.

Schulert G S，Grom A A，2015. Pathogenesis of macrophage activation syndrome and potential for cytokine-directed therapies［J］. Annu Rev Med，66：145-159.

Schulert G S，Zhang M，Husami A，et al，2018. Brief report：novel UNC13D intronic variant disrupting an NF-κB enhancer in a patient with recurrent macrophage activation syndrome and systemic juvenile idiopathic arthritis［J］. Arthritis Rheumatol，70（6）：

963-970.

Takakura M，Shimizu M，Irabu H，et al，2019. Comparison of serum biomarkers for the diagnosis of macrophage activation syndrome complicating systemic juvenile idiopathic arthritis[J]. Clin Immunol，208：108252.

Tsoukas P，Rapp E，van Der Kraak L，et al，2020. Interleukin-18 and cytotoxic impairment are independent and synergistic causes of murine virus-induced hyperinflammation[J]. Blood，136（19）：2162-2174.

Vandenhaute J，Wouters C H，Matthys P，2019. Natural killer cells in systemic autoinflammatory diseases：a focus on systemic juvenile idiopathic arthritis and macrophage activation syndrome[J]. Front Immunol，10：3089.

Wang R，Li T，Ye S，et al，2019. Application of MS score in macrophage activation syndrome patients associated with adult onset Still's disease[J]. Ann Rheum Dis，80（9）：e145.

Weaver L K，Chu N，Behrens E M，2019. Brief report：interferon-γ-mediated immunopathology potentiated by Toll-like receptor 9 activation in a murine model of macrophage activation syndrome[J]. Arthritis Rheumatol，71（1）：161-168.

Weiss E S，Girard-Guyonvarc'h C，Holzinger D，et al，2018. Interleukin-18 diagnostically distinguishes and pathogenically promotes human and murine macrophage activation syndrome[J]. Blood，131（13）：1442-1455.

Yini W，Wenqiu H，Liangding H，et al，2015. Multicenter study of combination DEP regimen as a salvage therapy for adult refractory hemophagocytic lymphohistiocytosis[J]. Blood，126（19）：2186-2192.

第六章 其他类型噬血细胞综合征

其他类型噬血细胞综合征主要是指除原发性噬血细胞综合征和感染、风湿、肿瘤等常见原因的继发性噬血细胞综合征之外的一部分罕见类型的噬血细胞综合征，主要包括妊娠相关噬血细胞综合征、药物相关噬血细胞综合征、代谢性疾病相关噬血细胞综合征、造血干细胞移植 / 器官移植后噬血细胞综合征，以及严重创伤或手术后噬血细胞综合征等。这些罕见类型的噬血细胞综合征，虽然临床上罕见，但是如不能得到及时诊治，一旦病情进展，患者病情危重且死亡率高，因此及时正确的诊断和治疗十分重要。

妊娠相关噬血细胞综合征一般发生在妊娠期和产褥期，其发病机制尚不清楚，目前研究认为其发病主要与孕妇体内的免疫功能紊乱有关。妊娠相关噬血细胞综合征患者常表现为孕期不明原因发热，伴脾、淋巴结肿大和肝功能异常，部分伴消化系统症状。妊娠相关噬血细胞综合征需要与孕期的其他疾病仔细鉴别，如 HELLP 综合征、妊娠急性脂肪肝和妊娠合并急性重症肝炎等。而妊娠相关噬血细胞综合征的治疗包括终止妊娠、单用激素、激素联合丙种球蛋白、含依托泊苷的 HLH-1994/HLH-2004 方案等化疗和其他药物等，总体治疗效果尚可，但如得不到及时有效的控制，预后仍较差。

可能引发药物相关噬血细胞综合征的药物包括免疫治疗类药物和抗精神病药物等。在免疫治疗类药物中，目前免疫检查点抑制剂（immune checkpoint inhibitor，ICI）相关噬血细胞综合征的报道相对多见。ICI 主要以调节 T 淋巴细胞发挥抗肿瘤作用而广泛应用于恶性肿瘤的治疗。目前认为 ICI 相关噬血细胞综合征的发病机制与其诱发的 T 淋巴细胞的过度活化有关。目前报道的 ICI 相关噬血细胞综合征发病率为 0.03% ~ 0.4%，但具有潜在的致命性，死亡率可高达 50%。因此，对于 ICI 治疗后的患者，如出现高热、肝功能损伤、血清铁蛋白升高等症状时，需要考虑噬血细胞综合征可能，并给予及时诊断和治疗。对于 ICI 相关噬血细胞综合征的治疗，目前主要仍是以含 VP-16 的细胞毒药物为基础治疗方案。抗精神病药物主要报道的为抗癫痫类药物，包括拉莫三嗪和奥卡西平等。目前对于该类药物相关噬血细胞综合征的报道较为少见，且均为个案报道。抗精神病药物继发噬血细胞综合征的发病机制尚不明确。患者诊断后应立即停药，并积极针对噬血细胞综合征治疗，多数患者对于 VP-16 联合类固醇激素的治疗反应良好，且缓解后不需长期维持治疗。

代谢性疾病相关噬血细胞综合征是一种非常罕见的继发性噬血细胞综合征类型，目前有报道的可引起噬血细胞综合征的代谢性疾病包括赖氨酸尿性蛋白耐受不良、有机酸血症、多发性硫酸酶缺乏、半乳糖血症、戈谢病、皮尔逊综合征和半乳涎腺症。代谢性疾病相关噬血细胞综合征的病因目前尚不明确，有学者认为与中间代谢产物的累积导致 NK 细胞及CTL 功能损伤有关。继发于代谢性疾病的噬血细胞综合征常伴有不明原因的发热、肝炎、急性肝衰竭和败血症样表现，病情危重，需积极诊断和治疗。代谢性疾病相关噬血细胞综合征的治疗，需在积极纠正代谢紊乱的同时，及时给予针对噬血细胞综合征的治疗，含 VP-16 的化疗方案对于噬血细胞综合征的缓解有重要意义，而糖皮质激素和丙种球蛋白等亦为控制噬血细胞综合征的有效治疗药物，必要时可采取血浆置换或透析的方式以快速解除代谢紊乱的诱因。

造血干细胞移植后噬血细胞综合征可分为早发型和晚发型。早发型噬血细胞综合征发病机制仍不清楚，可能与免疫功能缺陷有关；而晚发型噬血细胞综合征通常认为与病毒感染相关，包括 EBV、巨细胞病毒、腺病毒、丙肝病毒和人类疱疹病毒 6 型等。造血干细胞移植后噬血细胞综合征患者常表现为不明原因的发热、白细胞升高、铁蛋白升高和 sCD25 升高。而移植后患者的其他移植相关并发症亦可能会与噬血细胞综合征表现类似，如细胞因子释放综合征、移植失败、急性移植物抗宿主病、全身炎症反应综合征和血栓性微血管病。这些疾病通常也可以表现为发热、血细胞减少和细胞因子风暴，导致诸如血清铁蛋白和 sCD25 等炎症标志物升高，与噬血细胞综合征的诊断标准重叠，使得造血干细胞移植后噬血细胞综合征的诊断具有挑战性。所以，当造血干细胞移植后患者出现发热、不明原因血细胞减少及脏器功能损伤时，除了考虑噬血细胞综合征以外，还需警惕以上疾病的可能。对于该类噬血细胞综合征，早期正确的识别和及时有效的治疗对于控制病情进展和改善患者预后是十分重要的。造血干细胞移植后噬血细胞综合征的治疗目前尚无明确有效的治疗方案，需结合病因及患者的疾病状态综合评估。有报道，部分轻症患者针对病因、单用糖皮质激素类药物或者静脉注射丙种球蛋白即可达到治疗效果。但是，包括糖皮质激素和 VP-16 在内的细胞毒药物均可对移植后的机体免疫功能产生影响，即可能诱发移植后其他并发症或者诱发原发疾病的复发，所以需要谨慎应用该类药物。而芦可替尼和白介素 -1 受体阻滞剂等新药为该类患者提供了新的选择。

实体器官移植后噬血细胞综合征可发生在肝脏移植、肾脏移植和心脏移植后。通常认为实体器官移植后噬血细胞综合征的发生与患者长期应用免疫抑制剂后严重的机会性感染有关。尤其是 EBV 感染和巨细胞病毒感染，可能成为触发噬血细胞综合征的高危因素。同时，人类疱疹病毒 8 型（HHV-8）和组织胞浆菌感染也有报道。实体器官移植后噬血细胞综合征患者多数表现为发热、血细胞减少、铁蛋白增高和甘油三酯升高等，同时也有合并自身免疫性溶血性贫血的报道。对于机会性感染诱发噬血细胞综合征的患者给予积极控制感染后噬血细胞综合征治疗效果尚可。但是部分诱因为 EBV 感染的患者，即使积极治疗也可能难以控制病情，患者可能很快死亡。目前报道的器官移植后噬血细胞综合征患者一般预后较差。因此，对于器官移植后的患者应定期检测 EBV-DNA、CMV-DNA，一旦发生难以解释的发热和血细胞减少，需及时完善铁蛋白、sCD25 及骨髓穿刺等检查明确诊断。早期识别噬血细胞综合征对于降低患者病死率具有重要意义。

疫苗相关噬血细胞综合征目前报道的主要是卡介苗、脊髓灰质炎疫苗、狂犬病毒疫苗及麻疹 – 腮腺炎 – 风疹减毒活疫苗等。大部分疫苗相关噬血细胞综合征与接种疫苗后免疫异常状态相关，一般预后较好。值得注意的是，一部分疫苗相关噬血细胞综合征是由于患者有免疫缺陷的背景，疫苗在疾病进程中起到诱发作用。膀胱内灌注卡介苗是泌尿科医生治疗高危膀胱癌经常使用的治疗方法。有报道卡介苗膀胱灌洗治疗膀胱癌可以导致噬血细胞综合征，患者一般以不明原因的发热、脾大和肝脏转氨酶升高为主要临床表现。所以，对于卡介苗膀胱灌洗治疗膀胱癌的患者，如治疗后发生持续发热伴有脾大和肝脏转氨酶升高，应给予高度警惕噬血细胞综合征。目前报道的该类噬血细胞综合征患者经激素、丙种球蛋白联合其他药物治疗后预后一般较好。

　　除了上述少见类型噬血细胞综合征外，各种严重创伤或手术后，如严重烧伤、脾切除术、肝切除术后的患者，一旦出现败血症或休克状态，就有发生噬血细胞综合征的可能。此外，在患有基础疾病（包括慢性肾脏或肝脏疾病、糖尿病、慢性肉芽肿性疾病和恶性贫血）的患者中也可能发生噬血细胞综合征，其主要原因可能是这些患者更容易继发感染。

（孟广强　宋德利　王晶石　王　昭）

第一节　妊娠相关噬血细胞综合征

　　妊娠相关噬血细胞综合征一般是指发生在妊娠期和产褥期的噬血细胞综合征，是一种临床罕见的疾病。妊娠相关噬血细胞综合征的临床表现多样，最常见为发热、脾大、肝功能异常和消化道症状等。妊娠相关噬血细胞综合征的案例十分少见，目前尚无确切的发病率的报道。但该类疾病发生发展迅速，如果不及时治疗，死亡率较高。

一、流行病学

　　自 1994 年第 1 例妊娠相关噬血细胞综合征报道至今，已陆续有相关病例报道，但多为个案报道或小样本报道，目前尚无确切的发病率报道。在已报道的发病患者中可以观察到，虽然噬血细胞综合征常发生于孕中期，但是也有发生在孕早期（妊娠的前 3 个月内）的报道，也可见于产褥期（产后 56 天内）。妊娠相关噬血细胞综合征多发生于产前的孕期，而发生于产褥期的噬血细胞综合征较为罕见。感染是妊娠相关噬血细胞综合征除妊娠外的常见诱因。通常患者还存在其他的诱发因素如淋巴瘤、风湿病，也有个别案例未找到诱发因素。

二、发病机制

　　妊娠相关噬血细胞综合征的发病机制目前并不清楚。在过去对噬血细胞综合征发病机制的研究中，人们大多认为噬血细胞综合征患者是在病毒或其他诱因的刺激下，$CD8^+$ T 细胞无调控地克隆增多且不被灭活，导致巨噬细胞过度活化并出现噬血现象。对于妊娠相关噬血细胞综合征的发病机制的研究目前有以下观点。

　　有学者认为母-婴交换是诱发妊娠相关噬血细胞综合征的关键原因。通过母-婴交换，胎儿的 HLA 抗原、细胞碎片和细胞滋养层细胞进入母体循环，而母体的 T 淋巴细胞未能识别这些胎儿抗原导致过度的全身炎症反应。

　　还有学者认为诱发妊娠相关噬血细胞综合征的关键原因主要与免疫功能紊乱有关。妊娠期患者的体内免疫系统也处于一个特殊时期，既需要正常的免疫应答保护自体免受外界侵袭，又需要通过某种保护性免疫应答以保护胎儿免受识别和排斥。妊娠期的这种免疫状态极易出现免疫功能紊乱，当受到外界其他因素刺激时即可出现不可控的炎症因子风暴，即发生噬血细胞综合征。在妊娠期间，Th1 细胞分泌促炎性细胞因子，对母体本身的免疫防御反应至关重要；Th2 细胞则分泌细胞因子协助母体对胎儿的免疫耐受。既往研究认为，妊娠相关噬血细胞综合征可能与子痫前期有共同的发病机制，主要体现为 T 淋巴细胞免疫调节异常。子痫前期是母体 T 淋巴细胞对胎儿抗原识别失败，导致滋养层碎片等大量释放入血，引起 Th1 和 Th2 细胞所分泌的细胞因子失衡而产生相应症状，妊娠期噬血细胞综合征的发生机制可能类似于子痫前期。子痫前期体内的 T 淋巴细胞亚群发生变化，主要为调节性 T 淋巴细胞活性的下降，同时 Th1 和 Th2 细胞失衡导致其所分泌的细胞因子失衡，Th1 分泌的细胞因子如 TNF-α、IL-1β、IL-6、IL-10 和 IFN-γ 等大量分泌。而这些细胞因子正是噬血细胞综合征发生时过度分泌的主要的细胞因子。如同子痫前期一样，许多研究报道发现孕期发病的噬血细胞综合征在终止妊娠后可获得缓解。

　　在理论上产后胎儿已娩出，致病因素已消除，不应该再发生噬血细胞综合征，但是仍有发生在产后的妊娠相关噬血细胞综合征的报道。其发病机制可能仍然与产妇体内的免疫失调有关。在生产后与孕妇妊娠相关的生理变化逐渐发生逆转，但大多数孕产妇生理系统会在 6～8 周恢复到孕前状态。除了 T 淋巴细胞免疫调节异常参与产后相关噬血细胞综合征的发病外，还有研究发现产后 NK 细胞毒功能的抑制也是其发病机制之一。如 NKG2A 是 NK 细胞毒性的抑制剂，有研究发现其在产后水平升高，提示产后 NK 细胞毒功能受到抑制。NK 细胞毒功能受到抑制后其杀伤靶细胞的功能降低，机体的免疫功能受到抑制，容易诱发各种病原微生物的感染，甚至导致肿瘤的发生，从而发生相关的噬血细胞综合征。

三、临床表现

　　妊娠相关噬血细胞综合征患者的临床表现各不相同。最常见的症状是发热，通常热型不规则，且为持续高热，多数高热前期抗生素治疗效果不明显。其次是脾大和肝功能异常，肝功能异常中以转氨酶升高为主。妊娠相关噬血细胞综合征的患者消化系统症状常见，常出现食欲缺乏、呕心和厌油腻等，且常出现肝大体征。其余临床表现还有皮疹、黄疸、淋巴结肿大和呼吸系统症状（如咳嗽、咳痰、干湿性啰音、浆膜腔积液）和神经系统症状（头晕、头痛、言语错乱），偶见瘀斑。

四、诊断及鉴别诊断

（一）诊断

　　妊娠相关噬血细胞综合征的诊断目前仍按照 HLH-2004 诊断标准。为满足胎儿的需要，妊娠母体各器官脏器发生一系列解剖生理变化来适应胎儿。因此，妊娠相关噬血细胞综合征的诊断标准仍需要进一步探索。

　　孕妇妊娠期的变化包括循环系统、血液系统和新陈代谢的变化。循环系统的变化：心脏随子宫的增大向左、向上、向前移位，妊娠末期心脏容量约增加10%。心排血量从妊娠8～10周开始增加，30～32周开始达峰，每次心排血量约80 ml。血液系统的变化：循环血容量于妊娠6～8周开始增加，至妊娠32～34周达高峰。其中，血浆约增加1000 ml，血液相对稀释。红细胞计数约为$3.6×10^{12}$/L，血红蛋白约为110 g/L。白细胞增加，细胞计数为（5～12）$×10^9$/L，产褥期为（14～16）$×10^9$/L。血小板因为血液稀释相对减少。血浆纤维蛋白原含量增加，妊娠末期可达4.5 g/L，血浆蛋白降低，至妊娠中期为60～65 g/L。新陈代谢的变化：妊娠期肠道吸收脂肪代谢能力增强，血脂较孕前增加约50%。

（二）鉴别诊断

1. HELLP综合征（hemolysis，elevated liver enzymes and low platelet count syndrome）通常发生在妊娠中晚期，起病迅速，以溶血、肝酶升高和血小板减低为特点。HELLP综合征常并发于妊娠高血压，但与妊娠高血压综合征（妊高征）的严重程度不成正比。典型的临床表现为乏力、恶心、呕吐、腹痛、水肿、体重增加、高血压及蛋白尿等。实验室检查：①血管内溶血：血红蛋白60～90 g/L，外周血涂片可见变形、破碎的红细胞，血清总胆红素升高，以间接胆红素为主；②血清肝酶升高：AST ≥ 70 U/L，乳酸脱氢酶≥ 600 U/L；③血小板减少：血小板<$100×10^9$/L。此外，HELLP综合征骨髓中一般无噬血现象。妊娠相关噬血细胞综合征外周血涂片无血管内溶血表现。骨髓中可见噬血现象。

2. 妊娠急性脂肪肝（acute fatty liver of pregnancy，AFLP）　是一种严重的妊娠期特发性肝病，起病较急，常发生在妊娠末期，主要临床表现为肝脏脂肪变性。临床常表现为恶心、呕吐和黄疸等消化道症状，可见肝功能损害，通常以胆红素增高为主。正常人肝组织脂肪含量约为5%，晚期AFLP患者肝脏穿刺发现肝组织脂肪含量可达到50%。妊娠相关噬血细胞综合征常见消化系统症状，但最常见的症状是不规则持续发热，常合并脾大。肝脏穿刺对于鉴别二者有重要意义。

3. 妊娠合并急性重症肝炎　是一种常见病，此病在短期内出现大量肝细胞坏死或严重肝细胞变性。主要临床表现为黄疸、凝血功能障碍。黄疸出现时间早，表现为皮肤、巩膜黄染，尿色深黄并迅速加深。消化道症状明显，常有顽固性恶心、呕吐、腹胀，并进行性加重。严重出血倾向，甚至出现DIC、急性肾衰竭、肝肾综合征和精神神经症状。此病与妊娠相关噬血细胞综合征临床表现相似，可通过实验室诊断进行鉴别（表6-1）。

表6-1　妊娠相关噬血细胞综合征的鉴别诊断

	妊娠相关噬血细胞综合征	HELLP综合征	妊娠相关急性脂肪肝	妊娠合并急性重症肝炎
妊娠期	中期、围生期	中期、晚期	晚期	中期、晚期
贫血	重度	无/轻度	无	无
血小板	减少	减少	正常	晚期减少

续表

	妊娠相关噬血细胞综合征	HELLP 综合征	妊娠相关急性脂肪肝	妊娠合并急性重症肝炎
甘油三酯	增高	正常	增高	增高
血清白蛋白	降低	降低	降低	降低
纤维蛋白原	增高	正常	降低	降低
转氨酶	增高	增高	增高	增高
胆红素	正常或增高	增高	增高	增高
血糖	正常	正常	降低	降低
神经系统症状	头晕、头痛、言语错乱	—	—	烦躁、嗜睡、谵妄、抽搐、昏迷、扑翼样震颤

五、治　疗

对于妊娠相关噬血细胞综合征目前尚无标准治疗方案。但对于继发性噬血细胞综合征，治疗原则均为首先控制异常的炎症状态，控制 T 淋巴细胞和巨噬细胞的持续过度活化，为治疗原发病提供机会。妊娠相关噬血细胞综合征病情凶险，应根据病情及时行对症支持治疗。

目前国际指南推荐的噬血细胞综合征治疗方案为 HLH-1994/HLH-2004 方案，包括地塞米松、依托泊苷和环孢素。应用此方案应考虑到药物对胎儿正常生长发育的影响。孕妇是一个免疫学上独特的人群，其免疫系统可能由于对胎儿抗原的识别而失调，这可能是噬血细胞综合征发生的重要的基础。对于孕中期患者是否进行引产虽存在伦理学争议，但仍有部分单纯激素治疗无效的患者选择通过引产结束妊娠，一方面控制病情，一方面规避化疗药致畸的风险。已有许多报道在终止妊娠后噬血细胞综合征得到缓解，并长期存活。但考虑到终止妊娠的伦理问题，该手段作为治疗手段仅限于患者病情危重等特殊情况。

单纯激素治疗可用于孕中期患者，部分激素抵抗的患者可应用大剂量免疫球蛋白治疗。有学者认为免疫球蛋白联合激素是比较安全有效的治疗手段，也有单用大剂量丙种球蛋白或大剂量激素治疗疗效显著的病例报道，但报道数量较少，因此，以上方案是否安全有效仍需要验证。

依托泊苷是一种细胞毒性化疗药物，可用于治疗多种恶性肿瘤。它与 DNA 拓扑异构酶 Ⅱ（有助于 DNA 解链）形成复合物，防止 DNA 链重新连接，导致 DNA 链断裂。这会导致 DNA 合成错误并促进肿瘤细胞的凋亡。近年来，依托泊苷已被广泛用于组织细胞疾病的治疗。作为 HLH-1994、HLH-2004 方案中的基本药物之一，一般认为依托泊苷通过选择性作用于高度活化的 T 细胞，抑制单核巨噬细胞系统的活化并减少炎性细胞因子风暴的产生，最终控制噬血细胞综合征。这不同于皮质类固醇的广泛免疫抑制作用和免疫球蛋白的免疫调节。依托泊苷在妊娠相关噬血细胞综合征中应用的局限性是对胎儿可能的致畸性危害和对于孕妇的骨髓抑制作用。尽管在既往文献中报道，中晚期妊娠发生的噬血细胞综合征中依托泊苷的应用似乎并未引起任何先天性畸形。例如，一项多中心的回顾研究中，13 例妊娠相关噬血细胞综合征患者，其中位胎龄为 28 周（10 ～ 35 周），有 10 例接受了甲泼尼龙／免疫球蛋白治疗，仅2例有效。在治疗期间使用依托泊苷的6例患者均实现了疾病缓解。从疾病发生到使用依托泊苷的中位时间为36天（17～131天）。这6例患者中有5例在依托泊苷治疗前接受过糖皮质激素联合或不联合丙种球蛋白的治疗。在笔者所在中心联合三家中心的多中心报道中，同样强调了依托泊苷在妊娠相关噬血细胞综合征治疗中的重要地位，尤其是对于激素及环孢素等治疗无效，终止妊娠亦无效的患者对产后噬血细胞综合征、终止妊娠但噬血细胞综合征仍不缓解，以及各种原因无法终止妊娠的患者使用依托泊苷，乃至HLH-1994、HLH-2004方案，综合考虑为收益最佳，提示依托泊苷对于妊娠相关噬血细胞综合征并非禁忌，对于糖皮质激素／免疫球蛋白治疗无效的患者应该积极考虑。但临床上仍然存在担忧，尤其是依托泊苷的最佳应用时间和剂量尚不清楚。

其他药物，如白介素-1受体拮抗剂阿那白滞素治疗妊娠相关噬血细胞综合征亦有报道。例如，2018年报道了一例23岁孕妇，在妊娠22周时出现心动过速、发热和全身肌痛。尽管使用了广谱抗生素治疗，仍持续发热，出现明显的高铁蛋白血症、高甘油三酯血症和血细胞减少症伴sCD25水平升高，最终诊断为噬血细胞综合征。在给予糖皮质激素和静脉注射免疫球蛋白治疗后，加用阿那白滞素治疗。在治疗几周后，噬血细胞综合征获得缓解，并在孕31周加5天时行剖宫产，胎儿无异常。关于在妊娠人群中使用阿那白滞素的数据有限，目前尚不清楚是否会对胎儿造成伤害。

此外，环孢素、利妥昔单抗、芦可替尼和细胞因子拮抗剂等治疗妊娠相关噬血细胞综合征也均有报道。但是，这些药物是否会对胎儿的发育有影响，仍需大规模临床试验研究。对于复发／难治性噬血细胞综合征，异基因造血干细胞移植是指南推荐的治疗方案。有学者于2017年报道了1例妊娠相关噬血细胞综合征，患者于孕22周时出现呼吸困难、腹痛、贫血、血小板减少和转氨酶增高，考虑HELLP综合征。但是胎儿分娩后患者病情仍持续进展。完善骨髓穿刺后提示有噬血现象，最终诊断为噬血细胞综合征。患者接受依托泊苷为基础的化疗后获得部分缓解，行异基因造血干细胞移植后达完全缓解。遗憾的是患者移植后11个月，噬血细胞综合征复发，并在3周内死亡。

大部分妊娠相关噬血细胞综合征患者存在其他伴发疾病，如EBV感染、淋巴瘤、成人Still病等。对于这些伴发疾病，在治疗过程中也应考虑。例如，合并淋巴瘤的妊娠相关噬血细胞综合征应积极治疗淋巴瘤，合并狼疮的患者可采用免疫球蛋白治疗。一旦噬血细胞综合征病情得到控制，需要积极治疗伴发疾病，因为它们可能也是妊娠相关噬血细胞综合征的重要发病机制之一。同时，这些伴发疾病也决定了患者的预后。

六、预　　后

妊娠相关噬血细胞综合征预后主要取决于两个因素：原发疾病或伴发疾病和中枢神经系统（CNS）浸润。原发疾病或伴发疾病直接决定妊娠相关噬血细胞综合征预后，如EBV感染、淋巴瘤、自身免疫病等。如文献报道中EBV诱发的妊娠相关噬血细胞综合征预后较差，而其他易于治疗的病原微生物感染诱发的患者则预后良好。所以，对于不明原因的妊娠相关噬血细胞综合征，即使治疗后获得满意疗效，仍需密切随诊。目前报道合并

CNS 浸润的产后相关噬血细胞综合征预后一般也较差。CNS 受累是目前公认的噬血细胞综合征的不良预后因素之一，合并 CNS 受累，往往提示患者噬血细胞综合征病情较重，细胞因子风暴已累及中枢。噬血细胞综合征伴 CNS 受累临床表现主要为三方面：临床症状、体征，影像学改变，脑脊液检查改变。临床症状、体征主要为神经系统受累，表现多样。影像学上，CT 及 MRI 往往以脱髓鞘样病变为主要特点，严重时可出现出血、坏死等情况。脑脊液（CSF）检查往往表现为白细胞、蛋白质的升高。值得注意的是，并不是所有的表现均出现才可诊断为 CNS 受累，往往存在一项符合即需要考虑中枢受累的可能。对于噬血细胞综合征伴 CNS 受累的治疗，目前认为鞘内注射治疗能够有效缓解噬血细胞综合征的中枢累及情况，而且能够改善预后。根据国际组织细胞协会的建议，一旦出现 CNS 受累，即应开始考虑异基因造血干细胞移植术。因为妊娠相关噬血细胞综合征发病率较低，目前研究报道较少，是否有其他的预后因素仍不清楚。

妊娠相关噬血细胞综合征常发生在孕中期和产褥期前后，虽然这种疾病十分罕见，但其发生发展迅速，如果不能及时有效地治疗，将造成十分严重的后果。因此，根据临床表现及时识别至关重要。妊娠相关噬血细胞综合征常表现为孕期不明原因发热伴脾大和肝功能异常，常出现消化系统症状，严重时可有神经系统症状。如果出现上述症状，应及时识别并进行有意义的辅助检查确诊。因为妊娠相关噬血细胞综合征相较于其他类型噬血细胞综合征一般预后相对要好，因此早期识别、早期诊断，从而早期治疗，对于这类患者的预后就更为重要。

（孟广强　王晶石　王　昭）

第二节　造血干细胞移植 / 器官移植后噬血细胞综合征

造血干细胞移植 / 器官移植后噬血细胞综合征是移植后一种严重的并发症，目前尚无统一的诊断、预后分层和治疗标准。本节将就两类移植后噬血细胞综合征的疾病特点及治疗方案进行阐述。

一、造血干细胞移植后噬血细胞综合征

造血干细胞（HSC）移植后患者常存在免疫缺陷或应用免疫调节剂治疗移植物抗宿主病，因而易合并病毒感染，因此一部分 HSCT 后的患者也会并发噬血细胞综合征，这一类型的噬血细胞综合征被称作造血干细胞移植相关噬血细胞综合征。

（一）发病机制

造血干细胞移植相关噬血细胞综合征可分为早发型和晚发型两组。晚发型造血干细胞移植相关噬血细胞综合征通常与感染相关，早发型造血干细胞移植相关噬血细胞综合征发病机制仍不清楚。

晚发型造血干细胞移植相关噬血细胞综合征通常与病毒感染相关，包括 EBV、巨细

胞病毒、腺病毒、丙肝病毒和人类疱疹病毒 6 型，这些病毒感染是导致患者持续发热的原因。其中，最常见的是 EBV 感染。EBV 基因组可潜伏在 B 细胞，移植后的患者常因免疫抑制导致 T 细胞功能下降，因此 T 细胞不能有效地调控 B 细胞的增殖，这导致 EBV 感染的 B 细胞出现不受控制的增殖，最终引起造血干细胞移植相关噬血细胞综合征。

造血干细胞移植相关噬血细胞综合征也可能与移植后患者的免疫状态改变有关。一项前瞻性、单中心的研究发现，自体和异基因造血干细胞移植后病毒感染的儿童和成人中噬血细胞综合征的总发病率为 4%，而在异基因造血干细胞移植中发病率上升至 8.8%。7 例噬血细胞综合征患者中，3 例是由巨细胞病毒引起的，1 例由 EBV 感染引起，而剩余3 例并没有发现明确的病因。因此，作者提出，同种异体造血干细胞移植后噬血细胞综合征发生率较高，这表明异基因造血干细胞移植后噬血细胞综合征可能与移植物抗宿主病（GVHD）相关，发生 GVHD 时宿主巨噬细胞激活的同时对供体干细胞产生免疫反应，这种发病特征与继发性噬血细胞综合征相似。此外，暴露于 GVHD 可能会导致"免疫训练（immune training）"现象，一旦触发如 EBV 或其他病毒感染，就会诱发如噬血细胞综合征形式的过度炎症。

（二）诊断

造血干细胞移植后出现噬血细胞综合征不但死亡率高，而且诊断困难。目前仍根据HLH-2004 方案标准进行诊断，尚无特异的诊断标准。Sandler 等在一项回顾性研究中发现，94 名接受了异基因造血干细胞移植的患者中，铁蛋白升高和骨髓中的噬血现象是诊断移植后噬血细胞综合征的有效指标，发生噬血细胞综合征的患者相较于未发生噬血细胞综合征的患者死亡率明显升高，同时他们提出了造血干细胞移植相关噬血细胞综合征的诊断标准（表 6-2），更精确的诊断标准需要更大规模的临床研究来确定。

表 6-2 造血干细胞移植后噬血细胞综合征的诊断标准

主要标准	次要标准
植入延迟，原发或继发植入失败	发热
组织病理学发现噬血现象	肝脾大
	铁蛋白升高
	乳酸脱氢酶升高

（三）鉴别诊断

在造血干细胞移植后阶段，许多情况可能会与噬血细胞综合征表现类似或者触发噬血细胞综合征，如细胞因子释放综合征（cytokine release syndrome，CRS）、移植失败、急性移植物抗宿主病（acute graft-versus-host disease，aGVHD）、全身炎症反应综合征（SIRS）和血栓性微血管病（thrombotic microangiopathy，TMA）。这些情况通常也可以表现为发热、血细胞减少症和细胞因子风暴，导致诸如铁蛋白和 sCD25 等炎症生物标志物升高，与噬血细胞综合征的诊断标准重叠，导致造血干细胞移植后噬血细胞综合征的诊断颇具挑战性。造血干细胞移植后患者出现发热、不明原因血象下降及脏器功能损伤时，除了考虑噬血细胞综合征以外，还需警惕以下疾病可能（表 6-3）。

表 6-3　移植后噬血细胞综合征、GVHD、SIRS 及 TMA 的临床表现特点

	移植后噬血细胞综合征	GVHD	SIRS	TMA
病因或诱因	病毒感染、免疫功能改变及 GVHD 等	感染等	创伤，休克，细菌、真菌及病毒等严重感染	感染、药物、高血压及 GVHD 等
临床表现	发热，血细胞减少，血清铁蛋白（SF）、甘油三酯及 sCD25 升高，凝血功能障碍，脾大及噬血现象等	低热，皮疹，肝功能损伤，腹泻，偶尔可发生肾脏、肺等脏器排异表现，容易合并感染	发热，心率增快，呼吸频率增快，全身多器官功能障碍	发热，血小板减少、溶血性贫血和微循环中血小板血栓，胆红素升高，肾功能损伤，以神经系统、肾脏及心血管系统受累最为常见
鉴别要点	SF 升高，骨髓巨噬细胞增多可能有一定特异性	主要表现为排异症状，相较于噬血细胞综合征，SF 升高并不明显，尤其当 SF ≥ 10 000 μg/L 时对于区分继发性噬血细胞综合征和 GVHD 可能具有鉴别价值	感染触发的 SIRS 多有 C 反应蛋白、降钙素原的明显升高	血清抗蛋白酶活性减低，C5b-9 对于鉴别具有重要价值
治疗	视病因及疾病严重程度决定	抗排异治疗	抗感染治疗	停止抗排异药物，血浆置换，免疫抑制治疗等
预后	总体较差	由排异严重程度决定	由感染程度及病原体类型决定，总体较差	轻型相对较好，总体较差

（四）治疗

造血干细胞移植后噬血细胞综合征的治疗目前尚无明确有效的治疗方案，需结合病因及患者的疾病状态综合评估，噬血细胞综合征专家共识中的治疗方案仅能作为参考。针对病因、单用糖皮质激素类药物或者静脉注射丙种球蛋白即可治疗部分轻症患者。虽然近一半的患者对类固醇有良好的反应，但类固醇类药物可能会抑制 GVHD，从而增加复发的风险。同时，重症或者 EBV 感染诱发的患者可能需要免疫抑制治疗才能缓解噬血细胞综合征，随之加大了感染的风险。因此，治疗造血干细胞移植相关噬血细胞综合征，不管选择何种治疗方式均需更加慎重，芦可替尼及阿那白滞素也可以作为治疗选择。表 6-4 中列出了近年来造血干细胞移植后噬血细胞综合征相关研究的人群特点、治疗方案及预后等信息。

（五）预后

造血干细胞移植相关噬血细胞综合征是一种可能致死的严重并发症，多数为继发性噬血细胞综合征。日本一项为期 5 年的研究发现，接受造血干细胞移植治疗的成人噬血细胞综合征的发病率为 4.3%，死亡率高达 85.5%。其中，25% 为接受自体造血干细胞移植，75% 为接受异基因造血干细胞移植。早期识别及治疗对于改善预后至关重要。

表 6-4　造血干细胞移植后噬血细胞综合征相关研究及报道总结

研究	研究概述	移植原因/主要疾病	主要病因或诱因	治疗	预后或研究结果
Kobayashi 等(2014)	回顾性分析了 554 例移植患者。最终 24 例患者发生噬血细胞综合征。BMT(10)，PBSCT(8)，CBT(6)(F/14*，M/10)	NHL(7)，AML(4)，MM(4)，MDS(3)，ALL(2)，ATL(2)，CML(1)，AA(1)	—	泼尼松龙或甲泼尼龙(21)，CsA(4)，MMF(2)，VP-16(1)，膦甲酸钠(2)，二次移植(2)	所有接受自体移植和肝功能正常的患者更有效；预处理方案包含 VP-16 是唯一能降低移植后噬血细胞综合征的因素
Sandler 等(2019)	回顾性分析了 6 例造血干细胞移植相关噬血细胞综合征患者(F/2，M/4)	MDS(1)，CML(1)，AML(4)	EBV-PTLD(2)，aGVHD(2)，CS(1)，EB+CS(1)	甲泼尼龙，IVIG 及阿那白滞素(6)，CsA(2)，VP-16(1)，DEX(1)	存活(1)(病因是 EB+CS，治疗包括甲泼尼龙、DEX、CsA 及阿那白滞素)；死亡(5)
Asano 等(2012)	回顾性分析了 42 例造血干细胞移植相关噬血细胞综合征患儿童患者，37 例符合入选标准(早发型 26，迟发型 11 例)	早发型：ALL(6)，AML(6)，CL(1)，JMCL(1)，NHL(1)，AA(3)，横纹肌肉瘤(1)，免疫缺陷(4)，神经母细胞瘤(2)迟发型	早发型常规病毒检测显示没有明显的病毒感染；晚发型多与病毒感染相关	IVIG，类固醇类药物，CsA，依托泊苷及血浆置换	噬血细胞综合征缓解患者的总生存率为 59%，而未缓解患者的总生存率仅为 14%；低剂量依托泊苷治疗的患者对噬血细胞综合征并无明确优势
Ono R 等(2020)	2 例移植后噬血细胞综合征患儿童患者(F/1，16 个月；M/1，5 岁)	F：BCP-ALL M：MDS	2 例患者病毒检测阴性，考虑移植相关	F：标准剂量泼尼松龙，高剂量甲泼尼龙、顺铂、IVIG 和低剂量 VP-16，都未能改善噬血细胞综合征，芦可替尼治疗有效 M：低剂量甲泼尼龙、DEX、高剂量 VP-16、泼尼松龙、DEX 和英夫利普单抗均无效，后予以芦可替尼治疗有效	芦可替尼治疗前后细胞因子分析显示 2 例患者的细胞因子风暴均有所改善；对于移植相关噬血细胞综合征，芦可替尼可能是一个合适的选择

注：(1) AA：再生障碍性贫血；aGVHD：急性移植物抗宿主病；ALL：急性淋巴细胞白血病；AML：急性髓系白血病；ATL：成人 T 细胞白血病；BCP-ALL：B 前体急性淋巴细胞白血病；BMT：骨髓造血干细胞移植；CBT：脐带血干细胞移植；CL：慢性白细胞白血病；CML：慢性粒细胞白血病；CS：肺部感染诱发脓毒症；CsA：环孢素；DEX：地塞米松；EB+CS：EBV 感染同时伴有肺部感染诱发的脓毒症；EBV-PTLD：EBV 引起的移植后淋巴增殖性疾病；IVIG：静脉注射免疫球蛋白；JMCL：幼年血干细胞白血病；MDS：骨髓增生异常综合征；MM：多发性骨髓瘤；MMF：霉酚酸酯；NHL：非霍奇金淋巴瘤；PBSCT：外周血干细胞移植。

(2) F：女性；M：男性；* 例数。

二、器官移植后噬血细胞综合征

实体器官移植（solid organ transplantation）后的噬血细胞综合征可发生在肝脏移植、肾脏移植甚至心脏移植后。特别是肾脏移植的患者，回顾性研究发现肾脏移植后噬血细胞综合征的发生率为 0.4% ～ 2%。尽管在实体器官移植失败的情况下有一些病例报道，但通常噬血细胞综合征的发生与严重的机会性感染有关。此类患者长期应用免疫抑制剂容易继发感染，尤其是 EBV 感染和巨细胞病毒感染，可能成为触发噬血细胞综合征的高危因素。同时 HHV-8 和组织胞浆菌感染也有报道。Cigdem 等在总共 12 例儿童肝移植后噬血细胞综合征的病例总结中发现，75% 的患者同时伴发 EBV 感染，因此肝移植后 EBV-DNA 的定期随访非常重要。该文章同时提到 1 名伴有 *STX11* 基因（V197M 和 E182E）的复合杂合突变的患者，因此儿童肝移植后噬血细胞综合征发生时，需要警惕有无原发噬血细胞综合征的可能。

实体器官移植后噬血细胞综合征患者的临床表现与非移植患者相似，多数表现为发热、血象下降、铁蛋白增高、甘油三酯升高等，同时自身免疫性溶血性贫血在肝移植后噬血细胞综合征也有发现。部分患者积极治疗 CMV 感染或者给予丙种球蛋白等治疗即可治愈。病因主要为移植后淋巴增殖性疾病（PTLD）的患者，利妥昔单抗有较好的治疗效果。但部分病因为 EBV 感染的患者，即使积极治疗也可能难以控制病情，患者很快死亡。因此，移植后发生 EBV 相关噬血细胞综合征若能够控制，还需结合 EBV 的清除情况及感染细胞亚群决定后续是否需要异基因造血干细胞移植。

器官移植后噬血细胞综合征的报道发现患者预后普遍较差，早期识别噬血细胞综合征发生对于降低患者病死率有重要意义。因此，对于器官移植后的患者应定期检测 EBV-DNA、CMV-DNA，一旦发生难以解释的发热、血象下降，需及时完善铁蛋白、sCD25 及骨髓穿刺等检查明确诊断，同时除了病毒学检查外，也应注意排查是否有原发性噬血细胞综合征和肿瘤相关噬血细胞综合征的可能。

三、总　　结

移植后噬血细胞综合征有高死亡率且诊断困难的特点，在移植后的定期随访中应密切血常规、EBV-DNA、CMV-DNA 等（表 6-5）。这类患者一旦出现发热、血象减低，需要警惕噬血细胞综合征可能，铁蛋白增高及骨髓中的噬血现象可能能够帮助造血干细胞移植后噬血细胞综合征的诊断。治疗方面，目前暂无明确的诊治方案，这类患者不能完全按照噬血细胞综合征的专家共识处理，需结合临床情况和患者病因进行治疗管理。器官移植后早期骨髓检查有助于及时诊断和治疗噬血细胞综合征。造血干细胞移植预处理方案中加用 VP-16 有可能帮助降低移植后噬血细胞综合征的发生率。

表 6-5　器官移植后噬血细胞综合征相关的临床研究及报道

作者及研究	所患疾病/移植类型及患者基本特征	病因或诱因	主要表现	治疗/结果	结论
Alexandre 等 (2004)	一肾移植（女性/13，男性/4，平均年龄 41 岁 ±8 岁）	1. 病毒感染，包括 CMV，EBV，HVV-6 和 HVV-8（9 例） 2. 细菌感染，包括肺结核和汉赛巴尔通菌（6 例） 3. 其他感染，包括弓形体病和卡氏肺孢子虫肺炎（2 例）	1. 发热（17 例），肝脾大（9 例），可有腹部、神经系统和呼吸系统等非特异性症状 2. 全血细胞减少，肝酶升高（12 例），胆汁淤积（10 例），甘油三酯升高（75%），SF 升高（86%） 3. PTLD（2 例）	1. 类固醇类药物起始治疗（6 例）；静脉免疫球蛋白（7 例）；抗感染治疗（17 例）CD20 单抗化疗—PTLD（2 例） 2. 死亡（8 例）；存活（9 例），其中 4 例发生移植肾失功，随后接受移植肾切除术	1. 肾移植后发生噬血细胞综合征的原因主要是严重免疫功能低下容易发生 CMV 及 EBV 感染 2. 肾移植后噬血细胞综合征尽管积极治疗，预后仍然很差
Filippone 等个案报道 (2016)	高血压诱发的终末期肾病/肾移植	EBV 感染	移植后 6 天出现全血细胞减少，脾大，肺不张，纤维蛋白原减低及心搏骤停，疾病进展迅速；尸检提示脾大，可见噬血现象，EBER 阳性	无特异性治疗/发病后 2 小时死亡	肾移植后出现血细胞减少和炎症反应，不典型时需考虑噬血细胞综合征可能
Giacomo 等 2 例个案报道 (2020)	高血压和不明原因诱发的终末期肾病/肾移植（女性，58 岁）；IgA 肾病引起的肾衰竭/肾移植（男性，51 岁）	均为 EBV 感染	发热，呼吸困难，腹泻，肝脾大，全血细胞减少，SF 明显升高及急性肾衰竭等	女性，58 岁：HLH-2004 方案联合利妥昔单抗死亡；男性，51 岁：肾替代治疗，无法耐受免疫抑制治疗/均死亡	肾移植患者中，EBV 诱发的噬血细胞综合征，即使及时治疗，预后仍很差
Christian 等个案报道 (2020)	巨细胞病毒心肌炎/心脏移植	不详	发热，两系减低，SF、甘油三酯及 sCD25 升高，纤维蛋白原减低，无噬血现象	倍他米松及 IVIG 等/死亡	心脏移植患者可能发生噬血细胞综合征。怀疑噬血细胞综合征时，骨髓检查无噬血现象不足以排除诊断
Chisuwa 等 2 例病例报道 (2001)	女性，9 个月：胆道闭锁/肝移植 男性，11 个月：胆道闭锁/肝移植	F，9 个月：不详；M，11 个月：EBV 感染	发热，血象下降，肝功能损害，凝血功能障碍，噬血现象	女性，9 个月：甲泼尼龙，VP-16，丙种球蛋白及血浆置换等；男性，11 个月：泼尼松龙，停用免疫抑制剂，阿昔洛韦等/均死亡	肝移植后噬血细胞综合征预后差，早期诊断和治疗非常重要

续表

作者及研究	所患疾病/移植类型及患者基本特征	病因或诱因	主要表现	治疗/结果	结论
Hardikar 等个案报道（2006）	一肝移植（男性，26个月）	CMV 感染	全血细胞减少，噬血现象及 CMV 阳性	更昔洛韦、免疫球蛋白及粒细胞集落刺激因子等/存活	肝移植应定期检测 CMV，一旦出现不明原因的发热、血象下降，需警惕噬血细胞综合征可能
Jha 等个案报道（2015）	肝外胆道闭锁/肝移植（女性，2岁）	EBV-PTLD	高热，全血细胞减少，肝脾大，骨髓噬血现象，甘油三酯及 SF 升高；淋巴结病理提示多态性 PTLD	类固醇类药物+利妥昔单抗/存活	EBV 可能直接诱发噬血细胞综合征，或者最初可能导致 PTLD，然后 PTLD 导致噬血细胞综合征。PTLD 的高危人群应定期检测 EBV-DNA
Jarchin 等	新生儿肝炎/肝移植（男性，18岁）#	-	低热，脾大，三系减少，AIHA，噬血现象	DEX+VP-16/死亡	儿童肝移植术后噬血细胞综合征可以以 AIHA 为主要表现
Cigdem 等 12 例儿童病例总结（2020）	一肝移植	EBV 感染（75%）；STX11 基因复杂杂合突变同时伴发 CMV 感染（1）	持续发热（100%）、脾大（92%）和血细胞减少（92%）；50% 的患者发生其他免疫介导的疾病，如自身免疫性溶血性贫血	DEX（8），DEX+VP-16（6）/死亡（3），存活（9）	1. 早期骨髓检查有助于及时诊断和治疗 2. 长期随访的考虑因素包括复发、PTLD 或其他免疫介导的疾病

注：#1 岁因新生儿肝炎行肝移植，18 岁确诊噬血细胞综合征。
AIHA：自身免疫性溶血性贫血；EBER：EBV 编码的小 RNA 的免疫组织化学染色。

（宋德利　王晶石　王　昭）

第三节 代谢性疾病相关噬血细胞综合征

代谢性疾病相关噬血细胞综合征是一种非常罕见的继发性噬血细胞综合征类型，目前已报道的可引起继发性噬血细胞综合征的代谢性疾病包括赖氨酸尿性蛋白耐受不良（lysinuric protein intolerance，LPI）、多发性硫酸酶缺乏、半乳糖血症、戈谢病、皮尔逊综合征和半乳涎腺症。代谢性疾病相关噬血细胞综合征的病因目前尚不明确，有人认为可能与中间代谢产物的累积导致 NK 细胞及 CTL 细胞功能损伤有关。以下对 LPI 相关噬血细胞综合征及有机酸血症（organic acidemia，OA）相关噬血细胞综合征做主要阐述。

一、赖氨酸尿性蛋白耐受不良相关噬血细胞综合征

LPI 是一种由 y^+L 氨基酸转运体 -1（y^+LAT-1）功能异常引起的罕见先天性代谢性疾病，为常染色体隐性遗传病，可能与 *SLC7A7* 基因变异相关。*SLC7A7* 基因定位于 14q11.2，包含 11 个外显子。y^+LAT-1 是一个轻亚基的异质氨基酸转运体，具有 12 个跨膜区域的蛋白质结构，分子量约为 40 kDa，当其与细胞表面抗原 4F2 重链（4F2hc，CD98）共表达时，可诱发 y^+L 系统活性。该转运蛋白主要存在于极化细胞的基底外侧膜上，如肾脏和小肠的基底外侧膜，负责转运阳离子氨基酸，如赖氨酸、精氨酸和鸟氨酸。y^+LAT-1 突变体与野生型相比，y^+LAT-1 蛋白的表达率显著降低，细胞死亡率显著升高。y^+LAT-1 功能异常的致病机制主要包括两方面：一方面，y^+LAT-1 表达异常引起肠道上皮和肾脏对阳离子氨基酸的吸收受损，破坏氨基酸的平衡，导致蛋白质合成的减少，引发高氨血症和生长障碍等临床症状；另一方面，精氨酸是内源性一氧化氮（NO）合成的前体物质，y^+LAT-1 功能障碍引起精氨酸转运受损，导致细胞内精氨酸的增加，进而产生细胞内 NO 积累。Kurbo 等的实验证实 LPI 患者巨噬细胞分泌的 NO 明显少于对照组，为 LPI 患者免疫功能异常甚至合并噬血细胞综合征提供了可能的理论基础。

LPI 的临床症状表现和严重程度差异性很大，但通常 LPI 患者并不在出生时发病。在结束母乳喂养后，随着蛋白质摄入量的增加，继而出现呕吐、腹泻、消瘦等相应临床表现，常被误诊为消化系统疾病。儿童时期发病的 LPI 患者常有生长发育落后、骨质疏松、全血细胞减少、肺间质病变等临床表现，也可因为高血氨产生中枢系统症状。过量摄入蛋白质后，会因高氨血症引起身体不适、行为改变、意识丧失等。也有报道婴儿病例表现为反复发作性轻度脑病。在很多情况下，饥饿、感染和压力都会引发 LPI 患者发生高氨血症。部分患者并不表现出持续的高氨血症症状，他们往往在餐后（蛋白质摄入后）出现短暂的高氨血症，导致疾病的诊断困难。一些身材矮小的患者还存在复杂的生长激素（growth hormone，GH）缺陷。部分患者可能在成年后发病，肺和肾的并发症是成年期治疗面对的重要问题，足量补充氨基酸仍无法预防这些并发症的发生和进展，对预后产生相当大的不利影响。而常见的病毒或细菌感染也可导致肾、肺疾病加重。

LPI 患者实验室检查主要包括 LDH 升高、血清铁蛋白升高、高氨血症，部分患者有高甘油三酯血症表现。有研究观察了芬兰 39 例 LPI 患者，该研究显示，患者平均总胆固

醇成人为 7.6 mmol/L，儿童为 5.4 mmol/L，均高于健康人群平均值。LPI 患者阳离子氨基酸浓度在血清中显著下降，而在尿液中升高；且血液中的谷氨酰胺、丙氨酸、甘氨酸、丝氨酸和脯氨酸水平继发性升高。合并有噬血细胞综合征的患者可有血象三系下降、潜在的血管内凝血、NK 细胞活性减低及骨髓噬血现象等表现。在 *SLC7A7* 中检测到双等位致病变异是诊断 LPI 的一项特异性指标，目前有超过 60 种类型的 LPI 遗传病理变异被报道，包括小插入 / 缺失、大插入 / 缺失、错义突变、无义突变和剪接位点变异。

　　Duval 等列举了 4 例符合噬血细胞综合征诊断标准的 LPI 病例，其中 2 例起初被诊断为 FHL，但完善相关检查后除外了 FHL 诊断，4 例患者均已排除其他可能引起噬血细胞综合征的病因，其中 3 例患者接受了骨髓穿刺检查，均在骨髓涂片中观察到了不典型噬血现象。以下为 4 例患者发病时相关检查结果（表 6-6）。

表 6-6　赖氨酸尿性蛋白耐受不良相关噬血细胞综合征的病例报道

	病例 1	病例 2	病例 3	病例 4
血小板计数（$\times 10^9$/L）	129	71	16	67
中性粒细胞计数（$\times 10^9$/L）	2.5	3.9	0.6	1.6
血红蛋白（g/L）	87	105	45	66
血清铁蛋白（μg/L）	736	1266	1008	3350
甘油三酯（mmol/L）	6.95	1.84	0.96	7.4
纤维蛋白原（g/L）	0.7	0.7	2.8	2.15
sIL-2R（pg/ml）	54 800	8044	3541	12 069
NK 细胞活性（对照）	22（73）	21（73）	13（34）	30（66）
LDH（IU/L）	2004	4772	4900	4500

注：sIL-2R：可溶性 IL-2 受体；LDH：乳酸脱氢酶。

　　对于该疾病急性期的治疗原则包括减轻氨基酸负荷、补充足够热量防止蛋白质分解。静脉应用左旋精氨酸通常可有效纠正患者的血氨水平，必要时可采取血浆置换或透析方式治疗。全肺灌洗对于 LPI 合并的间质性肺炎来说是有效的治疗手段。合并噬血细胞综合征的患者在积极控制 LPI 急性发病的基础上，亦需要针对噬血细胞综合征采取积极治疗。慢性期的治疗首先应科学安排饮食，各类左旋氨基酸的补充也是维持治疗的重要手段。

二、有机酸血症相关噬血细胞综合征

　　有机酸血症（OA），也称有机酸尿症，是一组代谢性疾病的统称，多为常染色体隐性遗传，疾病特征是尿液中含有分泌的非氨基酸的有机酸物质。有机酸血症患者因存在基因遗传缺陷，导致氨基酸、脂肪酸及糖代谢过程中部分酶缺乏，进而引起中间代谢产物毒性有机酸不断累积。大量的毒性有机酸聚积破坏了其他的代谢途径，导致代谢性酸中毒、酮症 / 酮尿、高氨血症、乳酸升高、低血糖和血小板减少等症状。目前已知的有机酸血症有 50 余种，临床主要以氨基酸代谢障碍多见，其中有文献报道引起噬血细胞综合征的有机酸血症类型主要包括甲基丙二酸血症（methylmalonic acidemia，MMA）和丙酸血症（propionic acidemia，PA）。有机酸血症引起继发性噬血细胞综合征的作用机制尚不清楚，推测是有机酸中间代谢物的增加可能在一定程度上损害了 NK 细胞及 CTL 细胞的功能，导致过度的炎症因子反应而引起噬血细胞综合征。

甲基丙二酸血症是先天性有机酸代谢缺陷病中最常见的病种，甲基丙二酸辅酶 A 变位酶缺陷或其辅酶钴胺素代谢异常导致甲基丙二酸、甲基枸橼酸、丙酸等代谢物蓄积，进一步造成肾脏、神经、肝脏等多脏器损害。丙酸血症是一种常染色体隐性遗传的罕见代谢性疾病，由缺乏丙酰辅酶 A 羧化酶引起，其特征是支链氨基酸分解代谢产物如 3- 羟基丙酸、甲基柠檬酸和甲基丙二酸在血浆、尿液和其他体液中积累。Gokce 等曾报道 3 例有机酸血症相关的继发性噬血细胞综合征，其中 1 例为甲基丙二酸血症，2 例为丙酸血症，均通过分子生物学及遗传性诊断确诊为有机酸血症，并除外原发性噬血细胞综合征及其他继发性噬血细胞综合征可能，根据 HLH-2004 诊断标准确诊为噬血细胞综合征，予以包含依托泊苷、地塞米松、环孢素及大剂量丙种球蛋白的治疗方案，2 例患者应用了血浆置换治疗，最终 1 例患者死亡，2 例患者存活（表 6-7）。

表 6-7 有机酸血症相关噬血细胞综合征的病例报道

	病例 1	病例 2	病例 3
年龄（岁）	4	2	7
性别	男性	女性	男性
有机酸血症类型	MMA	PA	PA
治疗方案	HLH-2004 方案	HLH-2004 方案	类固醇、丙种球蛋白、环孢素
是否行血浆置换	是	是	否
原发噬血细胞综合征的分子生物学分析	阴性	阴性	阴性
预后	死亡	存活	存活

对于有机酸血症合并噬血细胞综合征的患者，在积极纠正代谢紊乱的同时，仍需及时针对噬血细胞综合征采取治疗，包含 VP-16 的化疗方案对于噬血细胞综合征的缓解有重要意义，糖皮质激素、丙种球蛋白等亦可能为控制噬血细胞综合征的有效治疗手段，必要时可采取血浆置换或透析的方式解除诱因。

第四节 药物相关噬血细胞综合征

药物相关噬血细胞综合征是一种较为罕见的疾病类型，但是疾病进展快，并且常合并有其他疾病，尤其部分使用免疫检查点抑制剂的患者，多数为肿瘤或自身免疫病患者，其本身病情复杂，可能对于噬血细胞综合征的发现及诊断造成一定困难。药物相关噬血细胞综合征的发病机制暂不明确，典型的临床表现主要包括高热、血象减低、肝功能损伤的表现。对于药物相关噬血细胞综合征，目前只有一些病例报道。目前报道可能引发噬血细胞综合征的药物包括免疫检查点抑制剂、拉莫三嗪、奥卡西平、卡马西平、苯妥英钠、唑尼沙胺、阿莫西林克拉维酸、环磷酰胺及一些中药，其中部分病例本身即合并有其他疾病。亦有部分的病例报道风湿免疫疾病患者在使用硫唑嘌呤后合并 CMV 或 EBV 感染进而引起噬血细胞综合征。此外，肿瘤化疗后的噬血细胞综合征本身可能也有药物因素参与，此部分在肿瘤相关噬血细胞综合征章节中详细描述，以下主要对几类病例报道较多的药物进行阐述（表 6-8）。

表 6-8 药物相关噬血细胞综合征总结

药物	药物作用	报道病例数	合并其他可能引起噬血细胞综合征的疾病
免疫检查点抑制剂	调控免疫	38	肿瘤、风湿免疫病等
拉莫三嗪	抗癫痫	9	无
奥卡西平	抗癫痫	1	无
卡马西平	抗癫痫	1	无
苯妥英钠	抗癫痫	1	播散性结核
唑尼沙胺	抗癫痫，治疗帕金森病	1	风湿免疫病
阿莫西林克拉维酸	抗感染	1	风湿免疫病
BRAF 抑制剂及 MEK 抑制剂	靶向治疗	10	转移性黑色素瘤或非小细胞肺癌
环磷酰胺	调控免疫，抗肿瘤	1	风湿免疫病
中药		4	无

一、免疫检查点抑制剂治疗后噬血细胞综合征

目前，利用免疫检查点抑制剂（ICI）进行癌症免疫治疗已逐渐成为多种癌症治疗的基础。ICI 主要通过消除负调控 T 细胞功能的正常抑制控制发挥作用，因此，ICI 可能导致 T 细胞超活化进而引起免疫相关不良事件（irAE）。

ICI 相关噬血细胞综合征又称免疫检查点抑制剂相关淋巴组织细胞增多症（irHLH），是一种罕见的 irAE，发病率仅为 0.03% ～ 0.4%，但具有潜在的致命性，某些病例的死亡率高达 50%。在 ICI 相关噬血细胞综合征尚无明确的诊断标准的情况下，其诊断通常基于 HLH-2004 标准。目前有临床报道的可引起 irHLH 的免疫药物包括派姆单抗、纳武单抗、伊匹单抗和博纳吐单抗。ICI 引起噬血细胞综合征的致病机制目前尚缺乏明确依据，考虑可能与 ICI 通过解除负调控 T 细胞功能的正常抑制，导致 T 细胞过度活化有关。Roberta 等通过 VigiBase（http：//www.vigiaccess.org/）收集了全球已发布的 ICI 相关噬血细胞综合征相关病例报告。在已发布的 38 例报告中，有 22 例（58%）接受 PD-1/PD-L1 抑制剂的单药治疗，7 例（18%）接受抗 CTLA-4 单抗（伊匹单抗）的单药治疗，5 例（13%）接受派姆单抗和纳武单抗联合治疗，3 例（8%）接受纳武单抗和伊匹单抗序贯治疗，1 例（3%）接受派姆单抗和伊匹单抗序贯治疗。ICI 介导的噬血细胞综合征在开始接受 ICI 治疗后发生时间中位数为 6.7 周。38 例患者中最终 10 例死亡。该报告指出，ICI 血液毒性和噬血细胞综合征发展可能具有遗传易感性，患者对噬血细胞综合征触发因素的易感性与特定的遗传背景有关。

ICI 相关噬血细胞综合征的发生率低，但死亡率高，不仅可因噬血细胞综合征本身造

成患者死亡，还可能引起患者原发肿瘤的进展，导致不良后果。因此，对于接受 ICI 治疗后的患者，出现高热、肝肾功能损伤、血清铁蛋白升高等症状时，需要考虑 ICI 相关噬血细胞综合征可能，并及时治疗。对于 ICI 相关噬血细胞综合征的治疗，目前仍主要是基于 HLH-2004 的以 VP-16 为核心的细胞毒药物治疗，但考虑到细胞毒药物本身副作用较强，而使用 ICI 的患者绝大多数本身即为癌症患者，对于 ICI 相关噬血细胞综合征患者不包含细胞毒药物的新的治疗方案仍需进一步探索。

二、神经系统药物治疗后噬血细胞综合征

拉莫三嗪是一种抗癫痫药物，通常用于治疗重度双相抑郁。自 2017 年起开始有拉莫三嗪相关继发性噬血细胞综合征的个案报道，FDA 于 2018 年 4 月发布了一份安全公告，警告拉莫三嗪可能导致一种罕见但严重的免疫系统反应，症状符合噬血细胞综合征。奥卡西平是一种用于局限性及全身性癫痫发作的神经性药物，在临床上主要用于对卡马西平有过敏反应者，可作为卡马西平的替代药物应用于临床。目前国际上对于拉莫三嗪治疗后引起噬血细胞综合征的报道仅有 9 例，对于奥卡西平和卡马西平引起的继发性噬血细胞综合征也分别仅有 1 例个案报道，其致病机制尚不明确。对于使用以上药物的患者诊断噬血细胞综合征后应立即停药，并积极针对噬血细胞综合征治疗，多数患者对于 VP-16 联合类固醇激素的治疗反应良好，且缓解后不需长期维持治疗。

三、BRAF 抑制剂及 MEK 抑制剂靶向治疗后噬血细胞综合征

目前，BRAF 抑制剂及 MEK 抑制剂靶向治疗的患者中已将近 10 例报道出现了继发性噬血细胞综合征，其中 9 例为转移性黑色素瘤患者，1 例为非小细胞肺癌患者。总体而言，噬血细胞综合征发生在治疗后 9 天至 6 个月（中位间隔时间为 3 周），临床表现通常为高热、血细胞减少、横纹肌溶解、肝细胞溶解、高甘油三酯血症和极高的铁蛋白水平等。目前这类药物导致噬血细胞综合征的机制尚不清楚，可能涉及多种相关的触发因素，包括转移性黑色素瘤本身（曾有未经治疗的转移性黑色素瘤发生噬血细胞综合征的报道），同时也可能包括药物和病毒再激活等因素。就药物而言，免疫疗法可能会全面促进免疫系统包括巨噬细胞激活，这也是这些药物的治疗目的。免疫系统激活在治疗肿瘤的同时也增加了发生噬血细胞综合征的概率。此外，EBV 再激活可能是一个额外的触发因素，目前已经证明磷酸腺苷激酶途径的激活可以诱导 EBV 的再激活，抗 BRAF 抑制剂及 MEK 抑制剂联合治疗本身可能有利于这种再激活的发生。在大多数报道中，仅停止使用 BRAF 抑制剂及 MEK 抑制剂就足以控制噬血细胞综合征，同时再次使用替换后的 BRAF 抑制剂及 MEK 抑制剂时大部分患者未出现噬血细胞综合征复发。

四、抗生素治疗后噬血细胞综合征

已有报道的抗生素治疗后出现噬血细胞综合征相关症状的药物包括阿莫西林、头孢曲

松钠、多西环素、青霉素、万古霉素、替考拉宁、TMP-SMX，其中部分患者合并有 EBV 及 CMV 感染。在接受依托泊苷联合类固醇激素、丙种球蛋白等治疗后，绝大部分患者病情得到完全缓解。可见，抗生素治疗后噬血细胞综合征如果得到及时的诊断及治疗，预后可能好于其他类型噬血细胞综合征，且缓解后疾病复发率极低，但仍需除外合并有其他疾病的可能。

五、小　结

综上，药物诱发的噬血细胞综合征一方面与药物自身及疾病状态相关，一方面可能与病毒激活相关。其临床表现多种多样，可合并严重的肝肾功能损害，与药物相关的副作用常难以区分，诊断较为困难。因此，在药物的应用过程中，一旦出现发热、难以解释的肝肾功能损害及血象下降，需考虑噬血细胞综合征可能。治疗方面，除了停药，对于类固醇类药物及免疫抑制剂的应用应视疾病状态、所用药物及噬血细胞综合征严重程度决定。

（阴晴霞　宋德利　王晶石　王　昭）

第五节　其他少见类型噬血细胞综合征

噬血细胞综合征的原因多种多样，本节将对造成噬血细胞综合征的其他几种少见类型进行阐述，具体包括疫苗诱发的噬血细胞综合征、严重创伤及手术等导致的噬血细胞综合征。

一、疫苗诱发的噬血细胞综合征

目前发现的可能诱发噬血细胞综合征的疫苗包括卡介苗、脊髓灰质炎疫苗、狂犬病毒疫苗及麻疹－腮腺炎－风疹减毒活疫苗等。大部分疫苗相关噬血细胞综合征与接种疫苗后免疫异常状态相关，预后较好。值得注意的是，一部分疫苗相关噬血细胞综合征是由于患者有免疫缺陷的背景，疫苗在疾病进程中起到诱发作用。如既往的病例报道中发现一例卡介苗接种后出现噬血细胞综合征的患者同时具有 X 连锁严重联合免疫缺陷病。另一例伴有 γ 干扰素（IFN-γ）受体 1（*IFNGR1*）基因突变，导致患者对分枝杆菌易感性增加。这类编码细胞因子、受体、第二信使和 IFN-γ 免疫转录因子的基因突变会导致孟德尔遗传易感分枝杆菌病（Mendelian susceptibility to mycobacterial disease，MSMD），目前已有 6 例对 MSMD 与噬血细胞综合征的相关报道。因此，对于没有危险因素并怀疑存在 IFN-γR1 缺乏症的多发性骨髓炎患者，应该推迟接种卡介苗。对于有 MSMD 家族史的新生儿，卡介苗需被禁用。

此外，膀胱内灌注卡介苗（BCG）是泌尿外科常用于治疗高危膀胱癌的方法，这种治疗方式相对安全，极少有危及生命的并发症出现。目前关于膀胱内灌注卡介苗后噬血细胞性淋巴组织细胞增多症仅有少数个案报道。卡介苗治疗后噬血细胞综合征的病例十分罕见，但对于既往曾接受卡介苗治疗的患者，如出现不明原因的持续发热、全血细胞减少伴发脾大、肝酶升高，应考虑到合并噬血细胞综合征可能，并积极完善相关特异性检查，及时诊断并给予正确的治疗。

在两例接种麻疹–腮腺炎–风疹减毒活疫苗后出现噬血细胞综合征的患者中发现，一例具有 α/β 干扰素受体 1 基因（*IFNAR1*）中一个新的纯合无义变异体（c.922C > T），导致 *IFNAR1* 的缺失，另一例具有 α/β 干扰素受体 2 基因（*IFNAR2*）的移码突变，这意味着 *IFNAR2* 的完全缺乏，导致患者抗病毒能力较正常人明显减弱。因此，对于接种疫苗后出现噬血细胞综合征表现的患者，应注意排查原发性噬血细胞综合征及是否有特殊免疫缺陷疾病的可能（表 6-9）。治疗方面，伴有原发或免疫缺陷的患者可能需要异基因造血干细胞移植治疗。

表 6-9　伴有免疫异常的疫苗相关噬血细胞综合征的报道

作者	病人基本信息及疫苗种类	主要表现	是否存在免疫缺陷	治疗及预后
Passarelli 等（2020）	男性，22 个月 麻疹–腮腺炎–风疹减毒活疫苗	持续高热，对抗生素治疗无反应，全血细胞减少，淋巴结肿大，肺炎，甲型流感和单纯疱疹病毒的联合感染	*IFNAR2* 基因中有 2 个移码突变，为 c.234delT 和 c.555_559delAAAAG，*IFNAR1* 基因纯合无义突变（c.922C > T）	甲泼尼龙 + 抗生素 / 好转
Gothe 等（2020）	男性，15 个月 麻疹–腮腺炎–风疹减毒活疫苗	发热，脾大，甘油三酯、SF 及 sCD25 升高，纤维蛋白原减低，明确诊断噬血细胞综合征		抗病毒治疗、免疫调节治疗和 IVIG 等 / 死亡
Staines-Boone 等（2017）	男性，8 岁 卡介苗	18 个月因注射卡介苗发生多发性骨髓炎，7 岁时出现噬血细胞综合征表现，并伴有 EBV 感染	*IFNGR1* 外显子 6 中存在单等位基因小片段缺失（818del4）	HLH-2004/ 死亡
Shi 等（2020）	男性，4 个月 卡介苗	发热，咳嗽，肝、脾大，淋巴细胞计数减低，重症肺炎	*IL2RG* 基因突变（外显子 6：c.854g > A；Arg 285Gln）	小剂量 VP-16+DEX/ 死亡

二、严重创伤或手术后噬血细胞综合征

各种严重创伤或手术后，如严重烧伤、脾切除术、肝切除术后患者，一旦出现败血症或休克状态，就有发生噬血细胞综合征的可能。一项研究评估败血症综合征或败血性休克的血小板减少症患者中噬血细胞综合征的发生率和结局，最终纳入 20 例患者，其中 12 例确诊存在噬血细胞综合征，这些患者中有 8 例死亡，而 8 例非噬血细胞综合征患者中有 4 例死亡。研究结果表明，噬血细胞综合征可能与患有败血症综合征或败血性休克的患者的血小板减少症有关，但其出现似乎与死亡率增加无关。

除了上述两类少见噬血细胞综合征外，据报道，在患有基础疾病（包括慢性肾脏或肝脏疾病、糖尿病、慢性肉芽肿性疾病和恶性贫血）的患者中也可能发生噬血细胞综合征，

其主要原因可能是这些患者更容易出现继发感染。

（宋德利　王晶石　王　昭）

参 考 文 献

王旖旎，李硕，黄文秋，等，2015. 妊娠相关噬血细胞性淋巴组织细胞增生症临床诊疗分析 [J]. 临床和实验医学杂志，（13）：1057-1060.

张碧波，宋悦，王昭，2019. 围产期噬血细胞综合征临床诊疗分析 [J]. 中华血液学杂志，40（5）：384-387.

Alexandre K，Eric T，Christophe L，et al，2004. Hemophagocytic Syndrome in renal transplant recipients：report of 17 cases and review of literature[J]. Transpl，77（2）：238-243.

Arikan C，Erbey F，Ozdogan E，et al，2020. Posttransplant hemophagocytic lymphohistiocytosis in pediatric liver transplant recipients[J]. Liver Transpl，27（7）：1061-1065.

Aydin Köker S，Yeşilbaş O，Köker A，et al，2020. Propionic acidemia：an extremely rare cause of hemophagocytic lymphohistiocytosis in an infant[J]. Arch Argent Pediatr，118（2）：e174-e177.

Baumgartner M，Hörster F，Dionisi-Vici C，et al，2014. Proposed guidelines for the diagnosis and management of methylmalonic and propionic acidemia[J]. Orphanet J Rare Dis，9（1）：130.

Daniclsson C，Karason K，Dellgren G，2020. Haemophagocytic lymphohistiocytosis after heart transplantation：a case report[J]. Eur Heart J Case Rep，4（3）：1-4.

Duval M，Fennetea O，Doireau V，et al，1999. Intermittent hemophagocytic lymphohistiocytosis is a regular feature of lysinuric protein intolerance[J]. J Pediatr，134（2）：236-239.

Gokce M，Unal O，Hismi B，et al，2012. Secondary hemophagocytosis in 3 patients with organic acidemia involving propionate metabolism[J]. Pediatr Hematol Oncol，29（1）：92-98.

Gothe F，Hatton C F，Truong L，et al，2020. A novel case of homozygous interferon alpha/beta receptor Alpha chain（IFNAR1）deficiency with haemophagocytic lymphohistiocytosis[J]. Clin Infect Dis，74（1）：136-139.

Ignaszewski M，Ignaszewski M J，Kohlitz P，2017. Lamotrigine-associated hemophagocytic lymphohistiocytosis[J]. Am J Ther，24（4）：e493.

Jarchin L，Chu J，Januska M，et al，2018. Autoimmune hemolytic anemia：an unusual presentation of hemophagocytic lymphohistiocytosis in a pediatric post-liver transplant patient[J]. Pediatr Transplant，22（7）：e13281.

Kobayashi R，Tanaka J，Hashino S，et al，2014. Etoposide-containing conditioning regimen reduces the occurrence of hemophagocytic lymphohistiocytosis after SCT[J]. Bone Marrow Transplant，49（2）：254-257.

Lorenz G，Schul L，Bachmann Q，et al，2019. Hemophagocytic lymphohistiocytosis secondary to pembrolizumab treatment with insufficient response to high-dose steroids[J]. Rheumatology（Oxford），58（6）：1106-1109.

Martínez-Varea A，Pellicer B，Perales-Marín A，et al，2014. Relationship between maternal immunological response during pregnancy and onset of preeclampsia[J]. J Immunol Res，2014：210241.

Meador K J，Gidal B E，2019. Lamotrigine and hemophagocytic lymphohistiocytosis[J]. Neurology，92（21）：979-980.

Noguchi A，Takahashi T，2019. Overview of symptoms and treatment for lysinuric protein intolerance[J]. J Hum Genet，64（9）：849-858.

Noseda R，Bertoli R，Müller L，et al，2019. Haemophagocytic lymphohistiocytosis in patients treated with immune checkpoint inhibitors：analysis of WHO global database of individual case safety reports[J]. J Immunother Cancer，7（1）：117.

Passarelli C，Civino A，Rossi M N，et al，2020. IFNAR2 deficiency causing dysregulation of NK cell functions and presenting with hemophagocytic lymphohistiocytosis[J]. Front Genet，11：937.

Rivière S，Galicier L，Coppo P，et al，2014. Reactive hemophagocytic syndrome in adults：a retrospective analysis of 162 patients[J]. Am J Med，127（11）：1118-1125.

Samra B，Yasmin M，Arnaout S，et al，2015. Idiopathic hemophagocytic lymphohistiocytosis during pregnancy treated with steroids[J]. Hematol Rep，7（3）：6100.

Sandler R D，Carter S，Kaur H，et al，2020. Haemophagocytic lymphohistiocytosis（HLH）following allogeneic haematopoietic stem cell transplantation（HSCT）-time to reappraise with modern diagnostic and treatment strategies?[J]. Bone Marrow

Transplant，55（2）：307-316.

Shah D，Shrestha R，Ramlal R，et al，2017. Pembrolizumab associated hemophagocytic lymphohistiocytosis[J]. Ann Oncol, 28（6）：1403.

Shi B，Chen M，Xia Z，et al，2020. Hemophagocytic syndrome associated with mycobacterium bovis in a patient with X-SCID：a case report[J]. BMC Infect Dis，20（1）：711.

Song Y，Wang J S，Wang Y N，et al，2019. Hemophagocytic lymphohistiocytosis during the postpartum stage of pregnancy：a report of eight cases[J]. Acta Haematol，141（1）：55-60.

Song Y，Wang Z，Hao Z，et al，2019. Requirement for etoposide in the treatment of pregnancy related hemophagocytic lymphohistiocytosis：a multicenter retrospective study[J]. Orphanet J Rare Dis，14（1）：50.

Staines-Boone A T，Deswarte C，Venegas M E，et al，2017. Multifocal recurrent osteomyelitis and hemophagocytic lymphohistiocytosis in a boy with partial dominant IFN-gammaR1 deficiency：case report and review of the literature[J]. Front Pediatr，5：75.

Takeshita M，Anai S，Mishima S，et al，2017. Coincidence of immunotherapy-associated hemophagocytic syndrome and rapid tumor regression[J]. Ann Oncol，28（1）：186-189.

Yildiz H，Vandercam B，Thissen X，et al，2018. Hepatitis during pregnancy：a case of hemophagocytic lymphohistiocytosis[J]. Clin Res Hepatol Gastroenterol，42（3）：e49-e55.

Zhou J Y，Martinez J A，Shen J，2019. Lamotrigine-induced hemophagocytic lymphohistiocytosis with Takotsubo cardiomyopathy：a case report[J]. J Med Case Rep，13（1）：345.

第七章 噬血细胞综合征伴中枢神经系统受累

第一节 发病情况及临床表现

一、发病概况

由于既往缺乏噬血细胞综合征中枢受累的标准定义，噬血细胞综合征伴中枢神经系统受累真实的流行病学研究十分困难。目前大多数噬血细胞综合征专家认为，脑脊液异常和（或）头颅 MRI 检查异常，伴或不伴明显的神经系统症状体征，可以定义为噬血细胞综合征伴中枢神经系统受累。仅有少数几项研究对中枢神经系统受累的发生率进行了前瞻性评估，结合回顾性研究的结果，目前噬血细胞综合征伴中枢神经系统受累在系统性的原发性和继发性噬血细胞综合征中的总体发生率为 18% ~ 73%。Trottestam 等更为大型、系统性的研究表明，约 2/3 的噬血细胞综合征患者（包括原发性和继发性）有神经系统受累表现，但这两项研究所评估的中枢神经系统受累发生率是以系统性噬血细胞综合征（存在全身症状）患者为基数的。然而，中枢神经系统的相关表现可能是噬血细胞综合征的首发症状，甚或是唯一的临床表现。在统计噬血细胞综合征伴中枢神经系统受累的发生率时，这部分患者应引起重视。

既往报道发现，噬血细胞综合征伴中枢神经系统受累的发生更趋于年轻化，但也有文献报道，与仅有系统性症状的患者相比，噬血细胞综合征伴神经系统受累更倾向于出现在老年患者中，并与高血钠、低铁蛋白、低肝酶水平相关。病因方面，原发性噬血细胞综合征患者出现中枢神经系统受累的比例往往更高。Deiva 等曾报道，约 63% 的原发性噬血细胞综合征患者具有神经系统症状，50% 的患者具有脑脊液异常，33% 的患者存在头颅影像学异常改变。并且，在原发性噬血细胞综合征中，FHL-3 即由 *UNC13D* 突变导致的原发性噬血细胞综合征，具有最高的中枢神经系统受累发生率，约为 60%，而 *PRF1* 突变导致的 FHL-2 型患者中仅有 36% 发生中枢神经系统受累。

二、发病机制

噬血细胞综合征是一种全身多系统疾病，是由自然杀伤细胞（NK 细胞）和细胞毒性 T 细胞（CTL）功能受损，T 淋巴细胞和巨噬细胞过度增殖、活化，产生细胞因子风暴，最终导致的一种全身炎症反应综合征，典型的组织病理学表现包括淋巴细胞和成熟巨噬细胞的广泛聚集，有时伴有噬血现象，特别是在脾脏、淋巴结、骨髓、肝脏和脑脊液中。噬血细胞综合征伴中枢神经系统受累实际上是中枢神经系统作为终末器官受累的表现，它可以在病程的早期发生，甚至在无典型全身症状时发生。

在既往 Nancy 等的研究中发现，原发性噬血细胞综合征患者发病初期出现神经影像学异常似乎并不多见，67% 的儿童患者在发病初期头颅 MRI 扫描正常。此外，在具有神经系统症状的亚组中，头颅 MRI 扫描正常的患者比例高达 55%。这表明短期之内，炎症细胞分泌的一些趋化因子或细胞因子的神经毒性作用，可能在细胞毒性 T 细胞和巨噬细胞大量浸润组织之前就导致了实质坏死，因而出现了早期的神经系统症状。

噬血细胞综合征伴中枢神经系统受累的病理特征为脑膜和血管周围间隙淋巴组织细胞浸润。已经研究表明，巨噬细胞和活化的 T 淋巴细胞可以沿着穿通血管浸润脑膜和脑实质，同时浸润中枢神经系统的炎症细胞可以分泌细胞因子和其他神经毒性因子，导致脱髓鞘改变。另外，炎症细胞浸润可能同时激活周围正常存在的脑巨噬细胞（小胶质细胞）和星形胶质细胞，反过来分泌神经毒性氨基酸和自由基等，最终造成中枢神经系统受损。病理学证实，淋巴细胞和组织细胞浸润软脑膜在噬血细胞综合征伴中枢神经系统受累患者中是很常见的。随着疾病进展，炎症细胞浸润至血管周围间隙，引起星形胶质细胞和小胶质细胞反应性增生，随之发生脑组织浸润，特别是脑白质受累及局限性坏死。有研究根据组织病理结果，将中枢神经系统受累程度分为三期：Ⅰ期主要表现为淋巴细胞和组织细胞/巨噬细胞浸润至脑膜；Ⅱ期为除脑膜外，尚有脑实质及血管周围间隙浸润；Ⅲ期为广泛的脑组织浸润尤其白质受累，以及有脑组织坏死和脱髓鞘的迹象。中枢神经系统受累的严重程度可能与活动性疾病的持续时间有关。

有中枢神经系统表现的噬血细胞综合征患者的感染流行情况及相关家族史研究较少。Myung-Mi Kim 报道一项针对 42 例噬血细胞综合征患者的研究表明，家族性噬血细胞综合征合并中枢神经系统受累和（或）持续 NK 细胞活性受损的患者预后高度不良。研究中 CNS（+）组 EBV 感染患者明显较少。中枢神经系统受累与家族性噬血细胞综合征有很强的相关性（$P=0.014$），提示遗传易感性在活化的淋巴细胞和巨噬细胞浸润中枢神经系统中起关键作用。总体上，噬血细胞综合征伴中枢神经系统受累的发生机制仍为推论，暂无确切的证据，需要进一步的相关研究。

三、临床表现

（一）总体特点

对噬血细胞综合征伴中枢神经系统受累患者的临床特征进行统计发现，在不同的患者中，神经系统症状体征、影像学及脑脊液（CSF）异常这三项噬血细胞综合征伴中枢神经系统受累的临床表现，可能仅有其中一项异常，也可能存在两项或两项以上异常。在目前较大的系列研究中，Horne 等报道的对 193 例患者的研究发现，72 例（37%）患者在确诊噬血细胞综合征时存在神经系统症状，101 例（52%）患者存在异常的 CSF 检查结果，

122 例（63%）患者至少存在一项异常；Janka 等报道的 33 例患者中 17 例存在 CSF 检查异常，而存在神经系统症状的患者不足 10%；Jovanovic 等对 30 例噬血细胞综合征患者的研究发现，17 例（57%）存在中枢神经系统受累，其中 14 例（47%）存在神经系统症状，全部患者均有 CSF 异常；Hirst 等报道初诊时具有神经系统症状的患者占 30%，CSF 异常者占 76%。

（二）早期表现

噬血细胞综合征伴中枢神经系统受累早期临床表现往往不具有特异性，包括易激惹、神志改变、定向障碍或其他神经精神症状，如头痛、恶心、呕吐等，常被噬血细胞综合征本身的症状掩盖。

（三）神经系统症状、体征

目前最为认可的神经病学特征是脑病，包括注意力不集中、定向障碍及昏迷等。Janka 等认为癫痫发作是最常见的神经系统症状，可见于约 1/3 的患者，部分患者可表现为癫痫持续状态。其他研究中较为常见的神经学特征还包括脑膜炎、意识障碍、癫痫发作、共济失调、脑神经麻痹、眼球震颤、易激惹等。据统计，儿童与成人的中枢神经系统症状出现的比例不完全相同。儿童患者中较常见的神经系统症状体征包括易激惹、癫痫、脑膜刺激征、意识改变、脑神经麻痹、运动发育迟滞、共济失调等，肌张力改变、惊厥、偏瘫、吞咽困难、构音困难等脑神经受累表现及幻觉、失眠、焦虑等精神症状也可发生。神经系统并发症包括癫痫、易激惹、嗜睡、昏迷、肌无力、肌张力减退、瘫痪和意识障碍等。Zhao 等报道的 179 例儿童噬血细胞综合征伴中枢神经系统受累患者，38 例出现中枢神经系统症状体征，其中 23 例（60.5%）为易激惹，15 例（39.5%）为全身性或局灶性癫痫发作，11 例（28.9%）为意识障碍或昏迷。其他神经系统并发症包括嗜睡（8/38，21.1%）、肌张力减退（5/38，13.2%）、病理反射（5/38，13.2%）、脑神经麻痹（3/38，7.9%）、脑膜炎（2/38，5.3%）。成人患者则主要表现为意识改变、癫痫、共济失调、构音障碍、传导束型感觉障碍、四肢瘫、痉挛性截瘫、自主神经功能障碍、偏瘫及脑膜受累等。所有症状的出现都不具有特异性，且临床表现常与受累部位、范围及程度有关。值得注意的是，部分噬血细胞综合征患者可能以中枢神经系统症状作为首发症状出现，如 Pastula 等曾报道了 1 例临床表现为进展性左侧偏瘫及失语的患者，最终通过尸检证实为噬血细胞综合征的病例，此类仅表现为神经系统症状的噬血细胞综合征常被称为孤立型噬血细胞综合征伴中枢神经系统受累。孤立型噬血细胞综合征伴中枢神经系统受累的临床表现包括认知障碍 / 退化、精神症状 / 情绪紊乱 / 人格改变、震颤 / 运动障碍、感觉障碍、语气异常、精神状态改变、呕吐、演讲异常、视觉异常、肢体无力 / 运动障碍、头痛、癫痫发作等。Isaac H. Solomon 发现 3 例孤立型噬血细胞综合征伴中枢神经系统受累患者的发病特点：第 1 例患者在 5 岁时首次出现头痛、呕吐、嗜睡和轻度共济失调症状；第 2 例患者在 6 岁时出现呕吐、头痛、精神症状、认知能力下降和局灶性癫痫；第 3 例患者 7 岁时出现复视、右侧偏瘫和共济失调。国内高枚春等也报道了 1 例以头痛和复视为首发表现的噬血细胞综合征伴中枢神经系统受累患者。由此可见，噬血细胞综合征伴中枢神经系统受累患者临床表现不具有特异性，如以神经症状作为首发表现甚至是唯一表现，可能出现误诊、漏诊。神经系统疾病的存在应该进一步引起对噬血细胞综合征的怀疑，尤其当患者呈现暴发性全身性疾病，特别是涉及血细胞减少和发热时，应高度怀疑噬血细胞综合征可能。

Gratton 曾报道 1 例继发性噬血细胞综合征引发的噬血细胞综合征伴中枢神经系统受累病例：一名有强直性脊柱炎病史的 38 岁男性，最初以发热和体重减轻起病。检查提示抗双链 DNA 抗体阳性，头颅 CT 无明显异常。诊断为系统性红斑狼疮，后给予泼尼松每日 10 mg 治疗。几周后，患者出现发热伴全身斑丘疹。入院后，神经科检查发现患者出现短时记忆力下降，双侧持续注视诱发水平眼震。实验室检查提示白细胞减少，血小板减少，补体下降，铁蛋白明显升高（10 146 μg/L）。CSF 检查：白细胞 2 个 /μL（100% 为淋巴细胞），蛋白质升高（147 g/L）。其他实验室检查无明显异常。入院后不久，患者出现定向障碍和嗜睡，随后出现痉挛性四肢瘫痪和癫痫，开始服用左乙拉西坦。头颅 MRI 示脑室周围白质及灰质呈斑片状 T_2 高强度及结节样强化，散在点状病灶，弥散受限。磁共振血管成像（MRA）和常规脑血管造影无明显异常。确诊为噬血细胞综合征。患者接受地塞米松、依托泊苷、环孢素治疗。几个月后，患者四肢瘫痪和其他神经系统症状得到一定改善，能够独立生活。

（四）其他

目前关于噬血细胞综合征伴中枢神经系统受累眼部症状，如视乳头水肿、玻璃体混浊等已有报道，并通过眼科组织病理学得到确认。Chong 等也报道了 1 例淋巴组织细胞浸润导致视神经受累的病例，虽然临床上并不多见，仍需要引起临床重视。

此外，尽管部分患者随着治疗中枢神经系统症状有所缓解，但仍可能遗留后遗症。Horne 等就曾报道 15% 的患者遗留有神经系统后遗症，主要是精神运动迟缓和癫痫。Jovanovic 等在对存活的噬血细胞综合征伴中枢神经系统受累患者的观察中发现，3/7 的患者遗留运动迟缓。随着 HLH-1994/HLH-2004 方案的建立及广泛应用，原发性噬血细胞综合征的存活率显著升高。因此，对长期毒性的全面评估，尤其是中枢神经系统后遗症的评估变得越来越重要。尽管异基因造血干细胞移植（allo-HSCT）成功，仍有相当一部分儿童（10% ~ 39%）患者残留不同程度的中枢神经系统后遗症。在诊断噬血细胞综合征时合并 CSF 异常或神经系统症状的患者，远期的神经系统后遗症更为常见，而与年龄或 FHL 的类型无明显关系。在前瞻性 HLH-1994 治疗研究中，最常见的神经系统后遗症包括发育迟缓、癫痫、多动障碍、听力下降和偏瘫。一项对噬血细胞综合征长期生存患者的认知和社会心理的评估研究显示，与正常人群和同胞对照相比，allo-HSCT 治疗后长期存活的噬血细胞综合征儿童的智力水平明显较低。另外，即便在诊断噬血细胞综合征时并没有合并明显的神经系统受累，仍有 52% 的患者在成功治疗后长期存活中出现了神经系统后遗症表现。除了认知困难外，该研究还发现进行 allo-HSCT 的噬血细胞综合征儿童患者存在较大的社会心理（尤其是情感和社交）障碍，患儿的父母和老师都观察到了这类现象。目前此类情况可能是无法避免的，因此对于患儿精神状态的长期关注是十分必要的。

第二节　诊断标准

一、诊　断

目前临床上尚无统一的噬血细胞综合征伴中枢神经系统受累的诊断标准，主要根据症状/体征及辅助检查综合判断。大多数的噬血细胞综合征专家关于噬血细胞综合征伴中枢神经系统受累诊断的观点为：噬血细胞综合征患者可出现脑脊液检查异常和（或）中枢神经系统影像学（MRI/CT）异常，伴或不伴有明显的神经系统症状体征。尽管在如何定义中枢神经系统受累方面仍存在分歧，但目前已达成共识的是，噬血细胞综合征中枢神经系统受累的本质是由于活化的淋巴细胞和巨噬细胞浸润到脑膜及脑组织中。这一观点早在1984年Akima等对6例原发性噬血细胞综合征伴有中枢神经系统受累的患者进行神经病理研究时即发现。在该研究中发现，噬血细胞综合征中枢神经系统累及的严重程度具有很大的变异性。最轻微的累及仅表现为软脑膜的淋巴组织细胞浸润，逐渐进展为淋巴细胞和组织细胞浸润造成的血管周围炎，最严重的表现为弥漫性脑组织浸润伴多灶性坏死。以此为基础，1996年Jan-lnge Henter等通过对23例伴有中枢神经系统受累的噬血细胞综合征儿童患者的研究，根据神经病理学分期系统，将中枢神经系统受累程度分为三期：Ⅰ期，淋巴细胞和组织细胞/巨噬细胞浸润至脑膜；Ⅱ期，除脑膜外，尚有脑实质及血管周围间隙浸润；Ⅲ期，广泛的脑实质浸润尤其白质受累，以及有脑组织坏死、反应性星形胶质细胞增生和脱髓鞘迹象。噬血细胞综合征累及中枢神经系统的神经病理学特点是噬血细胞综合征伴中枢神经系统受累的临床表现的基础，也是进行噬血细胞综合征伴中枢神经系统受累诊断的内在病理生理依据。

（一）脑脊液检查

噬血细胞综合征患者的腰椎穿刺检查发现脑脊液异常是噬血细胞综合征伴中枢神经系统受累的诊断标准之一。目前文献报道，约一半噬血细胞综合征伴中枢神经系统受累患者存在CSF异常，无论是否出现中枢神经系统症状，都有可能出现CSF异常，因此对于临床疑似噬血细胞综合征的病例，在无禁忌证的情况下最好常规进行腰椎穿刺，完善CSF相关检查。噬血细胞综合征伴中枢神经系统受累的诊断中CSF异常主要指轻至中度的细胞数增多（多为淋巴细胞增多，> 5 个/μl）和（或）不同程度的蛋白含量增高（> 35 mg/dl）。因此，CSF的检查项目应包括CSF常规、CSF生化、CSF病原学等标准检查（即细胞、蛋白质、葡萄糖、乳酸盐和微生物等）。另外，在腰椎穿刺过程中检测到脑脊液压力增高可能也有一定的提示意义。除此之外，有报道指出，在不足半数的噬血细胞综合征伴中枢神经系统受累患者CSF中可见到噬血现象，这对于噬血细胞综合征伴中枢神经系统受累的诊断可能有更明确的意义，检查的方法为细胞离心后涂片镜检，但因其敏感度低，且检查手段不够完备，考虑到噬血现象在噬血细胞综合征中的诊断意义，目前认为其对于噬血细胞综合征伴中枢神经系统受累的诊断并不是必需因素。

考虑到 CSF 中细胞异常及蛋白异常的相对非特异性，以及与噬血细胞综合征伴中枢神经系统受累的病理生理机制的非完全符合性，寻找更为特异及敏感的噬血细胞综合征累及中枢神经系统的标志成为目前的重要研究方向。虽然目前的研究认为噬血细胞综合征的发病机制未完全阐明，但主流观点为，当机体受到外源性刺激后，由于细胞毒性 T 细胞（CTL）的下调和 NK 细胞功能的缺陷，被感染的细胞或者恶性细胞不能被完全清除时，T 淋巴细胞不断收到活化和增殖信号，在自身扩增的同时，分泌大量的 IFN-γ，高水平的 IFN-γ 持续激活巨噬细胞分泌 IL-1、IL-6、IL-10、IL-12、IL-18 等，其中某些细胞因子又会进一步刺激 CTL 和 NK 细胞分泌 TNF-α，同时诱导初始 T 细胞向 Th1 细胞分化，分泌更多的 IFN-γ 和 TNF-α，导致高细胞因子血症，从而使巨噬细胞和 CTL 持续活化。Janka 等指出噬血细胞综合征的所有临床表现和实验室发现都可以用淋巴细胞和组织细胞浸润组织器官及高细胞因子血症来解释，而噬血细胞综合征伴中枢神经系统受累的神经病理学基础亦为淋巴细胞和巨噬细胞浸润脑膜及脑组织。既往研究中，结合噬血细胞综合征的发病机制，可能可以利用一些神经炎性标志物来帮助诊断噬血细胞综合征伴中枢神经系统受累。比如累及脑白质的神经炎性疾病的特征性生物标志物 CXCL13、神经微丝蛋白等。目前虽无 CSF 中细胞因子水平检测的报道，但考虑到噬血细胞综合征伴中枢神经系统受累的神经生理机制，细胞因子的变化可能成为更为准确地协助诊断噬血细胞综合征伴中枢神经系统受累的手段。

对于一些特定类型的噬血细胞综合征，CSF 的异常可能有不同的表现。在 EBV 相关噬血细胞综合征中，除 CSF 中的细胞数异常及蛋白异常升高外，EBV-DNA 的阳性结果可能亦为噬血细胞综合征累及中枢的证据之一。既往对 EBV 相关噬血细胞综合征患者的研究发现，CNS 受累的 EBV 相关噬血细胞综合征患者，即使 CSF 中细胞/蛋白正常，EBV-DNA 仍可能为阳性。因此，在 EBV 相关噬血细胞综合征这种特殊类型的噬血细胞综合征中，在鉴定是否出现中枢神经系统受累时，对 CSF 亦应进行 EBV-DNA 相关检测。在 EBV 相关噬血细胞综合征或淋巴瘤相关噬血细胞综合征中，CSF 的异常结果还可以表现为出现异常表型的淋巴细胞。此类细胞是否为肿瘤细胞或是在 EBV 影响下出现表型改变的淋巴细胞目前尚不明确，但在鉴定噬血细胞综合征是否累及中枢神经系统中，可起到一定的提示作用。而继发于自身免疫病如成人 Still 病的患者，CSF 蛋白的增高较其他类型更为明显。无论是原发病相关因素引起的 CSF 相关改变，或是噬血细胞综合征本身的细胞因子风暴引起的细胞浸润中枢神经系统从而引起的 CSF 相关改变，在未来的更深层次的研究中，其意义均应引起重视。

当临床疑似噬血细胞综合征伴中枢神经系统受累时，最好行腰椎穿刺检查，甚至在无禁忌证的情况下，患者诊断为噬血细胞综合征后即应积极进行腰椎穿刺检查。后续在噬血细胞综合征的整个病程过程中，均应定期进行腰椎穿刺检查，以了解患者是否出现中枢神经系统受累。除中枢神经系统受累可能出现在噬血细胞综合征病程的不同时间点的因素之外，CSF 表现的延迟性亦应被纳入考虑范畴。据报道，10%～47% 的噬血细胞综合征患者 CSF 细胞增多，但因 CSF 细胞增多常在病程后期才会出现，因此常需要反复的腰椎穿刺检查才能发现。

（二）神经影像学检查

噬血细胞综合征伴中枢神经系统受累的神经影像学表现多样，最常见的影像学改变是广泛的脑萎缩、脑白质病变和脱髓鞘改变，其他表现包括非特异性炎症、脑出血和脑水肿等。病灶通常为多发、双侧受累，呈多形性改变，发生部位多为脑室周围，而丘脑、基底节等受累则较少见。CT 主要异常表现为白质低密度灶、脑室扩张及局部高密度灶等，因病灶显示欠清，通常加用头颅 MRI 协助诊断。MRI 的最常见表现为多发、双侧的病灶，病灶呈脱髓鞘样改变，即 T_1WI 低信号，T_2WI、FLAIR 高信号，当出现脑出血，甚至坏死情况时，表现为 DWI 高信号。

噬血细胞综合征伴中枢神经系统受累的影像学表现实际为其病理改变的表现形式，其与既往进行解剖的神经病理分析是一致的，即 I 期脑膜受累，II 期脑实质及血管周受累，III 期脑白质受累，常合并脑组织多灶性坏死及脱髓鞘。因此，以神经病理学为基础来分析噬血细胞综合征伴中枢神经系统受累的神经影像学特点可能更为合理。例如，双侧白质受累虽然最常见，但并不能说明噬血脑病最易累及脑实质，更可能的原因是当疾病累及至脑实质时，更易出现中枢神经系统异常表现，因此在临床上被察觉而行影像学检查。

神经影像学表现取决于中枢神经系统受累的严重程度。约有一半的中枢神经系统受累患者最初表现为脑膜炎，在增强影像学上可以看到软脑膜及血管周围强化（图 7-1）。炎性和浸润性实质性病变可表现为多发结节性或环状增强性病变，CT 表现为低密度灶而 T_2 上表现为高信号，部分伴钙化。病灶呈双侧分布，可能累及脑实质、丘脑、基底节、脑干（图 7-2），也可能出现出血性转化，是由血管周浸润引起的缺血性损伤所造成的。随着疾病的进展，可能出现脑实质的坏死及萎缩（图 7-3）。质子磁共振波谱已用于疾病的初步诊断和随访期间的监测。在急性期可以看到一个小的乳酸峰和谷氨酰胺 / 谷氨酸复合物升高。升高的胆碱峰和降低的 N- 乙酰天冬氨酸峰反映了正在进行的组织破坏。最终阶段可能会观察到所有代谢物明显减少。由于神经影像学表现的多样性，其作为噬血细胞综合征伴中枢神经系统受累的诊断标准之一的前提是需除外其他可能的中枢原发病，包括急性缺血性脑卒中、脑脓肿、多发性硬化、转移瘤、淋巴瘤、急性弥漫性脑脊髓炎或其他脑膜脑炎等。

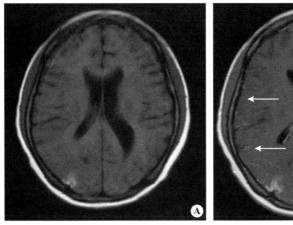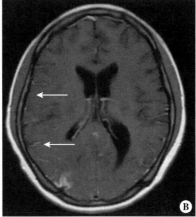

图 7-1　软脑膜强化

A. MRI 平扫，B. 增强相，增强后可见明显软脑膜强化（白色箭头）

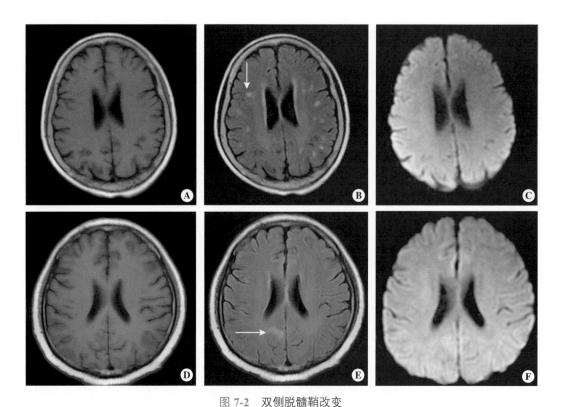

图 7-2　双侧脱髓鞘改变

双侧侧脑室周围及大脑深部白质区见斑点状异常信号影，在 T_1WI 上呈等或稍低信号，T_2WI 及 FLAIR 上呈高信号，边界欠清；
DWI 上未见异常高信号

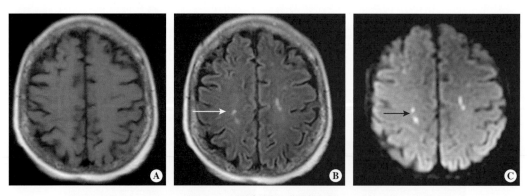

图 7-3　双侧出血、坏死改变

双侧放射冠及大脑深部白质可见多发斑点状异常信号影，在 T_1WI 上呈稍低信号，T_2WI 上呈高信号，DWI 上呈明显高信号

（三）神经系统症状、体征

噬血细胞综合征伴中枢神经系统受累的神经系统症状体征相较于 CSF 异常及神经影像学改变，更为不特异。临床表现往往呈现多样化，不同类型、不同时期及不同的疾病过程往往有不同的表现。早期主要表现为非特异的神经精神症状，包括易激惹、神志改变、定向障碍、头痛、恶心、呕吐等，常被噬血细胞综合征本身症状掩盖，部分患者可能无神经系统症状、体征表现。

噬血细胞综合征伴中枢神经系统受累常见的神经学特征包括脑膜炎、意识障碍、癫痫发作、共济失调、脑神经麻痹、眼球震颤、易激惹等。其中，癫痫发作被认为是神经系统功能障碍最常见的征兆，据既往报道，在33%～83%的儿童噬血细胞综合征伴中枢神经系统受累患者中可以见到。Janka等认为癫痫可见于约1/3的患者。精神心理状态变化（易怒、意识障碍和脑病）也很常见（31%～47%），这表明噬血细胞综合征伴中枢神经系统受累更多为灰质功能障碍。另外，既往也曾有报道约有1/3的噬血细胞综合征伴中枢神经系统受累患者表现为脑膜炎。还有部分局部神经系统症状被报道，如在10%～20%的患者中可以观察到偏瘫、脑神经病变和共济失调等。儿童与成人的中枢神经系统症状出现比例不全相同，对于儿童患者的研究发现噬血细胞综合征合并中枢神经系统受累较常见的临床表现包括易激惹、癫痫、脑膜刺激征、意识改变、脑神经麻痹、运动发育迟滞、共济失调等，肌张力改变、惊厥、偏瘫、吞咽困难、构音困难等脑神经受累表现及幻觉、失眠、焦虑等精神症状也可发生。而成人患者则主要表现为意识改变、癫痫、共济失调、构音障碍、传导束型感觉障碍、四肢瘫、痉挛性截瘫、自主神经功能障碍、偏瘫及脑膜受累等。在笔者所在中心报道的96例成人噬血细胞综合征伴中枢神经系统受累中，常见的神经系统症状根据发生频率依次为意识障碍、头痛/头晕，癫痫发作、易激惹、精神异常相关症状，随后为共济失调、肌张力减低、脑膜刺激征阳性及脑神经麻痹。

可见，噬血细胞综合征伴中枢神经系统受累的所有神经相关症状的出现都不具有特异性，且临床表现常与受累部位、范围及程度有关。噬血细胞综合征伴中枢神经系统受累与其他神经系统原发疾病的鉴别十分重要。尤其值得注意的是，部分噬血细胞综合征患者可能以中枢神经系统症状作为首发症状出现，而由于噬血细胞综合征伴中枢神经系统受累患者临床表现不具有特异性，因此实际临床中很有可能出现误诊、漏诊。当患者呈现暴发性全身性疾病，特别是涉及血细胞减少和发热时，应怀疑噬血细胞综合征的可能。

二、鉴别诊断

由于噬血细胞综合征患者本身的临床表现如血小板减低、凝血功能异常，以及免疫功能紊乱，使用激素、免疫抑制剂、化疗、造血干细胞移植等治疗后，可能继发多种严重的颅脑并发症，包括脑血管病变、脑白质病变、脑萎缩、颅内感染、移植物抗宿主病及治疗后继发颅内第二肿瘤，如胶质瘤、淋巴瘤等，而药物相关神经毒性风险也会显著提高，尤其噬血细胞综合征伴中枢神经系统受累的临床表现，无论从症状、CSF异常还是影像学表现方面，均无明显特异性，因此，疾病的鉴别诊断十分重要。

（一）急性脑血管病

急性脑血管病最常见的即为脑卒中，是由于脑部血管突然破裂或因血管阻塞导致血液不能流入大脑而引起脑组织损伤的一组疾病，包括缺血性卒中和出血性卒中。缺血性卒中的发病率高于出血性卒中，占脑卒中总数的60%～70%。对于噬血细胞综合征患者，本身即合并血小板明显减低和凝血功能异常（纤维蛋白原下降，甚至弥散性血管内凝血），出血倾向和血栓形成倾向可能同时存在。因此，虽然脑卒中作为噬血细胞综合征的并发症较为少见，但临床上出现神经系统表现时仍应警惕，尤其对于既往即存在脑血管病危险因素的患者。

脑卒中最常见的症状为一侧脸部、手臂或腿部突然感到无力，猝然昏扑、不省人事。其他症状包括：半身不遂；神志迷茫、说话或理解困难；单眼或双眼视物困难；行路困难、眩晕、失去平衡或协调能力；无原因的严重头痛；昏厥等。其单侧的表现相较于噬血细胞综合征伴中枢神经系统受累通常是双侧受累有较为显著的差别，可以作为鉴别点。影像学上，出血性卒中表现为基底节区团片状血肿，急性期 CT 检查局部明显高密度灶，MRI 检查表现为 T_1WI 及 T_2WI 信号混杂；缺血性卒中表现为急性期 CT 检查局部可能为低密度灶，MRI 表现为脑干、双侧基底节区等多发斑点及斑片状长 T_1、长 T_2 信号及 FLAIR 高信号，DWI 为明显高信号。因为其病变为血管病变，磁共振血管成像（magnetic resonance angiography，MRA）、经颅多普勒超声（transcranial Doppler sonography，TCD）等血管检查可能有一定的提示意义。与噬血细胞综合征伴中枢神经系统受累的Ⅲ期的鉴别点主要集中于病灶位置、病灶形态等。值得注意的是，噬血细胞综合征累及中枢神经系统严重进展时亦可出现出血性表现，病理基础为淋巴细胞及组织细胞浸润血管及血管周围，有时难以与急性出血鉴别，需临床上综合判断。

（二）颅内感染

颅内感染又称中枢神经系统感染性疾病，是神经系统最常见的疾病之一，是由病原微生物侵犯中枢神经系统的实质、被膜及血管等引起的感染性疾病。常见的颅内感染性疾病包括病毒性脑炎、化脓性脑膜炎、脑脓肿、结核性脑膜炎、脑囊虫病等。噬血细胞综合征患者往往存在免疫系统功能紊乱，而且大部分患者需长期口服激素维持治疗，因此出现颅内感染并发症的可能是存在的。因颅内感染的治疗方针与噬血细胞综合征累及中枢神经系统的方针可能不尽相同，甚至是相反的，故临床上的明确鉴别诊断十分重要。

1. 病毒性脑炎　由于儿童血脑屏障不完善，所以可能出现颅内病毒感染，进一步导致病毒性脑炎。本病大多数为肠道病毒感染，包括脊髓灰质炎病毒、柯萨奇病毒 A 和 B、埃可病毒等，成流行或散在发病，主要经粪 – 口途径传播，少数通过呼吸道分泌物传播。其次为流行性腮腺炎病毒、疱疹病毒和腺病毒感染。

病毒性脑炎的症状主要为脑实质损害，如发热、头痛、呕吐、抽搐，严重者出现昏迷。但由于病毒侵犯的部位和范围不同，病情可轻重不一，形式亦多样。CT 可发现脑内钙化，多为脑室旁钙化、局灶性分布等，累及部位主要位于颞叶前内侧及脑岛，至豆状核外侧密度变为正常，为该病的特征性 CT 表现。病变向前可累及额叶底部，向上可累及额顶叶，向后可累及枕叶，向内可累及内囊。病毒性脑炎在 MRI 上有较多的表现，但均无特征性，主要为脑内单发或多发、边界模糊的病灶；T_1WI 为等、低信号，T_2WI 为高信号。其中，单纯疱疹病毒性脑炎的 MRI 表现为颞叶底面、内侧面、岛叶局限性长 T_1、长 T_2 信号，往往局限一侧或另一侧较轻，可波及额叶底面，有时可见点状、斑片状出血，注射造影剂后呈弥漫性或脑回状强化。

2. 脑膜炎　根据病原学不同可分为化脓性脑膜炎、病毒性脑膜炎、结核性脑膜炎及隐球菌性脑膜炎等。其中，最为常见的化脓性脑膜炎，是由化脓性细菌感染所致的脑脊膜炎症，是中枢神经系统常见的化脓性感染。通常急性起病，好发于婴幼儿、儿童和60岁以上老年人。常伴有呼吸道和胃肠道感染的前驱症状，表现为发热、头痛、恶心、呕吐、颈强直、感染异常、惊厥、视力障碍及视盘水肿，晚发并发症包括颅神经麻痹、休克、DIC、脑梗死、脑积水等。脑脊液检查，形态上可见典型化脓性改变，脑脊液外观混浊或稀米汤样，压力增高。镜检白细胞甚多，可达数亿/L。脑脊液生化中糖定量明显降低，蛋白定性试验多为强阳性，定量在1g/L以上。脑脊液的病原学检查往往具备特异性，将脑脊液离心沉淀，做涂片染色，常能查见病原菌。病毒性脑膜炎的脑脊液白细胞计数通常低于1000×10^6/L，糖及氯化物一般正常或稍低，细菌涂片或细菌培养结果呈阴性。结核性脑膜炎则通常亚急性起病，脑神经损害常见，脑脊液检查白细胞计数轻度升高，病原学检查有助于进一步鉴别。隐球菌性脑膜炎通常隐匿起病，病程迁延，脑神经尤其是视神经受累常见，脑脊液白细胞通常低于500×10^6/L，以淋巴细胞为主，墨汁染色可见新型隐球菌，乳胶凝集试验可检测出隐球菌抗原。

无并发症的脑膜炎CT和MRI可无异常发现，某些病例增强扫描可出现脑膜强化。增强MRI，多数肉芽肿性脑膜炎表现为典型的颅底脑膜强化，而细菌性脑膜炎则表现为大脑表面脑膜强化，同时加扫弥散加权图像对于显示近期脑膜感染病变的范围和程度有一定的帮助作用。

3. 侵袭性真菌感染　噬血细胞综合征治疗中长期免疫抑制剂的使用，尤其是风湿病相关噬血细胞综合征中，机会性感染的可能性增加，侵袭性真菌感染并不少见。如感染颅内，则可造成神经系统的相关表现。多为念珠菌、新生隐球菌、毛霉菌和曲霉菌感染等，临床主要表现为发热、头痛、烦躁、精神异常，以及脑膜刺激征、颅压增高等，少数患者可能存在局灶性神经症状和体征。影像学检查，多发病灶一般较小，单发病灶位置较深，脓肿壁厚、不规则、不连续，"开环征"为其特征表现。脑实质内病灶呈多灶性、多态性损害，可并发脑梗死、脑出血、脑膜（脑）炎、局部硬膜下（外）脓肿等，具体表现为头颅CT常呈点状或脓肿样低密度区，区域中央环状对照加强像，周围低密度水肿区，MRI表现包括T_1WI低、等或稍高信号，T_2WI等或高信号，增强后呈结节状、环状明显或轻度强化，真菌性脑膜炎有时表现为典型铸型强化，影像学上与其他类型脑膜炎鉴别较困难。CSF检查大多数病例白细胞中度增多，中性粒细胞占优势，蛋白水平明显增高。有报道称，脑曲霉菌感染可发现腰椎穿刺压力正常或增高，脑脊液透明或混浊，有时可因血管壁坏死，引起蛛网膜下腔出血，导致脑脊液呈血性改变，CSF半乳甘露聚糖水平可以升高。而隐球菌感染，脑脊液一般压力升高，蛋白含量增加，糖和氯化物含量明显降低，白细胞计数轻至中度增多，以淋巴细胞升高为主。

（三）可逆性后部脑病综合征

可逆性后部脑病综合征（posterior reversible encephalopathy syndrome，PRES），是指以意识模糊、头痛及癫痫发作、视力下降等为特点的脑病综合征，是噬血细胞综合征诱导治疗过程中发生风险较高的一种可逆性损害过程，常发生于高血压患者中，也与环孢素的使用有关，因其主要临床表现也为脑病及癫痫发作，需重点鉴别。该病常以急性或亚急性方式发病，具有以下特点：①头痛及血压升高；②病变发生的部位不典型；③临床表现缺乏肢体障碍、颅神经损害等常见相应部位病变的症状，与 MRI 表现明显不符；④病变为可逆性，经正确处理后症状可于短期内消失并且 MRI 显示病灶缩小或消失，治疗后 2～4 周复查 MRI，病变区均有不同程度的缩小或消失。辅助检查方面，皮层下白质水肿是可逆性后部脑病综合征的典型表现。常见 MRI 表现为 T_1WI 低信号，T_2WI 及 FLAIR 为高信号，病灶多为双侧不对称性分布，双侧颞顶枕叶为好发部位，增强后无强化或轻度脑回状强化。近年来随着对此病研究的深入，多项研究指出，PRES 累及部位不仅局限于顶枕叶，亦可累及诸如额叶、颞叶、脑干、丘脑及基底节区等部位，病灶累及以上部位时即为不典型 PRES。

（四）恶性血液病颅内浸润

恶性血液病颅内浸润可分为实质浸润和脑膜浸润。脑膜浸润：表现为沿脑膜表面走行的线状强化影，脑脊液检查可为阳性或阴性。实质浸润主要为白血病颅内浸润，临床上通常表现为颅内高压综合征，CT 平扫很难发现脑膜的白血病浸润，弥漫性软脑膜浸润是中枢神经系统白血病（central nervous system leukemia，CNSL）。CNSL 常见的表现形式为软脑膜广泛受侵，脑脊液吸收通道受阻，可产生继发性的交通性脑积水。CT 可表现为基底池、大脑外侧裂、脑室系统对称性扩大。脑实质浸润：脑内肿块是 CNSL 侵犯的主要表现，CT 平扫表现为等密度或稍高密度影，边界清楚，大小形态不一，大多数病变位于脑的外周或邻近脑室。增强扫描呈典型均一的轻 - 中度强化，一些白血病肿块表现为环形增强，提示肿块中心坏死。瘤周水肿程度通常较轻，占位效应不显著。MRI 表现为 T_1WI 为略低信号影，T_2WI 为略高信号影；增强扫描 T_1WI 为明显强化。脑脊液和血涂片检查均可见幼稚细胞。

值得注意的是，白血病脑实质浸润虽表现为脑内肿块，但增强后病变明显强化，无明显灶周水肿及占位效应，可与颅内感染相鉴别。而白质受侵多为单侧脑白质受累，而脑白质病常表现为双侧病变。此外，脑实质浸润形成肿块时即称为绿色瘤，多见于粒细胞性白血病，MRI 表现为 T_1WI 等或稍低、T_2WI 等或高信号，增强扫描后结节或肿块明显均匀强化，囊变、坏死少见，瘤内无钙化，可与颅内出血及血栓相鉴别。

淋巴瘤侵犯中枢神经系统相对少见，主要临床表现为头晕、头痛、呕吐、恶心，此外也会表现出神志不清、记忆力衰退、语言障碍或是走路不稳的症状。CT：病灶显示多为圆形或类圆形，并且边界清晰，直径在 2cm 左右，等密度或高密度。MRI：T_1 加权像上等信号或低信号，T_2 加权成像表现为等信号或稍高信号，类似于脑膜瘤。多为单发，多生长在大脑白质处、近脑表面和胼胝体等大脑的幕下部，其体积较小，多呈椭圆形或不规则团状，内部存在不均匀的强化信号，周围的脑组织大多存在轻度水肿，占位效应不明显，其周围的出血量较少。当淋巴瘤相关噬血细胞综合征出现中枢神经系统受累时，两者的鉴别十分必要，通过 CSF 找肿瘤细胞及病理检查等可有效与噬血细胞综合征伴中枢神经系统受累相鉴别。

三、仅有中枢神经系统异常表现的噬血细胞综合征（孤立型噬血细胞综合征伴中枢神经系统受累）

值得注意的是，噬血细胞综合征患者表现为孤立的中枢神经系统异常［孤立型（isolated）噬血细胞综合征伴中枢神经系统受累］在近年来已有所报道，主要为 FHL 患者。此类情况没有任何全身性（系统性）的噬血细胞综合征表现，包括发热、血象下降、肝酶升高等，多数发生在为亚等位基因突变的非儿童患者中。对于此类患者，诊断的唯一标准即为基因检测明确原发性噬血细胞综合征相关基因突变。

（尹冬飞　宋　悦　宋德利　王　昭）

第三节　治 疗 策 略

一、基 本 治 疗

针对噬血细胞综合征伴中枢神经系统受累的治疗，尚未达成共识。主要原因为迄今为止还没有针对噬血细胞综合征伴中枢神经系统受累的临床试验，大多数报道都是回顾性病例报道或病例系列报道，因此循证医学证据缺乏。

目前大多数报道中使用的治疗方法为全身性糖皮质激素（首选地塞米松，因考虑到其血脑屏障透过作用）联合其他免疫抑制剂（主要为环孢素及 VP-16），即 HLH-1994/HLH-2004 指南中推荐的噬血细胞综合征标准治疗方案。2 周的系统性噬血细胞综合征治疗后，如患者的中枢神经系统症状加重，或 CSF 的细胞数增多情况未见好转 / 加重，在诱导治疗的 3～6 周过程中，需每周进行鞘内注射化疗药物。HLH-1994 及 HLH-2004 指南主要针对儿童患者，并没有选择在诱导治疗起始阶段即开始鞘内注射化疗药物的原因为大部分噬血细胞综合征伴中枢神经系统受累儿童患者在接受 2 周的系统性诱导治疗后中枢神经系统表现均能获得好转。HLH-1994 方案中推荐的噬血细胞综合征伴中枢神经系统受累鞘内注射药物仅为甲氨蝶呤，但在 HLH-2004 方案中增加了糖皮质激素，其中首选的糖皮质激素为地塞米松。地塞米松是一种有效的糖皮质激素，中枢神经系统渗透性良好，鉴于噬血细胞综合征的高炎症反应性质，地塞米松的抗炎特性有助于抑制中枢神经系统中组织细胞反应性活动，这对于疾病较轻或亚临床疾病尤其有益，直接在鞘内注射中使用地塞米松可以使用更小的剂量达到有效的脑脊液浓度，从而减少全身性使用激素的副作用。如 Allison 等的研究就表明，在噬血细胞综合征伴中枢神经系统受累出现明显的神经症状之前，规律性鞘内注射地塞米松，对于延缓疾病进展是有益的。

鞘内注射甲氨蝶呤和糖皮质激素（根据 HLH-2004 指南）已成为噬血细胞综合征伴中枢神经系统受累儿童初始治疗的标准治疗。但实际上，目前并没有确切的证据证明鞘内注射化疗药物在噬血细胞综合征伴中枢神经系统受累治疗中的有效性。在 HLH-1994 的报告中，有 35/109（32%）的噬血细胞综合征患者出现了中枢神经系统受累。在这 35 例患者中，使用 HLH-1994 方案治疗 2 个月后，中枢神经系统相关征象在 67% 的幸存者中恢复正常。而无论是否使用鞘内注射化疗药物作为 HLH-1994 方案，即全身糖皮质激素、VP-16 和环孢素的补充治疗，好转率是相似的。笔者所在中心对 96 例成人噬血细胞综合征伴中枢神经系统受累患者的回顾性临床研究中发现，鞘内注射针对中枢神经系统受累的有效性为 61.4%，并且进行鞘内注射能够改善成人噬血细胞综合征伴中枢神经系统受累患者的生存。目前，对于鞘内注射在噬血细胞综合征伴中枢神经系统受累治疗中的有效性仍需前瞻性随机研究以证实。在《噬血细胞综合征诊治中国专家共识》中，针对噬血细胞综合征伴中枢神经系统受累的治疗建议为：对有中枢神经系统受累证据的患者，病情允许时应尽早给予鞘内注射甲氨蝶呤和地塞米松（MTX/Dex）。剂量如下：年龄 < 1 岁，6 mg/2 mg（MTX/Dex）；1 ～ 2 岁，8 mg/2 mg；2 ～ 3 岁，10 mg/4 mg；> 3 岁，12 mg/5 mg。每周鞘内注射治疗需持续到中枢神经系统（临床和 CSF 指标）恢复正常至少 1 周后。

无论鞘内注射化疗药物在噬血细胞综合征伴中枢神经系统受累的治疗中的地位如何，对原发病即噬血细胞综合征的控制始终是至关重要的。如果治疗过程中或治疗后出现噬血细胞综合征的复发或噬血细胞综合征难治，噬血细胞综合征持续进展，即使中枢神经系统受累曾被有效控制，亦很容易出现复发，并会显著增加死亡率。目前国际组织细胞协会的标准治疗方案，即 HLH-1994/HLH-2004 方案，采用 VP-16、地塞米松联合或不联合环孢素治疗活动期噬血细胞综合征，将疾病的缓解率从过去的不足 10% 提高到 70% 左右。这些药物都具有强烈的抑制细胞毒性 T/ NK 细胞和巨噬细胞增殖、抑制噬血细胞综合征中细胞因子风暴活化的作用。但是，仍有约 30% 的儿童噬血细胞综合征患者和 50% 的成人噬血细胞综合征患者对目前标准的噬血细胞综合征治疗方案无应答。此种情况下，如患者既往合并中枢神经系统受累，很容易出现中枢神经系统受累反复、加重的情况，严重影响患者生存。DEP/L-DEP 方案作为复发 / 难治性噬血细胞综合征的挽救治疗方案，在 HLH-1994 标准方案的基础上进行改良，诱导初期增加了糖皮质激素用量进行脉冲式治疗，并利用脂质体阿霉素强烈的细胞毒性作用，将其作为重要的诱导治疗药物，取得了高达 75% 的二次缓解率。

二、异基因造血干细胞移植

目前国内外多家研究均证实，一旦出现中枢神经系统受累，无论是出现中枢症状体征、影像学异常改变或是 CSF 异常，均预示着更差的预后。Ouachee 等曾报道了噬血细胞综合征患者合并中枢神经系统受累总体生存率降低。中枢神经系统受累目前是明确的噬血细胞综合征预后的独立不良因素，而异基因造血干细胞移植（allo-HSCT）可以明显改善预后。国际指南对于遗传性噬血细胞综合征、复发 / 难治性噬血细胞综合征及中枢神经系统受累的噬血细胞综合征患者推荐行异基因造血干细胞移植。2011 年，Jordan 等明确提出伴有中枢神经系统受累的噬血细胞综合征是进行异基因造血干细胞移植的指征。通过异基因造血干细胞移植，可以逆转中枢神经系统症状并可改善长期预后。因此，积极诱导治疗缓解后行异基因造血干细胞移植治疗目前已成为噬血细胞综合征伴中枢神经系统受累的主要治疗手段。

目前，对于合并中枢神经系统异常的噬血细胞综合征患者最好的治疗策略仍没有确定，考虑到合并中枢神经系统受累往往提示噬血细胞综合征的细胞因子风暴较重，可能处于疾病的相对终末阶段，因此，通过强化治疗使噬血细胞综合征本病达到缓解状态，再行异基因造血干细胞移植，对于异基因造血干细胞移植的治疗效果十分重要。只有移植成功，中枢神经系统症状在移植后才可能永久性控制。有 2 项报道表明，噬血细胞综合征伴中枢神经系统受累的儿童患者在发病后立即进行造血干细胞移植治疗可能达到治愈效果。成功的移植可能会有效防止疾病复发及中枢神经系统受累进展，并可能阻止神经系统晚期效应的出现，尽管中枢神经系统疾病的重新激活可能在造血干细胞移植之后发生。在进行异基因造血干细胞移植术后，对于既往曾合并中枢神经系统受累的患者，是否应在病情允许的情况下进行移植后规律鞘内注射化疗药物，目前还没有相关的研究及定论。依据笔者的经验，移植前合并中枢神经系统受累的噬血细胞综合征患者，在移植后出现噬血细胞综合征复发的风险增加，甚至在移植后 180 天仍有可能发生。因此关于该观点，可能需要未来进行前瞻性临床探究加以证实。

值得注意的是，造血干细胞移植后可能出现合并神经系统并发症，主要包括中枢神经系统感染、脑血管病、癫痫发作、代谢性脑病、药物介导的中枢神经系统毒副作用等。移植后不同原因导致的神经系统并发症，临床表现及特点不尽相同；移植临床实践中，根据病史、体检、辅助检查，尤其是脑脊液检查、脑电图检查及影像学检查，包括 CT 和（或）MRI，可以明确诊断。根据中枢神经系统并发症的明确诊断进行针对性治疗为此种情况的治疗策略。

在噬血细胞综合征治疗早期加入环孢素（如 HLH-2004 方案），或在进行异基因造血干细胞移植术后使用环孢素作为抗排异治疗，均可能增加神经毒性风险。Patrick 等统计发现，噬血细胞综合征治疗期间神经毒性的增加与早期将环孢素引入噬血细胞综合征治疗方案相符合。以往的研究报道，接受环孢素治疗的患者中 10% ～ 28% 存在神经毒性副作用。环孢素的神经毒性作用通常是轻微的，但往往有广泛的症状，包括轻微的上肢震颤、精神状态变化、癫痫发作和感觉丧失，如耳聋，也有急性颅内出血发作的报道，而可逆性后部脑病综合征也是与环孢素和其他钙调神经磷酸酶抑制剂相关的一种常见神经毒性反应，在一系列造血干细胞移植的患者中，总发生率为 1.6%，但在无关供者、不全相合和脐带血移植患者中发生率更高，为 3.5% ～ 7.1%。目前噬血细胞综合征患者中 PRES 的发生率不明，但已有该综合征的病例报告。Patrick 等在研究中发现，噬血细胞综合征患者接受环孢素治疗可能较其他疾病患者更易发生 PRES 和其他形式神经毒性，他们的研究中 24% 的接受环孢素治疗的噬血细胞综合征患者出现了 PRES，其中 29% 有严重的神经性副作用。因此，在接受 HLH-2004 方案治疗的患者及造血干细胞移植后使用环孢素进行抗排异治疗的患者中应该密切监测神经状况，并且应该积极控制可变的危险因素，如高血压等。而噬血细胞综合征患者治疗早期是否加用环孢素，还需进一步研究。

随着近年来以中枢病变独立发病的噬血细胞综合征被注意到，关于这类患者的治疗，一个重要的问题是：噬血细胞综合征伴中枢神经系统受累的诊断是否仍然是进行造血干细胞移植的指征？在 Stephan Ehl 等针对该类患者的研究中，59% 的患者在造血干细胞移植后表现出神经系统症状的改善，包括症状最严重的患者。造血干细胞移植后仅 1 例出现中枢神经系统复发，最终 3 例死亡。造血干细胞移植前较严重的中枢神经系统症状与长期的中枢神经系统后遗症相关。而未移植的患者的预后则明显较差，随访时仅有 33% 的患者生存，其中只有 2 例患者的神经功能得到改善。尽管该研究为回顾性病例分析，但表现在 FHL 背景下的孤立型噬血细胞综合征伴中枢神经系统受累，也应尽快进行异基因造血干细胞移植以改善预后。

三、新药治疗

　　在近年来涌现的针对噬血细胞综合征的新药中，比较有希望能够对噬血细胞综合征伴中枢神经系统受累有特定作用的即为芦可替尼，一种 JAK1/2 抑制剂。噬血细胞综合征的许多关键细胞因子（包括 IFN-γ、IL-2 和 IL-6）通过 JAK/STAT 信号通路来传导信号。基于 JAK/STAT 信号通路在细胞因子传导信号中的重要作用，Janus 激酶（JAK）抑制剂目前在临床上主要作为抗炎及免疫抑制剂使用，其中 JAK1/2 抑制剂芦可替尼在骨髓纤维化、急性移植物抗宿主病、风湿病等炎症相关疾病中的作用已被证实。研究表明，JAK 激酶抑制剂芦可替尼治疗可显著减轻噬血细胞综合征小鼠模型的临床和实验室表现，包括体重减轻、脏器肿大、贫血、血小板减少、高细胞因子血症和组织炎症。在复发 / 难治性噬血细胞综合征的挽救治疗和继发性噬血细胞综合征的初始治疗的前瞻性研究中，芦可替尼显示出良好的疗效及耐受。针对噬血细胞综合征伴中枢神经系统受累，在芦可替尼的小鼠实验中，$Rab27a^{-/-}$ 小鼠在 LCMV 感染后第 25 天显示出弥漫性脑实质细胞浸润，而芦可替尼的使用显著减少了中枢神经系统的细胞浸润情况。虽然芦可替尼的分子量为 404.36，可能不易透过血脑屏障，但噬血细胞综合征疾病相关的血脑屏障渗透性增加可能使药物得以进入中枢神经系统。但该结果仅限于动物实验中，遗憾的是，在目前进行中的使用芦可替尼初始治疗继发性噬血细胞综合征的前瞻性临床研究中，伴有中枢神经系统受累的噬血细胞综合征患者被排除。

　　在 Jordan 等使用依帕伐单抗（emapalumab，一种人类抗 IFN-γ 抗体）治疗原发性噬血细胞综合征的前瞻性研究中，在既往接受过噬血细胞综合征治疗的患者中，依帕伐单抗显示出 63% 的有效率，而总体的有效率达到 65%。在该项研究中，中枢神经系统受累情况的缓解与否作为评估缓解的一项指标。单独对噬血细胞综合征伴中枢神经系统受累的评估显示，在 12 例中枢神经系统受累的患者中，中枢神经系统异常在 6 例患者中恢复正常，在 4 例患者中得到改善，在 2 例患者中由于噬血细胞综合征持续恶化而无法评估。但实际上该研究中所有的噬血细胞综合征伴中枢神经系统受累患者均接受了鞘内注射化疗药物，而且考虑到通常抗体类大分子药物是无法穿过血脑屏障的，因此该药物对噬血细胞综合征伴中枢神经系统受累的治疗效果目前仍为不确切。

　　单克隆抗 CD52 抗体阿仑单抗（alemtuzumab）是已用于治疗噬血细胞综合征的另一种选择。这种免疫疗法针对 B、T 淋巴细胞和巨噬细胞。一项关于难治性噬血细胞综合征与阿仑单抗的研究取得了可喜的结果，但缺乏足够的数据来全面评价中枢神经系统疾病的反应性。免疫调节药物（如 IL-1 受体拮抗剂）也已用于治疗噬血细胞综合征或 MAS。但这些报道均没有针对噬血细胞综合征伴中枢神经系统受累的效果评估数据。

曾有报道描述了在鞘内注射利妥昔单抗治疗移植后淋巴增殖性疾病（PTLD）的中枢神经系统受累表现，此类情况常有类似噬血细胞综合征伴中枢神经系统受累的特征和表现。PTLD 是造血干细胞移植非常罕见的并发症。这项研究描述了使用鞘内注射利妥昔单抗治疗 CNS-PTLD，成功治疗了 2 名对标准化学疗法、静脉注射利妥昔单抗及 EBV 特异性淋巴细胞治疗无效的儿童。对于继发于 EBV 感染的噬血细胞综合征患者，利妥昔单抗对于 EBV 单独累及 B 细胞的部分病例显示有效，但目前的文献并未提供这些患者中枢神经系统疾病的具体情况。

四、小　　结

有效治疗噬血细胞综合征伴中枢神经系统受累的基础是迅速准确的诊断。即使患者没有出现明显的神经系统症状和体征，也要积极寻找中枢神经系统受累的证据。所有患者应在诊断噬血细胞综合征后，在情况允许的情况下，尽快进行头颅 MRI 和腰椎穿刺脑脊液检查，包括神经炎症指标（如有相关检查）。目前认为存在明确的神经系统症状和（或）体征、脑脊液或脑部 MRI 中任何与炎症过程相关的异常，均可考虑噬血细胞综合征伴中枢神经系统受累的诊断。即使因患者情况未允许而无法获得脑脊液或 MRI 结果，也应在所有出现神经系统症状的噬血细胞综合征病例中开始针对性治疗。

目前尚无明确的或普遍推荐的噬血细胞综合征伴中枢神经系统受累的最佳治疗手段。在 2017 年 Janka 等推荐的关于噬血细胞综合征伴中枢神经系统受累治疗策略的文章中，根据既往的证据及其个人经验，制定了以下治疗策略（图 7-4）：

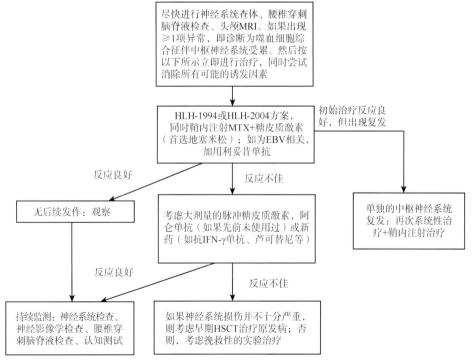

图 7-4　噬血细胞综合征伴中枢神经系统受累治疗策略

　　糖皮质激素，尤其是大剂量的地塞米松，在噬血细胞综合征伴中枢神经系统受累的治疗中十分重要。临床前研究结果表明，地塞米松比泼尼松具有更长的 CSF 半衰期和更好的 CSF 渗透性，在前瞻性随机试验中，地塞米松可更好地控制中枢神经系统白血病。在 HLH-1994/HLH-2004 方案中，地塞米松的最高标准剂量为每天 10 mg/m^2，但对于严重或难治性噬血细胞综合征伴中枢神经系统受累患者，也可以选择短期内使用 20 mg/m^2 的剂量。VP-16 为细胞周期特异性抗肿瘤药物，作用于 DNA 拓扑异构酶 II，阻碍 DNA 修复，从而达到抗肿瘤作用。VP-16 为 HLH-1994 及 HLH-2004 方案中的一种核心药物，其治疗噬血细胞综合征的机制，目前主流观点认为，它可以有选择性地直接删除过度活化的 T 细胞，抑制单核巨噬系统活化，从而减少细胞因子风暴的产生，进而控制噬血细胞综合征。VP-16 在噬血细胞综合征治疗中的重要地位提示其在噬血细胞综合征伴中枢神经系统受累的治疗中也是很重要的。

　　2017 年 Janka 等所推荐的噬血细胞综合征伴中枢神经系统受累治疗策略建议，鞘内注射 MTX 和糖皮质激素应作为噬血细胞综合征伴中枢神经系统受累的一线治疗。鞘内注射通常每周 1 次，至少 3 次，患者状态允许情况下最好直到所有 CSF 异常和中枢神经系统症状恢复。检测 CSF 应在 2 ~ 3 周后进行，或出现任何神经系统症状时。影像学异常通常在中枢神经系统受累好转后几个月才会逐渐恢复至正常。因此，除非明确发现影像学出现新病灶或旧病灶加重，否则影像学不能作为单独指导后续治疗的方法。但是，对于噬血细胞综合征伴中枢神经系统受累鞘内治疗的使用仍存在争议。一些观点认为可能不需要侵入性鞘内注射化疗药物，仅通过系统治疗即可获得相同收益。但是，对于使用糖皮质激素、VP-16 和（或）环孢素治疗可很好地控制噬血细胞综合征，却不能控制中枢神经系统疾病的患者，可能需要进行鞘内注射治疗。需要进一步的研究来探究噬血细胞综合征伴中枢神经系统受累鞘内注射治疗的价值和风险。即使患者对噬血细胞综合征的初始治疗反应良好，在造血干细胞移植时噬血细胞综合征伴中枢神经系统受累的复发也是很常见的。早期移植可以防止中枢神经系统受累的进展，因此应考虑尽早移植。对于移植前中枢神经系统受累的患者，建议在植入后常规进行脑脊液检查，以监测复发 / 持续的 CSF 异常。如果噬血细胞综合征伴中枢神经系统受累复发 / 加重，需要考虑系统性治疗。最后，所有长期存活者都应进行随访，以了解神经系统受累的后遗症情况，包括认知和运动功能评估等。

（宋　悦　宋德利　王　昭）

参考文献

Balis F M，Lester C M，Chrousos G P，et al，1987. Differences in cerebrospinal fluid penetration of corticosteroids：possible relationship to the prevention of meningeal leukemia[J]. J Clin Oncol，5（2）：202-207.

Blincoe A，Heeg M，Campbell P K，et al，2020. Neuroinflammatory disease as an isolated manifestation of hemophagocytic lymphohistiocytosis[J]. J Clin Immunol，40（6）：901-916.

Chung T W，2007. CNS involvement in hemophagocytic lymphohistiocytosis：CT and MR findings[J]. Korean J Radiol，8（1）：78-81.

Deiva K，Mahlaoui N，Beaudonnet F，et al，2012. CNS involvement at the onset of primary hemophagocytic lymphohistiocytosis[J]. Neurology，78（15）：1150-1156.

Ehl S，Astigarraga I，von Bahr Greenwood T，et al，2018. Recommendations for the use of etoposide-based therapy and bone marrow transplantation for the treatment of HLH: consensus statements by the HLH steering committee of the histiocyte society[J]. J Allergy Clin Immunol Pract, 6（5）: 1508-1517.

Filipovich A H, 2009. Hemophagocytic lymphohistiocytosis（HLH）and related disorders[J]. Hematology Am Soc Hematol Educ Program, （1）: 127-131.

Fitzgerald N E, MacClain K L, 2003. Imaging characteristics of hemophagocytic lymphohistiocytosis[J]. Pediatr Radiol, 33（6）: 392-401.

Foley J M, Borders H, Kurt B A, 2016. A diagnostic dilemma: similarity of neuroradiological findings in central nervous system hemophagocytic lymphohistiocytosis and aspergillosis[J]. Pediatr Blood Cancer, 63（7）: 1296-1299.

Haddad E, Sulis M L, Jabado N, et al, 1997. Frequency and severity of central nervous system lesions in hemophagocytic lymphohistiocytosis[J]. Blood, 89（3）: 794-800.

Henter J I, Horne A, Aricó M, et al, 2007. HLH-2004: Diagnostic and therapeutic guidelines for hemophagocytic lymphohistiocytosis[J]. Pediatr Blood Cancer, 48（2）: 124-131.

Henter J I, Samuelsson-Horne A, Aricó M, et al, 2002. Treatment of hemophagocytic lymphohistiocytosis with HLH-94 immunochemotherapy and bone marrow transplantation[J]. Blood, 100（7）: 2367-2373.

Horne A, Janka G, Maarten Egeler R, et al, 2005. Haematopoietic stem cell transplantation in haemophagocytic lymphohistiocytosis[J]. Br J Haematol, 129（5）: 622-630.

Horne A, Trottestam H, Aricò M, et al, 2008. Frequency and spectrum of central nervous system involvement in 193 children with haemophagocytic lymphohistiocytosis[J]. Br J Haematol, 140（3）: 327-335.

Horne A, Wickström R, Jordan M B, et al, 2017. How to treat involvement of the central nervous system in hemophagocytic lymphohistiocytosis?[J]. Curr Treat Options Neurol, 19（1）: 3.

Imashuku S, 2011. Treatment of Epstein-Barr virus-related hemophagocytic lymphohistiocytosis（EBV-HLH）: update 2010[J]. J Pediatr Hematol Oncol, 33（1）: 35-39.

Imashuku S, Hyakuna N, Funabiki T, et al, 2002. Low natural killer activity and central nervous system disease as a high-risk prognostic indicator in young patients with hemophagocytic lymphohistiocytosis[J]. Cancer, 94（11）: 3023-3031.

Janka G E, 2012. Familial and acquired hemophagocytic lymphohistiocytosis[J]. Annu Rev Med, 63: 233-246.

Kim M M, Yum M S, Choi H W, et al, 2012. Central nervous system（CNS）involvement is a critical prognostic factor for hemophagocytic lymphohistiocytosis[J]. Korean J Hematol, 47（4）: 273-280.

La Rosée P, Horne A, Hines M, et al, 2019. Recommendations for the management of hemophagocytic lymphohistiocytosis in adults[J]. Blood, 133（23）: 2465-2477.

Maschalidi S, Sepulveda F E, Garrigue A, et al, 2016. Therapeutic effect of JAK1/2 blockade on the manifestations of hemophagocytic lymphohistiocytosis in mice[J]. Blood, 128（1）: 60-71.

McNally J P, Elfers E E, Terrell C E, et al, 2014. Eliminating encephalitogenic T cells without undermining protective immunity[J]. J Immunol, 192（1）: 73-83.

Ramos-Casals M, Brito-Zerón P, López-Guillermo A, et al, 2014. Adult haemophagocytic syndrome[J]. Lancet, 383（9927）: 1503-1516.

Shinno H, Hikasa S, Matsuoka T, et al, 2006. Three patients with hemophagocytic syndrome who developed acute organic brain syndrome[J]. Gen Hosp Psychiatry, 28（5）: 455-457.

Song Y, Pei R J, Wang Y N, et al, 2018. Central nervous system involvement in hemophagocytic lymphohistiocytosis in adults: a retrospective analysis of 96 patients in a single center[J]. Chin Med J（Engl）, 131（7）: 776-783.

Trottestam H, Horne A, Arico M, et al, 2011. Chemoimmunotherapy for hemophagocytic lymphohistiocytosis: long-term results of the HLH-1994 treatment protocol[J]. Blood, 118（17）: 4577-4584.

Wang J, Wang Y, Wu L, et al, 2016. PEG-aspargase and DEP regimen combination therapy for refractory Epstein-Barr virus-associated hemophagocytic lymphohistiocytosis[J]. J Hematol Oncol, 9（1）: 84.

Zhao Y Z, Zhang Q, Li Z G, et al, 2018. Central nervous system involvement in 179 chinese children with hemophagocytic lymphohistiocytosis[J]. Chin Med J（Engl）, 131（15）: 1786-1792.

第八章 噬血细胞综合征实验室诊断技术和解读

第一节 HLH-2004 诊断标准相关检测技术和解读

噬血细胞综合征其实质为系统性炎症反应、严重的细胞因子风暴和免疫过激介导的器官损伤。其诊断标准主要参考 HLH-2004 标准，符合下列一项即可诊断：

（1）患者经分子生物学检查明确存在家族性 / 已知遗传缺陷。

（2）以下 8 条指标中符合 5 条可诊断为噬血细胞综合征：①发热，持续＞ 7 天，体温＞ 38.5℃；②脾大；③血细胞减少（累及外周血二系或三系），血红蛋白＜ 90 g/L，血小板计数＜ 100×10⁹/L，中性粒细胞计数＜ 1.0×10⁹/L 且非骨髓造血功能减低所致；④高三酰甘油血症和（或）低纤维蛋白原血症，甘油三酯＞ 3 mmol/L 或高于同年龄的 3 个标准差，纤维蛋白原＜ 1.5 g/L 或低于同年龄的 3 个标准差；⑤在骨髓、脾脏或淋巴结里找到噬血细胞；⑥自然杀伤（NK）细胞活性降低或缺失；⑦铁蛋白 ≥ 500 μg/L；⑧ sCD25（sIL-2R，可溶性白介素 -2 受体）升高。该疾病进展迅速，因此及时准确诊断对此极为重要。本章主要对噬血细胞综合征相关实验室检测指标进行分析。

一、血 常 规

HLH-2004 诊断标准之一为血细胞减少（外周血中至少有两系及以上减少）：血红蛋白（Hb）＜ 90 g/L（小于 4 周的婴儿：血红蛋白＜ 100 g/L），血小板（PLT）＜ 100×10⁹/L，中性粒细胞（NEU）＜ 1.0×10⁹/L 且排除骨髓造血功能减低所致。该异常结果发生率为 80.73%。有研究猜测噬血细胞综合征中血细胞减少归因于 Th1 型细胞产生的高水平的 TNF-α 和 IFN-γ 作用的结果，而不仅是噬血细胞作用的原因。TNF-α 和 IFN-γ 作用于定向造血干细胞前体细胞，抑制早期和晚期的造血细胞生成，并诱导定向造血干细胞凋亡。铁蛋白升高亦可抑制血细胞生成，而噬血细胞作用多由 IL-10 激活巨噬细胞从而导致血细胞减少。但血细胞减少的原因仍存在争议：早期临床试验认为快速血细胞减少为消耗性的，而非抑制性的。脾大是否加重循环池中的血细胞减少也需进一步研究。

研究表明，PLT＜ 35×10⁹/L 是非恶性肿瘤相关噬血细胞综合征预后不良一大影响因素。监测血细胞变化可判断噬血细胞综合征治疗效果。

二、生化检测

（一）甘油三酯

噬血细胞综合征患者中甘油三酯（TG）＞ 3 mmol/L 或高于同年龄 3 个标准差的出现率约为 37.5%。高甘油三酯血症发生机制可能有以下原因：①细胞因子介导巨噬细胞释放 IL-1 及 TNF-α 从而抑制脂蛋白脂肪酶活性，而脂蛋白脂肪酶是甘油三酯水解的重要酶；②肝细胞损伤导致肝脂肪酶合成减少，该酶亦是甘油三酯水解酶之一；③肝细胞损伤导致胆固醇酯酰转移酶（LCAT）合成减少，高密度脂蛋白（HDL）明显减少，而 HDL 在血液中与极低密度脂蛋白（VLDL）密切交换载脂蛋白，影响 TG 内源性消耗。组织中 TG 消耗障碍意味着细胞能量产生不足，可导致细胞功能障碍，从而引起多系统功能损伤。

（二）血清铁蛋白

噬血细胞综合征诊断标准之一为铁蛋白 ≥ 500 μg/L，其发生率为 94.27%。铁蛋白截断值仍存在争议，因大部分炎症反应皆可引起铁蛋白升高，HLH-2004 截断值灵敏度为 84%，特异度不高。有研究表明铁蛋白以 2000 μg/L 为截断值时，敏感度为 70%，特异度为 68%。而 Allen 等研究认为，血清铁蛋白高于 10 000 μg/L 时对儿童噬血细胞综合征诊断的敏感度为 90%，特异度为 96%。Schram 等认为在成人患者中，高血清铁蛋白可见于多种疾病，包括肝功能损害、感染、血液系统肿瘤、风湿免疫性疾病、铁超载等，因此高铁蛋白不能作为成人噬血细胞综合征的预测指标。而笔者的研究结果显示，血清铁蛋白水平在成人噬血细胞综合征中的中位数为 2793 μg/L，48% 的患者血清铁蛋白＞ 3000 μg/L，39% 的患者血清铁蛋白＞ 5000 μg/L，10 000 μg/L 以上者占 23.5%。根据首都医科大学附属北京友谊医院、北京大学第三医院、中国人民解放军 307 医院的资料，在 71 例疑诊噬血细胞综合征患者同时合并铁蛋白＞ 10 000 μg/L，有 57 例（80.28%）确诊为噬血细胞综合征，说明疑似患者同时合并高铁蛋白血症时具有强烈的提示意义。无论是我们的研究结果还是其他已报道的研究结果，均支持血清铁蛋白＜ 500 μg/L 在儿童和成人中对诊断噬血细胞综合征都有很好的负性评价意义。但是关于血清铁蛋白在疾病中的整体水平以及在诊断中的截断值的修订实质上是一件复杂的难以客观评价的工作。

铁蛋白升高可能机制如下：①激活的巨噬细胞在组织中吞噬红细胞，细胞内铁过载，刺激铁蛋白形成；②炎症因子如 TNF-α 在铁蛋白重链基因转录与翻译层面刺激铁蛋白形成；③铁蛋白与受体复合物清除被抑制；④巨噬细胞释放铁蛋白增加。铁蛋白糖基化分数在不同疾病状态下不同，如在噬血细胞综合征中糖基化比例＜ 20%，该糖基修饰下降可能与炎症引起糖基释放、肝损伤、细胞溶解相关。研究表明，sCD163 与血清铁蛋白水平相关。是否能将两者结合准确识别噬血细胞综合征仍需进一步研究。

铁蛋白水平与预后相关。Lin 的研究表明，铁蛋白水平下降＜ 50% 的患者与铁蛋白下降 96% 的患者对比死亡率增加了 17 倍。Otrock 研究表明，铁蛋白＞ 50 000 μg/L 与 30 天死亡率相关。因此，铁蛋白监测在噬血细胞综合征治疗中尤为重要。

（三）肝功能

肝功能异常在噬血细胞综合征患者中发生率大约为 34.9%。部分学者认为，转氨酶及胆红素异常升高可作为噬血细胞综合征的早期预警指标。在原发性噬血细胞综合征患者的肝组织活检中，门静脉及中央静脉血管炎、淋巴细胞浸润介导胆管损伤等表现是其典型的病理表现，且损伤程度与临床表现相关。进行免疫组化后发现浸润细胞中，$CD3^+CD8^+$ 颗粒酶 B 淋巴细胞与表现出吞噬作用的 $CD68^+CD1a^-$ 组织细胞共存。IFN-γ 增高可能与其病理改变相关。研究表明，用 IFN-γ 抗体中和组织浸润明显减轻。IFN-γ 增高引起临床表现的主要机制如下：① IFN-γ 激活组织细胞及淋巴细胞，加重肝组织的浸润；② IFN-γ 引起肝窦内皮细胞损伤，进而引起肝窦血栓，导致肝大及肝损伤；③ IFN-γ 刺激肝细胞炎症，如增加 TNF 及 IL-6 等细胞因子激活 Bcl-2 通路介导肝细胞凋亡。研究发现反映肝细胞损伤的酶众多。Jacqueline De Gottardi 等发现 AST 水平与噬血细胞综合征严重程度关系极其密切，监测其变化可反映体内炎症水平及治疗效果。

三、凝血功能检测

噬血细胞综合征患者凝血功能常为异常状态，主要体现为低纤维蛋白原血症，发生率大约为 60%。D- 二聚体及凝血酶原时间（PT）亦可异常。大约 50% 可发生弥漫性血管内凝血（DIC）。有研究猜测，DIC 发生可能与内皮细胞障碍相关。FHL-3 中，内皮细胞分泌血管性血友病因子（vWF）增多，引起血小板聚集，但继发噬血尚未有足够证据支持此猜测。IFN-γ 可促进组织因子（TF）释放，从而引起下游外源性凝血瀑布。而 DIC 可导致低纤维蛋白酶原血症。同时，TNF-α、IL-6、IL-1β 等细胞因子可促进组织型纤溶酶原激活物释放，导致纤溶酶过度激活，纤维蛋白酶原过度消耗，且纤溶酶原也是促炎因子之一。纤维蛋白溶解可促进巨噬细胞的迁徙与招募，增加炎症蔓延。而激活的巨噬细胞可直接摄取纤维蛋白及纤维蛋白酶原，加重低纤维蛋白原血症。患者凝血功能障碍，同时血小板减少，血小板脱颗粒功能受损，这些都是患者出血风险增高的原因。噬血细胞综合征治疗过程中，监测凝血功能是必不可少的，尽早识别患者是否处于出血高风险状态，给予对症治疗可明显降低死亡率。

四、NK 细胞活性

噬血细胞综合征病理生理基础目前主要认为是由多种因素引起的 NK 细胞和细胞毒性 T 细胞（CTL）的功能减低或缺失，导致 T 细胞和巨噬细胞的异常激活，从而引起"细胞因子风暴"，导致器官衰竭。NK 细胞功能缺乏是原发性噬血细胞综合征的免疫特征，但继发性噬血细胞综合征也可如此表现，尤其是巨噬细胞活化综合征（MAS）患者。因此，NK 细胞活性的检测则显得极其重要，NK 细胞活性下降或缺如，反映了机体的免疫缺陷状态，研究表明原发性噬血细胞综合征患者早期 NK 细胞活性持续降低，但随着病情的好转，原发性噬血细胞综合征者 NK 细胞数目可以恢复正常但细胞毒功能异常持续存在。

在感染的 FHL 小鼠模型中，每种模型的残余细胞毒活性程度不同，并决定了临床症状的严重程度。其残余细胞毒性功能排序为 FHL-2 < GS2b < FHL-4 < CHS。继发性噬血细胞综合征可能由大量细胞因子导致 NK 细胞功能减弱。笔者所在中心研究表明，继发性噬血细胞综合征患者体内 NK 细胞表面抑制受体 NKG2A、HLA-E 升高及活化受体 NKG2D 减少，共同导致 NK 细胞功能障碍，感染细胞及肿瘤细胞无法得到有效清除，且激活的 CTL 亦无法被裂解，大量细胞因子释放，从而加重噬血细胞综合征进展。对于继发性噬血细胞综合征，病情缓解后 NK 细胞的数目及细胞毒性功能都可以恢复正常，因此当噬血细胞综合征症状得到控制，而 NK 细胞活性维持在低水平时，则需考虑原发性噬血细胞综合征可能。当前也有报道某些原发性噬血细胞综合征患者中存在正常 NK 细胞活性的情况。NK 细胞活性截断值可能与检测方法相关。NK 细胞活性检测方法详见本章第二节。

五、sCD25

sCD25（sIL-2Ra）是 T 细胞持续活化的标志之一。IL-2 受体（CD25）在 T 细胞活化过程中形成于细胞表面，受体密度增加，脱落至血浆中成为 sCD25。这种可溶性受体形式可作为任何形式噬血细胞综合征的诊断标准，并用于监测疾病复发，其水平高低与体内炎症反应的严重程度呈正相关。与铁蛋白类似，sCD25 水平升高不能区分原发性噬血细胞综合征和继发性噬血细胞综合征。sCD25 正常值具有年龄依赖性。因此，在解释儿童结果时，应使用基于年龄的参考范围。儿童患者中，sCD25 升高（> 2400U/ml）对噬血细胞综合征诊断的灵敏度为 93%，较铁蛋白升高更为灵敏。Tabata 等在对 110 例成人的研究中指出，sCD25 > 5000U/ml 对噬血细胞综合征的敏感度和特异度分别为 90% 和 77%。然而，单独 sCD25 升高对噬血细胞综合征无特异性，因为其在淋巴瘤患者中也可升高，在全身炎症反应综合征（SIRS）中也常伴有 sCD25 的升高，但其升高的程度远低于噬血细胞综合征患者。另有学者研究发现在成人中 sCD25/ 铁蛋白 > 2.0 对噬血细胞综合征的敏感度和特异度分别为 81% 和 85%。sCD25 与疾病的即刻状态密切相关：疾病复发时伴随着 sCD25 的显著升高，有效治疗后明显下降，好转时恢复正常，是监测疾病状态的良好指标。

六、骨髓象及组织病理学检查

噬血细胞综合征早期可表现为正常增生骨髓象，后期可表现为单核、巨噬细胞增多，尤其是出现典型的巨噬细胞吞噬红细胞、血小板等，此即噬血细胞现象，是 HLH-2004 诊断标准之一，发生率约为 74.48%。骨髓亦可表现为增生低下。噬血现象不仅可出现于骨髓中，还可发生于肝脏、脾脏、淋巴结、皮肤及脑脊液等组织中。然而噬血细胞现象可出现于多种疾病：感染、肿瘤、自身免疫性疾病，以及其他形式的骨髓损伤或造成血细胞破坏等。一般情况下，噬血细胞现象只能反映异常免疫病理状态，必须结合其余指标共同诊断噬血细胞综合征。噬血细胞现象在诊断噬血细胞综合征中敏感度约为 60%，没有吞噬血细胞现象并不能排除噬血细胞综合征，因此我们应该摒弃看到吞噬血细胞现象就诊断为噬血细胞综合征的思想，正确看待吞噬血细胞现象在噬血细胞综合征中的地位和作用。

七、基因检测

国际组织细胞协会制定的 HLH-2004 诊断指南明确指出基因缺陷是诊断原发性噬血细胞综合征的金标准。原发性噬血细胞综合征包括家族性噬血细胞综合征和免疫缺陷综合征（详见第二章）。基因检测推荐人群应包括以下几类：①所有确诊噬血细胞综合征的患者都应进行功能学检查，包括 NK 细胞活性和脱颗粒功能检测（NK 细胞和 CTL 细胞膜 CD107a），穿孔素、颗粒酶 B、SAP、XIAP 等与噬血细胞综合征缺陷基因相对应的蛋白表达量的检测。对于检测结果存在明确异常的患者，应及时送检基因测序。②发病年龄 ≤ 2 岁的患者，应送检基因测序。③未找到明确病因的患者，应送检基因测序。④反复发作的患者，应送检基因测序。检测方法包括一代测序（又称 Sanger 测序）和二代测序（next-generation sequencing，NGS）。Sanger 测序读长较长、准确性高，但其测序成本较高通量低，多用于经过 NGS 或者全外显子组测序（whole exon sequencing，WES）检测出的突变位点的验证。由于目前有关噬血细胞综合征相关的候选基因的研究仍是冰山一角，对于现有基因检测阴性，却始终找不到病因的噬血细胞综合征患者，想要通过传统的 Sanger 测序法寻找可能的新的候选基因不仅费时费力，而且成本极高。在这种情况下，全外显子组测序或全基因组测序可以识别未鉴定或知之甚少的基因突变的可能性，可帮助筛选出有害的突变，有助于寻找噬血细胞综合征的未知基因的突变。在此基础上，通过 dbSNP 数据库及千人基因组数据库滤过进行单核苷酸多态性 / 插入缺失（SNP/InDel）筛选及数据分析，应用 SIFT、PolyPhen-2、PhD-SNP 及 SNAP 等软件对检测 SNP 位点进行氨基酸功能影响保守性预测，推测该 SNP 导致蛋白质结构或功能改变的可能性，并依照《ACMG 遗传变异分类标准与指南》将变异检测结果分为 5 个致病性类别：致病，可能致病，临床意义不明，可能良性，良性。同时进行相应解读，包含对变异检测结果进行分类的证据，编码蛋白的功能影响预测，以及检测所发现的变异是否可能全部或部分地解释患者的临床表型。

原发性噬血细胞综合征是目前治疗手段和疗效较为确切的一种类型，患者一旦得到正确诊断并采取有效的治疗措施，其生存和预后状况可以得到明显的提高和改善。因此，基因检测及家系调查必不可少，通过基因检测和家系调查可以筛选存在潜在基因缺陷的噬血细胞综合征患者，有助于发现噬血细胞综合征候选基因，同时可以正确评估患者及家族成员的疾病状况，并寻找合适的供者，从而达到及时诊断、合理治疗的目的。同时，继发性噬血细胞综合征亦可存在免疫相关缺陷，如 CAEBV、自身免疫性疾病。若明确基因突变位点，待 CRISPR 基因编辑相关技术成熟后，可能此类基因突变问题能得到部分解决，患者免疫功能也能得到部分恢复。

八、淋巴细胞亚群的检测

用穿孔素敲除小鼠模型研究原发性噬血细胞综合征的结果表明，T 细胞，主要是

CD8$^+$ T 细胞对疾病的发病机制至关重要，CD4$^+$ 和 CD8$^+$ T 细胞群在具有细胞毒性的遗传缺陷的病毒感染小鼠中比在病毒感染的对照组中更多地被激活。在继发性噬血细胞综合征中，感染特别是 EBV 感染是常见的触发因素。在噬血细胞综合征靶器官如肝、骨髓和脑中 T 细胞和巨噬细胞的浸润，以及通过检测由这些细胞产生的过量水平的炎性细胞因子可反映出噬血细胞综合征的特征之一是淋巴细胞和组织细胞的过多活化。这些研究已将 T 细胞过度活化作为噬血细胞综合征的关键特征，并提供了主要治疗靶向活化 T 细胞的药物如 ATG、依托泊苷或阿仑单抗等的治疗方法的基础。

在成人噬血细胞综合征中淋巴细胞亚群的改变与预后相关，儿童噬血细胞综合征急性期淋巴细胞亚群与健康对照组不同。Bakul I. Dalal 的研究报告指出在成人噬血细胞综合征中 CD8$^+$ T 细胞的增加及 CD4/CD8 比率的降低，有利于患者的存活，但是 CD3$^+$ T 细胞降低时则不利于患者存活。儿童噬血细胞综合征急性期与对照组相比存在 CD3$^+$ T 细胞和 CD8$^+$ T 细胞比例增加，CD4$^+$/CD8$^+$ T 细胞及 CD3$^-$CD16$^+$CD56$^+$ NK 细胞比例降低。

在婴儿中可通过不同的 T 细胞活化、分化和组分区分原发性噬血细胞综合征和继发性噬血细胞综合征。Sandra Ammann 比较了 FHL、无明显感染性触发的继发性噬血细胞综合征和由病毒感染诱导的继发性噬血细胞综合征患者之间的 T 细胞激活模式。多克隆 CD8$^+$ T 细胞在原发性噬血细胞综合征和病毒相关继发性噬血细胞综合征中高度活化，但在 HLA-DR 联合 CD45RA、CCR7、CD127、PD-1 和 CD57 评估的 CD8$^+$ T 细胞在继发性噬血细胞综合征中很少活化。在 T 细胞上没有增加的 HLA-DR 的表达对排除活动原发性噬血细胞综合征具有高灵敏度和特异度。高比例地表达 HLA-DR、CD57 和穿孔素的多克隆 CD127$^-$CD4$^+$ T 细胞具有原发性噬血细胞综合征的婴儿的标志，在病毒相关的继发性噬血细胞综合征中不突出。与病毒相关的继发性噬血细胞综合征相比，CD8$^+$ T 细胞活化的类似模式和程度与病毒触发的原发性噬血细胞综合征相一致。然而，在大多数原发性噬血细胞综合征患者中没有记录到触发感染，并且细胞毒性 CD4$^+$ T 细胞的独特活化表明原发性噬血细胞综合征中的总 T 细胞应答是不同的。这可以反映这两种不同类型的噬血细胞综合征不同的发病途径。

人类 CD5 是一种膜糖蛋白，属于清道夫受体半胱氨酸丰富的受体家族。CD5 在胸腺细胞、成熟外周 T 细胞和少量 B 细胞上表达，并且参与调节抗原特异性受体介导的激活和分化信号，CD5 在免疫突触中被募集，与 CD3 共定位并抑制 T 细胞受体（TCR）信号而不干扰免疫突触形成，并且 CD5 保护循环肿瘤抗原特异性细胞毒性 T 细胞免于肿瘤介导激活诱导的细胞死亡。在噬血细胞综合征的急性期经常观察到 CD8$^+$ 细胞的活化。Toga 描述了在 EBV 相关噬血细胞综合征患者中主要被 EBV 感染并活化的单克隆扩增的 CD8$^+$ T 细胞上的 CD5 下调，Taizo Wada 描述了 FHL-2 中同样存在活化的 CD8$^+$ T 细胞上 CD5 的下调，从 CD5 表达缺陷的小鼠中有 TCR 刺激的过度的反应，说明 CD5 的下调可能有助于 CD8$^+$ T 细胞的无限扩增。

九、脑脊液检查

中枢神经系统受累是噬血细胞综合征患者预后的危险因素之一，可出现在全身系统症状之前，也可独立存在。其病理特征主要为脑膜和血管周围间隙淋巴组织细胞浸润。其临床症状主要由以下机制引起：①炎症因子可导致脱髓鞘改变；②炎症细胞浸润激活周围正常存在的小胶质细胞和星形胶质细胞，分泌神经毒性氨基酸和自由基等，造成神经系统受损；③炎症细胞浸润血管造成的颅内小血管出血。患者可表现为脑膜炎、意识障碍、癫痫发作、共济失调、颅神经麻痹、眼球震颤、易激惹等。神经系统检查包括体格检查、脑脊液检查和影像学检查。在此简要介绍脑脊液检查。

　　原发性噬血细胞综合征患者在诊疗过程中需常规完善脑脊液检查，主要包括常规检查、生化检查、细胞学检查。尽管不同研究中脑脊液异常的标准略有差异，但主要表现在细胞数异常与蛋白异常两个方面。多中心研究发现16%～76%的噬血细胞综合征患者出现脑脊液异常：11%～41%的患者表现为蛋白质增加，10%～47%的患者表现为脑脊液细胞增多，其中多为淋巴细胞轻至中度升高，部分患者可出现噬血现象。因此，淋巴细胞轻中度升高、蛋白增加是噬血细胞综合征累及中枢神经系统后脑脊液最重要的特征。继发性噬血细胞综合征患者存在中枢神经系统症状，或者怀疑中枢神经系统累及时亦需完善脑脊液检查。除上述常规检查、生化检查、细胞学检查外，可根据噬血细胞综合征的诱发因素，进一步完善感染病原学、免疫分型、病毒DNA等检测。笔者所在中心既往研究资料显示，约50% EBV相关噬血细胞综合征患者脑脊液中可检测出EBV复制，部分患者脑脊液免疫分型检测到异常表型细胞群，对于此类患者建议进行常规的脑脊液检查。

第二节　NK细胞和CTL细胞功能检测技术和解读

一、NK细胞活性

　　NK细胞活性检测方法多种多样，有^{51}Cr释放法、乳酸脱氢酶（LDH）释放法、四甲基偶氮唑蓝（MTT）比色法、流式细胞术及基因转染法等。其中，^{51}Cr释放法被视为金标准，灵敏性为100%，但因设备价格昂贵且存在放射污染，目前已不常使用。LDH释放法、MTT比色法准确性及稳定性相对较差。以流式细胞术为基础的NK细胞活性的测定方法有多种，通过流式细胞术检测NK细胞数量（比例）或穿孔素、CD107a及颗粒酶表达量的方法，均为间接手段，不能直接反映NK细胞的杀伤活性。基因转染使靶细胞特异性表达增强型绿色荧光蛋白（EGFP），再使用碘化丙啶（PI）标记死亡细胞进行测定，因多为瞬时转染，细胞传代后会出现EGFP丢失，且PI仅能标记晚期凋亡及坏死细胞，无法反映NK细胞对靶细胞杀伤的早期凋亡比例。笔者所在中心对靶细胞株进行改良，采用慢病毒介导的细胞稳定转染，构建稳定表达EGFP的靶细胞株，采用Annexin Ⅴ-PE/7-AAD双染色标记细胞凋亡，可明确显示经NK细胞杀伤作用后靶细胞各阶段不同状态（活细胞、早期凋亡、晚期凋亡及坏死细胞）所占比例（图8-1），构成完整的细胞凋亡数据，是一项更为准确、稳定和易实施的NK细胞活性检测方法。NK细胞活性分析的意义详见本章第一节。

正常人

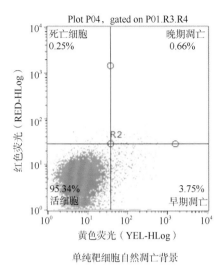

单纯靶细胞自然凋亡背景

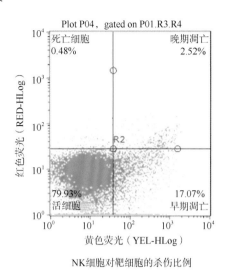

NK细胞对靶细胞的杀伤比例

NK细胞活性 15.41%

患者

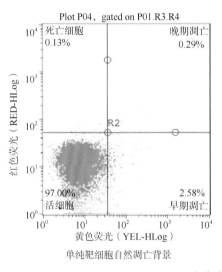

单纯靶细胞自然凋亡背景

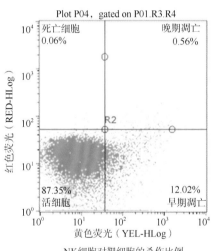

NK细胞对靶细胞的杀伤比例

NK细胞活性 9.65%

图 8-1　NK 细胞活性测定

二、脱颗粒相关功能检测

（一）ΔCD107a

CD107a 又称溶酶体相关膜蛋白 -1，是 NK 细胞及 CTL 溶酶体囊泡成分之一。静息状态下 NK 细胞及 CTL 中细胞毒颗粒主要位于胞质内颗粒包膜上。NK 细胞和 CTL 发挥细胞毒功能，细胞毒颗粒在出胞时，CD107a 被转运到细胞膜表面，导致细胞表面 CD107a

升高，可探测。在一定程度上细胞膜上 CD107a 表达的高低与 NK 细胞杀伤活性呈正相关，且相比较 NK 细胞活性，受类固醇影响较小。其截断值和实验方式相关，建立这种功能检测的当地实验室参考值是必要的。一般情况下，正常人静息 NK 细胞脱颗粒率的截断值为 10%，低于 5% 认为存在静息 NK 细胞脱颗粒障碍；活化状态下 NK 细胞脱颗粒率的截断值为 22%。Tamar S. Rubin 的研究表明，在原发性噬血细胞综合征中，其敏感度为 93.8%，特异度为 73%，AUC 值为 0.860。常用的检测方法为提取受检者外周血单个核细胞并计数，按照不同效应细胞 / 靶细胞混合比例，分别加入特定靶细胞及抗体进行刺激共孵育，同时将未加靶细胞刺激组作为对照。待孵育完成，加入 CD3-FITC、CD8-APC、CD56-PC5.5、CD107a-PE 抗体进行流式细胞术检测，用刺激前后囊泡膜蛋白标志物 CD107a 阳性细胞的变化幅度（即 ΔCD107a）来评价细胞毒细胞脱颗粒功能，此方式为静息免疫细胞 CD107a 测定方式。如若进行活化，加入 IL-2 进行共培养即可。该方式可反映 NK 细胞及 CTL 脱颗粒水平；另一重要作用是可以快速区分原发性噬血细胞综合征的类型，如 FHL-3 ～ FHL-5 型、CHS 和 GS-2 等 CD107a 表达明显下降（图 8-2）。活化状

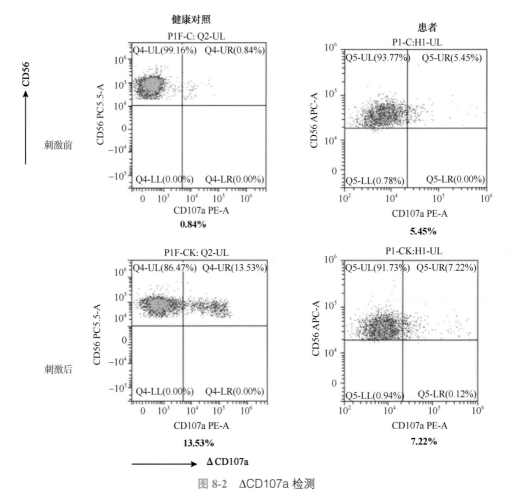

图 8-2　ΔCD107a 检测

态下 ΔCD107a 可进一步鉴别上述分型，如 FHL-4 及 FHL-5 活化状态下 ΔCD107a 较静息状态可稍改善。

相比基因测序，该检测手段花费时间较短，可在较短时间内为临床筛选出 FHL 可疑患者提供治疗指导，但此检查不能代替基因测序。两者为相辅相成的关系。

（二）颗粒酶

机体正常免疫应答时，在细胞死亡途径中，CTL 和 NK 细胞识别靶细胞（即被感染的细胞）后，细胞内含有穿孔素及颗粒酶的细胞毒颗粒经过成熟、极化、锚靠、启动、与靶细胞膜融合，形成"细胞免疫突触"，然后向靶细胞释放穿孔素及颗粒酶 B。通过激活一系列级联反应，诱导靶细胞凋亡，清除抗原刺激，终止免疫反应。穿孔素促进颗粒酶易位：穿孔素首先使靶细胞膜穿孔，颗粒酶 B 才能进入到靶细胞内。除穿孔素外，颗粒酶 B 亦为 NK 细胞及 CTL 脱颗粒有效成分之一。颗粒酶 B 可通过流式细胞技术检测细胞内表达水平，判断是否存在缺陷。然而，在原发性噬血细胞综合征及继发性噬血细胞综合征中，颗粒酶 B 基因异常仍未完全阐明。M. Zaitsu 等研究发现 13 例 EBV 相关噬血细胞综合征患者中，QPY 单倍型比例明显高于健康人群。QPY 为颗粒酶 B 3 个等位基因位点突变（55Q/R、95P/A 和 247Y/H）其中一种，这 3 个位点具有很强的连锁不平衡效应。QR 位点相关研究表明其不影响细胞中颗粒酶 B 含量，但相比 QR 位点，QQ 位点的 NK 细胞活性较高。此发现提示颗粒酶增高可能是噬血细胞综合征中淋巴细胞活化标志之一，此亦说明颗粒酶 B 含量在噬血细胞综合征中可区分噬血细胞综合征病因（如颗粒酶生成缺陷及 EBV 相关噬血细胞综合征）。

（三）穿孔素

NK 细胞、NKT 细胞及 CTL 中含有一系列丝氨酸蛋白 – 穿孔素和颗粒酶，它们储存在细胞的分泌性溶酶体中。当细胞毒性细胞与靶细胞接触，穿孔素和颗粒酶被释放时，穿孔素在靶细胞膜上形成跨膜孔道，颗粒酶 B 则通过跨膜孔道进入靶细胞内，激活一系列级联反应，诱导靶细胞凋亡（图 8-3）。当穿孔素基因突变时，穿孔素合成减少或异常，导致穿孔素依赖的细胞毒作用受损，在与靶细胞接触后不能正常发挥作用，阻止了 NK 细胞和 CTL 通过穿孔素 / 颗粒酶途径有效杀伤靶细胞，导致噬血细胞综合征的发生。FHL-2 型患者 *PRF1* 基因存在突变，影响穿孔素生成，可以通过流式及 Western Blot 等方法快速检测穿孔素蛋白含量，从而诊断是否存在 FHL-2（图 8-4），详见本章第三节。

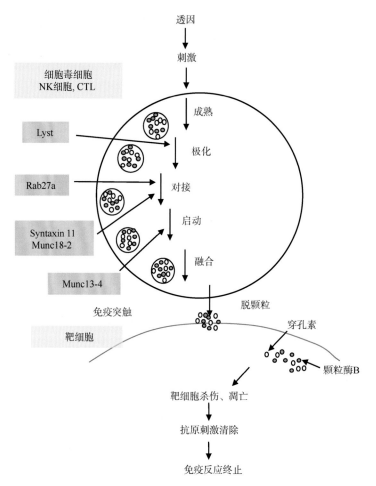

图 8-3 细胞毒细胞脱颗粒途径 / 细胞毒颗粒转运及释放

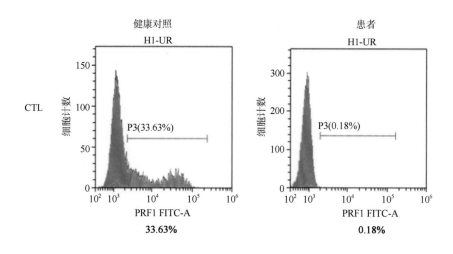

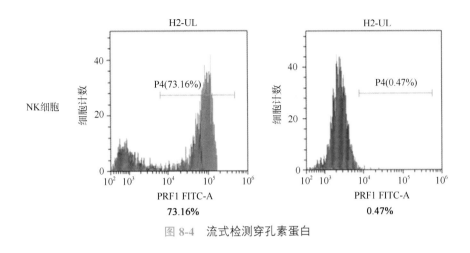

图 8-4　流式检测穿孔素蛋白

（龚　颖　魏　娜　张　嘉　王　昭）

第三节　原发性噬血细胞综合征相关蛋白检测技术和解读

　　原发性噬血细胞综合征患者基因缺陷导致其基因编码的蛋白水平发生变化。通过蛋白水平的检测，可以快速发现疑似患者，完善基因检测；对于基因检测阳性的患者，可以进一步验证原发性噬血细胞综合征的诊断以及明确患者功能缺陷的程度，亦是对于隐性基因携带者功能学的补充。此外，对于新发现的基因位点突变，可通过蛋白水平检测验证其致病性。目前除 FHL-1 外，FHL2 ～ 5、CHS、GS-2、XLP-1、XLP-2 等的相关基因及编码的蛋白均已被阐明，本节将对这些蛋白的检查技术及临床意义进行解读。

一、蛋白检测技术

　　目前应用于原发性噬血细胞综合征患者蛋白表达检测方法主要为免疫印迹法（Western blot）和流式细胞学检测技术。二者均选用特异性抗体，所以都具有较好的特异性。免疫印迹法可以检测样本中是否存在目的蛋白的抗原、在样本中的含量及其抗原多肽链的相对分子质量等，但操作烦琐、步骤多、费时。在检测过程中会出现非特异性条带、膜本底差、显色不好等问题，从而影响实验结果，且由于条件所限，免疫印迹的结果一般不作定量分析，只能进行定性或者半定量分析。流式细胞学检测技术的应用原理与免疫印迹类似，其最大的特点是快速、简便、样本处理简单，与免疫印迹相比具有更高的灵敏度，且可以精确定量（百分比），近年被越来越多地应用于原发性噬血细胞综合征的快速诊断。但是由于其缺乏免疫印迹法的酶催化底物的放大体系，对于低表达的蛋白的检测效果稍差。此外，部分目标抗原缺乏流式检测时要求的直接标记或间接标记的荧光抗体，也是限制其应用的主要问题。总之，两种技术各有利弊，在临床工作中可以根据患者情况合理选择，互为补充，提高原发性噬血细胞综合征患者的检出率。

二、穿 孔 素

穿孔素（perforin），一种孔隙形成蛋白，由 *PRF1* 基因编码，与 FHL-2 相关。穿孔素蛋白含 555 个氨基酸，该蛋白储存在细胞毒性 T 细胞（CTL）和 NK 细胞内囊泡中，其从囊泡中释放后，在靶细胞表面形成穿孔素寡聚体，产生允许颗粒酶等内容物通过的跨膜孔道，颗粒酶 B 则通过跨膜孔道进入靶细胞内，激活一系列级联反应，诱导靶细胞凋亡。当穿孔素基因突变时，穿孔素合成减少或异常，导致穿孔素依赖的细胞毒作用受损，在与靶细胞接触后不能正常发挥作用，阻止了 NK 细胞和 CTL 细胞通过穿孔素 / 颗粒酶途径有效杀伤靶细胞，导致噬血细胞综合征的发生。穿孔素蛋白表达在不同的年龄、性别及淋巴细胞类型中存在差异。Rukavina 等的研究中，成年男性 NK 细胞中穿孔素蛋白的表达率为 91.2%，而成年女性中仅为 77.7%。

目前穿孔素蛋白的检测方法有多种，临床常用的为免疫印迹及流式细胞学检测方法，具有成熟的抗体试剂。随着近几年流式细胞学检测荧光抗体的完善，流式细胞术已成为临床主要的检测方法。穿孔素在 NK 细胞中表达较高，且 NK 细胞内的穿孔素蛋白很容易被其单克隆抗体染色，因此，常规应用新鲜分离的 NK 细胞进行穿孔素蛋白水平检测。应用新鲜的全血或者外周血单个核细胞（peripheral blood mononuclear cell，PBMC），首先对淋巴细胞整体进行胞外染色，随后进行细胞固定和渗透。胞内穿孔素随之被染色，可在流式细胞仪上进行检测。应用该方法检测 NK 细胞穿孔素表达对于发现 *PRF1* 双等位基因突变的敏感度为 96.6%，特异度为 89.5%。单等位基因携带者穿孔素的表达水平也可能降低。

若患者 NK 细胞计数少，可考虑检测 T 细胞内穿孔素蛋白水平。但是健康人群只有少数细胞毒性 T 细胞表达穿孔素，而且静止期 $CD8^+$ 细胞中穿孔素表达存在较大的个体差异。为了克服这一点，如果需要检测 T 细胞穿孔素水平，可以采用 CD57 设门，分出真正的效应 T 细胞。对于 NK 细胞计数少的患者可以考虑采用该方法。

三、与脱颗粒相关的蛋白

NK 细胞和 CTL 脱颗粒功能的检测主要标志物为 CD107a，其表达下降，提示患者存在脱颗粒功能异常（见本章第二节）。当患者出现脱颗粒功能异常时，需检测以下蛋白水平，筛选出可能的靶基因。与穿孔素一样，可以应用免疫印迹法通过抗体直接检测 Munc13-4、syntaxin11、Munc18-2、Rab27a、LYST 和 AP3B1 蛋白表达。但是流式细胞学检测技术在这类蛋白中的应用多处于研究阶段，目前可应用于 Munc13-4、Rab27a、LYST 蛋白的检测，但敏感性及特异性尚待确定，其他蛋白尚无可应用于临床的流式细胞学检测法。

（一）家族性噬血细胞综合征的 3 ～ 5 型

1. 家族性噬血细胞综合征 3 型（FHL-3）　*UNC13D* 基因编码的 Munc13-4 蛋白，含

1090 个氨基酸,是参与囊泡启动蛋白家族 Munc13 中的一员。Munc13-4 与 Rab27a 协同作用,引导细胞毒颗粒停靠在细胞膜上,可能通过调节 v- 可溶性 *N*- 乙基马来酰亚胺敏感因子附着蛋白受体(soluble *N*-ethylmaleimide sensitive factor attachment protein receptor,SNARE)和 t-SNARE 的相互作用,介导细胞毒颗粒和细胞膜的融合。Munc13-4 蛋白的主要作用是启动囊泡转运,不影响分泌性颗粒的极化以及囊泡与靶细胞膜的锚定,当 *UNC13D* 基因发生突变时,Munc13-4 蛋白缺乏,囊泡转运不能启动,使细胞毒颗粒的分泌、与靶细胞膜的融合,以及颗粒内容物释放等过程受损,造成 NK 细胞和 CTL 的细胞毒作用缺陷,从而影响其对靶细胞的杀伤作用。

2. 家族性噬血细胞综合征 4 型(FHL-4) *STX11* 基因编码含 287 个氨基酸的突触融合蛋白 Syntaxin11,表达于 T 细胞和 NK 细胞上,与辅助蛋白结合后可以诱导 SNARE 介导的细胞毒颗粒和细胞膜融合,其作用与囊泡转运相关,将转运囊泡由细胞内区域转运至细胞表面,参与 CTL、NK 细胞的细胞毒性颗粒的胞吐过程。FHL-4 患者的 Syntaxin11 蛋白表达减低或缺失,同时存在 NK 细胞功能缺陷,但 IL-2 刺激可使 NK 细胞脱颗粒的异常得到部分恢复。

3. 家族性噬血细胞综合征 5 型(FHL-5) *STXBP2* 基因编码 539 个氨基酸的 Munc18-2 蛋白,Munc18-2 属于辅助蛋白 Munc18 家族的成员,主要在 NK 细胞、单核细胞和 T 细胞中高表达,和 Syntaxin11 相互作用形成复合体,在 CTL、NK 细胞细胞毒性囊泡转运与胞膜融合的过程中发挥重要作用。当 FHL-5 分泌减少或功能异常时,影响细胞毒颗粒的胞吐和释放,使细胞毒细胞杀伤活性减弱。

(二)免疫缺陷综合征相关噬血细胞综合征

1. 格里塞利综合征 2 型(GS-2) *RAB27A* 基因编码含有 221 个氨基酸的 Rab27a 蛋白,是小鸟苷三磷酸(GTP)酶家族的成员,主要在囊泡的融合及运输过程中发挥作用。在穿孔素依赖的淋巴细胞细胞毒性作用的过程中,Rab27a 与 Munc13-4 结合相互作用,使溶酶体与细胞膜进行融合。当 *RAB27A* 基因突变时可使细胞毒颗粒不能锚定于靶细胞膜上,进而影响细胞毒颗粒的胞吐。在黑素细胞中 Rab27a 参与黑色素体的分布过程,Rab27a 缺失可导致患者出现部分白化病。

2. 契 - 东综合征(CHS) *LYST* 基因编码含 3801 个氨基酸的调节蛋白 LYST,LYST 蛋白并不参与囊泡融合或分裂,而与囊泡转运的调节有关。该基因突变导致细胞毒性颗粒不能正常释放,在细胞内积聚成大的颗粒,致使患者的 CTL 和 NK 细胞功能障碍,中性粒细胞和单核细胞趋化性减慢。

3. Hermansky-Pudlak 综合征 2 型(Hermansky–Pudlak syndrome 2) 由于 *AP3B1* 基因编码的 AP3B1 蛋白是 AP-3 蛋白复合体的一部分,而 AP-3 普遍存在于细胞质内,参与溶酶体的合成、转运,以及从高尔基体到相关细胞器的运输,当 AP3B1 蛋白异常时可引起 AP-3 的异常进而影响细胞毒颗粒的转运与功能的发挥。

(三)X 连锁淋巴组织增生综合征

与穿孔素类似,SAP 和 XIAP 存在成熟的单克隆抗体,并已被临床验证可以用于流式细胞学技术直接检测细胞内蛋白。双峰染色法可用于识别女性携带者，以及异基因造血干细胞移植后嵌合率的监测。

1. X 连锁淋巴组织增生综合征 I 型（XLP-1）　*SH2D1A* 基因编码的含 128 个氨基酸的信号淋巴细胞激活分子（SLAM）相关蛋白（SAP），是含有一个 SH2 结构域的跨膜蛋白，主要表达于 T、NK 细胞。SLAM 作为上调 T 或 B 细胞活化的受体蛋白，在 T 和 B 细胞增生中起关键作用。被 EB 病毒感染的 B 细胞（B-EBV）可招募 SAP 蛋白及传递激活信号，从而消除 B-EBV。当 *SH2D1A* 基因异常，缺少 SAP 时，就会导致 CTL 和 NK 细胞细胞毒功能的降低，不能清除 B-EBV，最终导致感染 EBV 的 B 细胞堆积、T 细胞过度活化及增殖，诱发噬血细胞综合征。应用流式细胞学方法直接检测 SAP，对于病理性 *SH2D1A* 突变预测的敏感度为 87%，特异度为 89%。

2. X 连锁淋巴组织增生综合征 II 型（XLP-2）　*XIAP/BIRC4* 基因编码含 497 个氨基酸的 XIAP 蛋白，它是抑制凋亡蛋白家族的成员，主要在淋巴细胞、骨髓细胞和 NK 细胞中表达。CD95 介导的淋巴细胞凋亡过程在保持淋巴细胞稳态过程中起重要作用，在该过程中 XIAP 可通过其 BIR（baculovims repeat）结构域抑制 caspase 3、caspase 7、caspase 9。XIAP 蛋白的缺失导致淋巴细胞过度凋亡，引起对 EB 病毒的免疫异常。研究已证实 *XIAP* 缺陷并不影响 CTL 和 NK 细胞的细胞毒功能。应用流式细胞学方法直接检测 XIAP，对于病理性 *BIRC4* 突变预测的敏感度为 95%，特异度为 61%。

不同于穿孔素和脱颗粒相关蛋白检测结果可与 NK/CTL 细胞杀伤活性及脱颗粒功能检测相结合进行判断，SAP、XIAP 仅为蛋白表达的检测，虽然无抗原与抗体结合时，提示存在蛋白表达缺失，但是抗原与抗体正常结合，也只能说明蛋白存在表达，无法证明蛋白功能情况。既往已有研究发现，部分存在致病性基因突变的患者仍可以保持与抗体结合，导致出现假阴性（假正常）结果。因此，对于 SAP 和 XIAP 表达正常，但临床仍高度怀疑的患者，建议完善基因检测。近年来，SAP 和 XIAP 的功能学相关研究也在开展。SAP 主要参与正常未变化的 NKT 细胞（invariant NKT，iNKT）和 T 细胞的再刺激诱发的细胞凋亡（restimulation-induced cell death，RICD）过程。因此，对于蛋白检测后结果存疑需要进一步验证的患者，可考虑行 iNKT 定量检测和 RICD 检测。也有学者通过观察 NK 细胞中抑制性 2B4 信号通路介导的细胞毒功能来评估 SAP 功能缺陷。同样，观察单核细胞中 NOD2 下游通路刺激作用可以反映 XIAP 功能。应用 L18-MDP 刺激后，CD14 阳性细胞分泌 TNF。然而，在 *XIAP* 有病理突变的患者中，即使 XIAP 蛋白表达正常或临床表现轻微的患者，其 TNF 生成均有下降。未来，通过同时进行蛋白表达及功能学检测，有望得到更准确的诊断。

总之，蛋白表达水平的异常提示患者可能存在相应的基因缺陷，流式细胞学方法的应用提升了蛋白水平的检测速度，为基因筛查提供了指导。但任何的实验室检查均存在假阳性及假阴性的可能，尤其对于缺乏阳性家族史的噬血细胞综合征患者，蛋白表达水平与功能学相结合才能获得准确的判断结果。我们推荐采用以下流程进行筛查（图 8-5）。

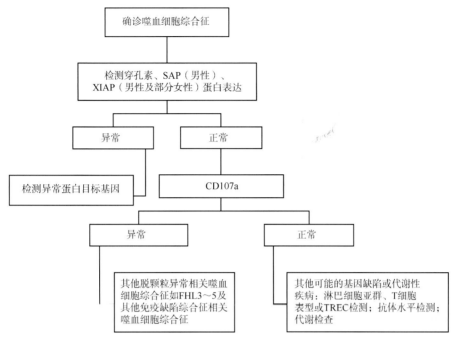

图 8-5　原发性噬血细胞综合征快速筛查流程

（魏　娜　张　嘉　王　昭）

第四节　噬血细胞综合征相关细胞因子谱检测技术和解读

噬血细胞综合征被称为"高炎症因子风暴"，目前认为其主要病理生理过程是当机体受到外源性刺激后，细胞毒性 T 细胞（CTL）的下调和 NK 细胞功能的缺陷，造成被感染的细胞或者恶性细胞不能被完全清除时，T 淋巴细胞不断接收活化和增殖信号，分泌大量的 IFN-γ 并持续激活巨噬细胞分泌 TNF-α、IL-1、IL-6、IL-10、IL-12、IL-18 等，同时诱导初始 T 细胞向 Th1 细胞分化，Th1/Th2 细胞比例失衡，分泌更多的 IFN-γ 和 TNF-α，进而使巨噬细胞和 CTL 持续活化，形成所谓的"恶性循环"。Janka 指出噬血细胞综合征的所有临床表现和实验室发现都可以用淋巴细胞和组织细胞浸润组织器官及高细胞因子血症来解释，因此细胞因子谱检测对于噬血细胞综合征的诊断及鉴别具有特定的提示意义。

目前细胞因子检测技术已由过去测定单因子的酶联免疫吸附试验（ELISA），发展为可以一次性实现多样本多种细胞因子测定的高通量细胞因子检测技术，如 BD 公司的细胞因子微球检测技术（CBA），以及目前被广泛应用的多因子液相芯片技术——Luminex 分析平台系统等。以下就参与噬血细胞综合征病理生理过程的一些主要细胞因子进行介绍。

一、IFN-γ

IFN-γ 主要由 CD4$^+$/CD8$^+$ T 细胞和激活的 NK 细胞分泌，被认为在噬血细胞综合征的病理生理中发挥关键作用，可抑制 Th2 细胞增殖并导致 Th1 细胞优先增殖，同时是巨噬细胞的有效激活剂。临床上 IFN-γ 可引起发热、寒战、头痛及乏力等症状，并导致肝损伤及凝血功能异常。多数噬血细胞综合征患者在急性期表现出高水平的 IFN-γ 及其诱导蛋白（IP-10、MIG）。研究表明，IFN-γ 激活的单核细胞和巨噬细胞分泌的 IL-1、TNF-α、IL-6 和 IL-8 等具有促凝血作用，并发现 IFN-γ 并不显著升高的噬血细胞综合征患者症状通常不严重且无 DIC。在噬血细胞综合征小鼠模型中发现，加入 IFN-γ 中和剂可以减轻炎症反应，支持了噬血细胞综合征是 IFN-γ 驱动的炎症因子风暴，同时也为细胞因子靶向治疗提供了机制基础。

二、Th1、Th2 细胞因子谱

Th1 细胞因子谱主要包括 IFN-γ、TNF-α、IL-2 和 IL-12，这些细胞因子分别影响 Th1 和 Th2 细胞的细胞因子分泌。TNF-α 主要由活化的巨噬细胞产生，广泛参与机体多种免疫调节反应，最常见于肿瘤及免疫性疾病中，与细胞存活和促炎性反应的调节有关。风湿免疫性疾病相关噬血细胞综合征中，TNF-α、IL-1β 及 IL-6 水平高于其他类型噬血细胞综合征。IL-2 是一种 Th1 细胞因子，在被抗原激活的淋巴细胞的活化和增殖中发挥中心作用，还调节 IFN-γ 和 MHC 抗原的表达，刺激活化 B 细胞的增殖和分化，增强 NK 细胞活性，抑制粒细胞 – 巨噬细胞集落形成等。IL-2 通过多种信号途径发出信号，包括激活 JAK/STAT5、RAS/MAPK 和 PI3K 途径，是有效的 T 细胞生长因子、淋巴因子激活的杀伤活性的诱导剂，并且是 Treg 细胞发育的必要因素。尽管 IL-2 是一种 Th1 细胞因子，但它以 STAT5 依赖的方式作为 Th2 的一种关键调节因子。IL-12 主要由抗原提呈细胞 B 细胞及巨噬细胞分泌，有助于 Th1 反应并诱导 Th1 细胞、CD8$^+$ T 细胞和 NK 细胞分泌 IFN-γ。IL-6 是一种多效性 Th2 细胞因子，由多种细胞类型产生，影响抗原特异性免疫反应及炎症反应，是急性期反应的主要介质，参与急性期蛋白和发热的诱导，还参与 B 细胞分化、IL-2 和 IL-2R（CD25）表达的诱导、T 细胞的增殖和分化，以及巨噬细胞分化的诱导等。IL-4 属于抗炎性 Th2 细胞因子，作为细胞介导免疫反应的负调节物，与 IL-10 协同对抗 Th1 细胞的反应，能够抑制 TNF-α、IL-1、IL-6、IL-8 等的产生。Tang 等研究表明显著增高的 IFN-γ、IL-10 及轻度增高的 IL-6 是儿童噬血细胞综合征早期诊断相关的特异性的细胞因子谱，且 IL-10 > 2000pg/ml 提示预后不良。同时发现在细菌性脓毒症中 IL-6 显著升高，IL-10 中等水平升高，IFN-γ 轻度升高，可用于儿童噬血细胞综合征与感染脓毒症的鉴别诊断。另外，在鉴别原发性和继发性噬血细胞综合征方面，认为较低水平的 IL-4 和 IFN-γ 的噬血细胞综合征患者更倾向于原发性噬血细胞综合征可能。IL-10 与 IFN-γ 在疾病中存在相关性，IL-10 的下降速度较 IFN-γ 慢。此外，Yasutomi 等研究了 1 例支原体肺炎感染相关噬血细胞综合征和 1 例 EBV 相关噬血细胞综合征患儿的细胞因子谱，并与重症支原体肺炎感染组患儿相比较，发现噬血细胞综合征患儿 IL-12 水平明显高于单纯支原体肺炎感染组，同时发现支原体肺炎相关噬血细胞综合征患儿的 IL-12 水平高于 EBV 相关噬血细胞综合征患儿，而 IFN-γ 及 IL-10 水平则明显低于 EBV 相关噬血细胞综合征患儿。该结果也支持了 EBV 相关噬血细胞综合征中 IFN-γ 水平极高可能是由于 EBV 感染的 $CD8^+$ T 细胞功能失调引起的观点。

三、IL-18

IL-18 是一种促炎性细胞因子，主要由巨噬细胞、树突状细胞及上皮细胞表达，增强 NK 细胞的活性，并与 IL-12 协同诱导 IFN-γ 的产生。早在 1999 年就有学者研究了 IL-18 与噬血细胞综合征病情的关系，噬血细胞综合征急性期 IL-18 显著升高，但当临床情况好转后，其下降程度比 IFN-γ 及 IL-12 更明显，因此可以根据血清中 IL-18 的水平判断患者的病情。2001 年 Takada H 的研究几乎认证了上述研究结果，同样指出高水平的 IL-18 不仅可用于诊断，也可以用于判断疾病的活动度。另外，IL-18 也起到一定的鉴别诊断的作用：XLP-2 患者的 IL-18 显著升高，噬血细胞综合征病情稳定后仍并保持在高水平（平均值 4090pg/ml），而其他促炎性细胞因子如 IL-6、新蝶呤（neopterin）、IFN-γ、TNF-α 的水平病情稳定后接近正常范围。*NLRC4* 基因突变患者也常见 IL-18 升高。此外，Bracaglia C 等研究表明 IL-18 可能是巨噬细胞活化综合征（MAS）发生的易感细胞因子，且伴高水平 IL-18 的全身性幼年型特发性关节炎（sJIA）患者有更高概率发生 MAS。另有 Yasin S 等研究发现，绝大多数 sJIA 患者血清 IL-18 水平均升高，但疾病活动期及有 MAS 病史的患者中血清 IL-18 水平升高更为显著。因此，认为 IL-18 的变化可用于预测疾病活动及 MAS 的进展。

四、sCD163

血清可溶性单核巨噬细胞血蛋白清道夫受体，由 CD163 细胞外部分脱落形成，sCD163 是 CD163 的可溶性形式，是一种仅表达在活化单核细胞和巨噬细胞系统细胞膜上的跨膜糖蛋白，是巨噬细胞活化的标志之一，与高炎症反应疾病相关。活化的单核/巨噬细胞表面 CD163 表达上调，使其更易于发生吞噬血细胞作用，Schaer 等早在 2005 年就曾报道 sCD163 是噬血细胞综合征及其相关疾病的潜在标志。MAS 患者中往往伴高水平的 sCD163 和 sCD25（详见本章第一节），可将其用于 MAS 与 sJIA 的鉴别诊断。

五、CXCL9

近年来趋化因子 CXCL9 被用于提示 INF-γ 活性的实验室检测正在进行当中，IL-18 与 CXCL9 的比值被用于区分 FHL 与 MAS 患者（具有高 IL-18 水平的 *XIAP* 和 *NLRC4* 突变的患者除外），目前尚有待进一步关于诊断准确性的数据。

（张　嘉　魏　娜　王　昭）

第五节　EB病毒相关检测技术和解读

EB病毒（EBV）属于4型疱疹病毒，人类是其唯一宿主。超过90%的个体在20岁之前感染过EBV，多数人表现为无症状的感染或自限性的传染性单核细胞增多症（IM）。EBV除与IM、EBV相关淋巴组织增殖性疾病（EBV⁺LPD）、伯基特淋巴瘤和鼻咽癌（NPC）等多种疾病关系密切，还与慢性活动性EBV感染（CAEBV）、EBV相关噬血细胞综合征等非肿瘤性重症EBV相关疾病相关。此外，EBV还与许多恶性肿瘤的发生相关，如EBV阳性T细胞淋巴瘤、NK细胞白血病/淋巴瘤、霍奇金淋巴瘤等。感染相关噬血细胞综合征中，常见的感染类型包括病毒（41%）、分枝杆菌（23%）、细菌（23%）、真菌（13%）。其中，EBV相关噬血细胞综合征是临床中最为常见的感染相关噬血细胞综合征。无论在EBV相关噬血细胞综合征的诊断，还是在治疗疗效评估、移植后监测、预后预测等过程中，原发病即EBV感染的相关检测都是至关重要的。本节主要围绕以上内容，介绍EBV相关检测技术及解读。

一、EBV感染分型及其临床意义

EBV是双链DNA病毒，基因组长172 kb，在病毒颗粒中呈线性分子，感染细胞后，其DNA发生环化并能自我复制。淋巴细胞中潜伏感染的EBV可表达2种基因（EBV编码2种早期RNA，即EBV-encoded Epstein-Barr virus early RNA；包括EBER1和EBER2），6种核抗原（EBNA1、EBNA2、EBNA3A、EBNA3B、EBNA3C和LP），3种潜伏膜蛋白（latent membrane protein，LMP；包括LMP1、LMP2A、LMP2B）。根据EBV表达基因及潜伏膜蛋白的不同，EBV潜伏感染可被大致分为4种类型：潜伏0型，主要见于健康成人EBV携带者，表达EBER和miRNA；潜伏Ⅰ型，主要见于伯基特淋巴瘤患者，表达EBNA1、EBERs及miRNAs；潜伏Ⅱ型，主要见于鼻咽癌、霍奇金淋巴瘤、T或NK细胞淋巴瘤，表达EBNA1、EBNA-LP、EBERs、miRNA、LMP1、LMP2A、LMP2B；潜伏Ⅲ型，主要见于移植后LPD和IM，表达EBNA-LP、EBNA1、EBNA2、EBNA3A、EBNA3B、EBNA3C、EBER、miRNA及LMP1、LMP2A、LMP2B（表8-1）。

表8-1　EBV感染类型与EBV相关疾病

潜伏感染类型	EBV表达基因及潜伏膜蛋白							疾病
	EBNA1	EBNA2	EBNA3S	LMP1	LMP2	BARTs	EBER	
潜伏0型	−	−	−	−	−	±	+	健康携带者
潜伏Ⅰ型	+	−	−	−	−	+	+	伯基特淋巴瘤
潜伏Ⅱ型	+	−	−	+	+	+	+	HD, 鼻NK细胞淋巴瘤, CAEBV, 鼻咽癌
潜伏Ⅲ型	+	+	+	+	+	+	+	IM, PTLD

注：HD，霍奇金淋巴瘤；CAEBV，慢性活动性EBV感染；IM，传染性单核细胞增多症；PTLD，移植后淋巴增殖性疾病。

二、EBV 特异性抗体检测

EBV 编码多种结构抗原，包括衣壳抗原（capsid antigen，CA）、早期抗原（early antigen，EA）、膜抗原（membrane antigen，MA）、核抗原（nuclear antigen，NA）等。EBV 相关抗体是针对 EBV 表达蛋白所产生的抗体，检测方法包括免疫荧光法、酶联免疫法、化学发光法等。EBV 相关抗体是针对 EBV 表达蛋白所产生的抗体，包括壳抗原 IgM 抗体（VCA-IgM）、壳抗原 IgG 抗体（VCA-IgG）、核心抗原抗体（EBNA-IgG）、早期抗原抗体（EA-IgG）等。其中，VCA-IgM 和 VCA-IgG 常作为 EBV 初次感染的指标，EBNA-IgG 和高亲和力的 VCA-IgG 都在感染后期出现并可终生携带，EBNA-IgG 和高亲和力的 VCA-IgG 的出现提示患者为恢复期或既往感染过 EBV；对于免疫功能正常的个体，EBNA-IgG 与 VCA-IgG 结合可用于初次感染和复发感染以及感染时相的判断。除了 EBNA-IgG 和高亲和力的 VCA-IgG 可以持续终身外，其他抗体出现在 EBV 感染的不同时期。

血清特异性抗体检测通常用来判断 EBV 感染状态。对于免疫功能正常的患者，一般情况下 VCA-IgM、VCA-IgG、EBNA-IgG 3 个抗体的检测结果可以区分 EBV 原发感染和既往感染：VCA-IgG、VCA-IgM 抗体阳性而 EBNA-IgG 阴性提示 EBV 原发感染，VCA-IgM 阴性而 VCA-IgG 和 EBNA-IgG 阳性则是典型的 EBV 既往感染抗体类型（表 8-2）。但有的病例 VCA-IgM 产生延迟，有的持续缺失或长时间存在，并且 EBV 再激活时也可能出现 VCA-IgM，VCA-IgM 有时也会出现假阳性（如人巨细胞病毒感染时）。约 5% 的健康携带者缺失 EBNA-IgG 抗体，另外免疫抑制患者 EBNA-IgG 抗体也可能丢失或水平很低，也有既往感染过 EBV 的患者 VCA-IgG 可能为阴性。因此，EBV 感染后血清学反应复杂多样，给抗体结果解释带来困难。

表 8-2　EBV 血清学特点

抗 EBV 抗体			解释
VCA-IgM	VCA-IgG	EBNA-IgG	
−	−	−	无免疫反应
+	−	−	急性感染或非特异反应
+	+	−	原发感染
−	+	+	既往感染
−	+	−	急性感染或既往感染
+	+	+	原发感染晚期或再激活
−	−	+	既往感染或非特异反应

三、EBV 核酸载量检测

EBV 特异性抗体检测能反映一定的感染时相，但是不能反映病毒感染的活动情况和 EBV 载量的变化。由于 EBV 阳性的淋巴瘤，CAEBV、EBV 相关噬血细胞综合征或移植相关 EBV 阳性患者的 EBV 长期存在，EBV 抗体的检测并不能动态反映这些疾病的 EBV 载量和病情的变化，EBV-DNA 定量测定则更适合在上述疾病中监测病情的变化。笔者所在中心的研究中发现，当 EBV-DNA $< 1 \times 10^5$ 拷贝 /ml 的患者和 EBV-DNA $> 1 \times 10^5$ 拷贝 /ml 的患者相比，高拷贝数的患者生存时间明显缩短。治疗后，EBV-DNA 降低 2 个对数级以上者相较于降低 2 个对数级以下者，生存情况明显改善，说明 EBV-DNA 的拷贝数及治疗后载量的下降与患者的预后密切相关。目前，EBV 核酸载量测定（最常用的标本是外周血）已经被广泛应用于 EBV 相关疾病的早期诊断、监测和评估治疗效果、判断预后等。

1999 年 Kimura 等首次报道采用实时荧光定量 PCR（RT-PCR）检测 EBV，是目前最主要的检测 EBV-DNA 的方法，具有快速、操作简便、准确性好、实验室污染风险小的优点。但目前 EBV-DNA 的检测方法不尽相同。截至目前，已有超过 25 种不同的 RT-PCR 方法用于 EBV-DNA 检测。EBV-DNA 检测的不同方法使用的标准品也有所不同，如 Namalwa 细胞（伯基特淋巴瘤二倍体细胞系，每个细胞含 2 个完整的 EBV 基因组）、质粒、其他细胞（如 Raji 细胞）或电镜计数的病毒颗粒等。由于缺乏标准化，使用不同标准品的不同检测方法得到的 EBV-DNA 有很大差别。此外，因不同标本处理过程及实验方法的不同，出现了 EBV-DNA 度量单位的不同，如拷贝 /ml、拷贝 /μg、拷贝 / 细胞数等，使不同核酸扩增技术之间缺少可追溯的和可相对比的结果。无法比较不同实验室的 EBV-DNA 的载量，使得该疾病的监测变得困难。

2011 年 10 月，英国国家标准和控制生物研究所（National Institute for Biological Standards and Control，NIBSC）联合 16 个国家 28 个实验室制定了第一个在核酸扩增技术上的 EBV 的国际标准品，即 09/260（NIBSC code），该标准品为 B95-8 株 EBV 制备的冻干品，具有良好的稳定性，−70℃、−20℃、+4℃、+20℃的环境中保存一年，EBV-DNA 拷贝数没有显著统计学差异，该标准品溶解在 1ml 无核酸酶水中可具有 5×10^6 IU/ml 的测量潜能。使用统一的国际标准品测量 EBV-DNA 是目前 EBV 核酸载量检测的必然方向。此外，不同的 EBV-DNA 检测方法所检测的靶基因也不同，最常检测的 EBV 靶基因包括 BALF-5 基因（编码胸苷激酶）、BamHI-W 基因、EBNA-1 基因或 EBER1 基因。为了更为准确地检测，单拷贝并且高度保守的基因区域为更优的选择，如 EBNA-1 或 BALF-5 基因。采用针对不同基因的 EBV 核酸载量检测方法得到的 EBV-DNA 拷贝数可能存在很大差别。因此，EBV 核酸载量的检测仍需进一步进行标准化。

EBV 核酸载量检测采用的标本主要是外周血，包括全血、血浆或血清、外周血单个核细胞（PBMC）。此外，脑脊液、体液亦可进行 EBV-DNA 的检测。标本的选择主要取决于 EBV 感染相关疾病的类型及疾病特点。鼻咽癌患者血浆中的 EBV-DNA 主要来自肿瘤细胞并且以裸露的状态存在，因此在鼻咽癌中，血浆 EBV-DNA 检测较为显著。在 EB 病毒阳性的霍奇金淋巴瘤患者中，尽管血细胞和血浆 / 血清中都存在 EBV-DNA，血浆 / 血清中的 EBV-DNA 往往低于血细胞中的含量；在移植患者中，往往 PBMC 样本中有高的 EBV-DNA 载量，但血浆中却很难发现异常升高的 EBV-DNA，反映出的是细胞内 EBV 的增生而很少存在细胞的裂解，因此 PTLD 适用于 PBMC 检测 EBV-DNA。在接受移植的患者中，当血浆 / 血清中检测到 EBV-DNA 时，往往反映了体内的高 EBV 载量。同样，肺移植患者、HIV 感染者、霍奇金淋巴瘤患者都是细胞相关性的 EBV 感染，血浆或者血清中的 EBV-DNA 多是细胞裂解死亡后释放的，体现了高 EBV 载量。

有学者提出 CAEBV 患者的 EBV-DNA 的载量检测应该主要以 PBMC 为主，在某些 CAEBV 患者的血浆中可能检测不到 EBV-DNA。需要说明的是，血浆／血清中的 EBV-DNA 来自活动感染期由感染淋巴细胞中释放的病毒颗粒，感染被控制后血液中游离的病毒颗粒和 EBV-DNA 又被免疫系统迅速清除。因此，血浆／血清中的 EBV-DNA 只有活动期感染时为阳性，恢复期和潜伏感染时为阴性。考虑到 CAEBV 的发病机制，即为免疫细胞中的 EBV 清除障碍，因此对 PBMC 中 EBV-DNA 的监测，更能有效反映 CAEBV 原发病的疾病情况，尤其在治疗后效果的评估及监测中至关重要。对于 EBV 相关噬血细胞综合征患者，外周血 PBMC 和血清中均含有很高的 EBV 核酸载量。EBV 作为 EBV 相关噬血细胞综合征的诱发因素，治疗过程中除噬血细胞综合征相关指标评价外，对 EBV-DNA 的监测亦十分重要。EBV 核酸载量与治疗反应具有很好的相关性，因此监测外周血中 EBV-DNA 载量有助于评估治疗效果。EBV 相关噬血细胞综合征患者进行异基因造血干细胞移植后，定期监测 EBV-DNA 是否持续转阴，是评价移植治疗效果，评估是否出现 EBV 复燃的重要指标。

四、EB 病毒感染淋巴细胞亚群鉴定

值得注意的是，EBV 感染相关疾病，尤其是 PTLD、CAEBV、EBV 相关噬血细胞综合征中，EBV 感染的淋巴细胞亚群的鉴定十分重要。目前的检测大多数仅为提取全血的 EBV-DNA 做实时荧光定量 PCR（qPCR），来检测患者是否感染 EBV 及监测其病毒载量的变化，并不能区分 EBV 感染的细胞类型。外周血 EBV 感染细胞类型的鉴别主要有 3 种方法：一是将患者外周血细胞进行分选后做 FISH，即 Sorting-FISH；二是 flow-fish 技术，可以区分 EBV 感染的靶细胞类型及感染的细胞数量，它利用 EBV 编码的小 RNA（EBER）普遍存在于 EBV 阳性细胞中的原理，使带有荧光标记的 EBER 探针与 EBER 结合，再用荧光染料标记不同的细胞，在流式细胞仪上检测感染的靶细胞类型及感染的细胞数量比例；三是分选后做实时定量 PCR，先利用细胞分选技术对患者的淋巴细胞进行分选，分别提取 DNA 后，再用实时定量 PCR 检测在分选的细胞中 EBV 存在于哪一类细胞中。我们通过磁珠分选 EBV 感染患者外周血的单核细胞，联合流式细胞技术及 qPCR 技术可以准确定位 EBV 感染的细胞类型。磁珠分选细胞后，分别提取 DNA 后再联合 qPCR 方法不仅可以确定感染细胞类型，也可以定量检测感染细胞内的 EBV-DNA 的拷贝数。

EBV 感染不同的淋巴亚群，往往提示不同的疾病类型。例如，在 IM 患者，EBV 仅感染 B 细胞；在原发性噬血细胞综合征合并 EBV 感染患者中，EBV 也主要感染 B 细胞；而在 EBV 相关噬血细胞综合征患者中，EBV 可以感染 B 细胞、T 细胞、NK 细胞，但在患者个体以主要感染某一种类型的免疫细胞为主，亚洲人群以感染 T 或 NK 细胞居多；而在肿瘤相关噬血细胞综合征患者中，EBV 以感染 T 细胞居多（表 8-3）。此外，EBV 感染淋巴细胞亚群的不同亦可指导不同的临床治疗决策。例如，如果 EBV 仅单独感染 CD20 阳性的 B 细胞群，则可以通过 CD20 单抗快速清除 CD20 阳性的 EBV 感染的 B 细胞。EBV 感染淋巴细胞亚群鉴定技术的应用使得 EBV 相关噬血细胞综合征的诊断更为全面，鉴别

诊断更为准确，并且有助于进行针对性的治疗选择。

表 8-3　EBV 感染亚群与 EBV 感染相关疾病

疾病	EBV 主要感染细胞	说明
IM	B 细胞	
EBV 相关噬血细胞综合征	T 细胞、NK 细胞，偶见 B 细胞	全系感染亦常见
XLP	B 细胞	
EBV⁺ B LPD	B 细胞	包括 CAEBV（B 细胞型）
EBV⁺ NK/T LPD	NK 细胞、T 细胞	包括 CAEBV（NK/T 细胞型）、种痘样水疱病等
伯基特淋巴瘤	恶性 B 细胞	
霍奇金淋巴瘤	R-S 细胞	
NK/T 细胞淋巴瘤	NK/T 细胞	
PTLD	B 细胞，T 细胞少见	

五、EBER 原位杂交试验

　　EBER（EBER1/EBER2）是 EBV 编码的小分子 RNA，并不编码蛋白质。EBER 大量存在于 EBV 潜伏感染的细胞中，每个细胞可达 $10^6 \sim 10^7$ 拷贝，是 EBV 潜伏感染的最好标志物，其主要功能是抑制干扰素介导的抗病毒效应和凋亡。因此，原位杂交检测 EBER 能够定位肿瘤细胞存在 EBV，是明确肿瘤与 EBV 相关的金标准。在噬血细胞综合征中，尤其是 EBV-LPD 继发性噬血细胞综合征病理诊断中，EBER 阳性的鉴定十分重要。

（宋　悦　魏　娜　王　昭）

参 考 文 献

黄文秋，王旖旎，王晶石，等，2014. 192 例成人噬血细胞淋巴组织细胞增生症患者的临床分析 [J]. 中华血液学杂志，35（9）：796-801.

Abdalgani M，Filipovich A H，Choo S，et al，2015. Accuracy of flow cytometric perforin screening for detecting patients with FHL due to PRF1 mutations[J]. Blood，126（15）：1858-1860.

Bryceson Y T，Pende D，Maul-Pavicic A，et al，2012. A prospective evaluation of degranulation assays in the rapid diagnosis of familial hemophagocytic syndromes[J]. Blood，119（12）：2754-2763.

Chen Y，Wang Z，Luo Z，et al，2016. Comparison of Th1/Th2 cytokine profiles between primary and secondary haemophagocytic lymphohistiocytosis[J]. Ital J Pediatr，42（1）：50.

Chiang S C C，Bleesing J J，Marsh R A，2019. Current flow cytometric assays for the screening and diagnosis of primary HLH[J]. Front Immunol，10：1740.

De Gottardi J，Montani M，Angelillo-Scherrer A，et al，2019. Hepatic sinusoidal hemophagocytosis with and without hemophagocytic lymphohistiocytosis[J]. PLoS One，14（12）：e0226899.

De Paschale M，Clerici P，2012. Serological diagnosis of Epstein-Barr virus infection：problems and solutions[J]. World J Virol，1（1）：31-43.

Fryer J F，Heath A B，Wilkinson D E，et al，2016. A collaborative study to establish the 1st WHO international standard for Epstein-Barr virus for nucleic acid amplification techniques[J]. Biologicals，44（5）：423-433.

Greisen S R，Møller H J，Stengaard-Pedersen K，et al，2015. Macrophage activity assessed by soluble CD163 in early rheumatoid arthritis：association with disease activity but different response patterns to synthetic and biologic DMARDs[J]. Clin Exp Rheumatol, 33（4）：498-502.

Ham H, Billadeau D D, 2014. Human immunodeficiency syndromes affecting human natural killer cell cytolytic activity[J]. Front Immunol, 5：2.

Henter J I, Carlson L A, Söder O, et al, 1991. Lipoprotein alterations and plasma lipoprotein lipase reduction in familial hemophagocytic lymphohistiocytosis[J]. Acta Paediatr Scand, 80（6-7）：675-681.

Henter J, Horne A, Arico M, et al, 2007. HLH-2004：diagnostic and therapeutic guidelines for hemophagocytic lymphohistiocytosis[J]. Pediatr Blood Cancer, 48（2）：124-131.

Imashuku S, 2002. Clinical features and treatment strategies of Epstein-Barr virus-associated hemophagocytic lymphohistiocytosis[J]. Crit Rev Oncol Hematol, 44（3）：259-272.

Janka G E, 2007. Familial and acquired hemophagocytic lymphohistiocytosis[J]. Eur J Pediatr, 166（2）：95-109.

Jordan M B, Hildeman D, Kappler J, et al, 2004. An animal model of hemophagocytic lymphohistiocytosis（HLH）：CD8+ T cells and interferon gamma are essential for the disorder[J]. Blood, 104（3）：735-743.

Kimura H, Ito Y, Suzuki R, et al, 2008. Measuring Epstein-Barr virus（EBV）load：the significance and application for each EBV-associated disease[J]. Rev Med Virol, 18（5）：305-319.

Knight B, Lim R, Yeoh G C, et al, 2007. Interferon-γ exacerbates liver damage, the hepatic progenitor cell response and fibrosis in a mouse model of chronic liver injury[J]. J Hepatol, 47（6）：826-833.

Lehmberg K, McClain K L, Janka G E, et al, 2015. Determination of an appropriate cut-off value for ferritin in the diagnosis of hemophagocytic lymphohistiocytosis[J]. Pediatric Blood Cancer, 61（11）：2101-2103.

M Zaitsu, Yamamoto K, Ishii E, et al, 2004. High frequency of QPY allele and linkage disequilibrium of granzyme-B in Epstein-Barr-virus-associated hemophagocytic lymphohistiocytosis[J]. Tissue Antigens, 64（5）：611-615.

Robertson P, Beynon S, Whybin R, et al, 2003. Measurement of EBV-IgG anti-VCA avidity aids the early and reliable diagnosis of primary EBV infection[J]. J Med Virol, 70（4）：617-623.

Rubin T S, Zhang K, Gifford C, et al, 2017. Perforin and CD107a testing is superior to NK cell function testing for screening patients for genetic HLH[J]. Blood, 129（22）：2993-2999.

Recalcati S, Invernizzi P, Arosio P, et al, 2008. New functions for an iron storage protein：the role of ferritin in immunity and autoimmunity[J]. J Autoimmun, 30（1-2）：84-89.

Santos N C, Chehab T, Holthenrich A, et al, 2017. A novel Munc13-4/S100A10/Annexin A2 complex promotes Weibel-Palade body exocytosis in endothelial cells[J]. Mol Biol Cell, 28（12）：1688-1700.

Schaer D J, Schleiffenbaum B, Kurrer M, et al, 2005. Soluble hemoglobin-haptoglobin scavenger receptor CD163 as a lineage-specific marker in the reactive hemophagocytic syndrome[J]. Eur J Haematol, 74（1）：6-10.

Valade S, Azoulay E, Galicier L, et al, 2015. Coagulation disorders and bleedings in critically Ill patients with hemophagocytic lymphohistiocytosis[J]. Medicine（Baltimore）, 94（40）：e1692.

Weiss E S, Girard-Guyonvarc'h C, Holzinger D, et al, 2018. Interleukin-18 diagnostically distinguishes and pathogenically promotes human and murine macrophage activation syndrome[J]. Blood, 131（13）：1442-1455.

Yang S L, Xu X J, Tang Y M, et al, 2016. Associations between inflammatory cytokines and organ damage in pediatric patients with hemophagocytic lymphohistiocytosis[J]. Cytokine, 85：14-17.

Yasin S, Fall N, Brown R A, et al, 2020. IL-18 as a biomarker linking systemic juvenile idiopathic arthritis and macrophage activation syndrome[J]. Rheumatology（Oxford）, 59（2）：361-366.

第九章 造血干细胞移植治疗噬血细胞综合征

第一节 异基因造血干细胞移植治疗噬血细胞综合征

一、概 述

噬血细胞综合征的恰当治疗应该包括抑制细胞因子风暴、减少诱因、杀伤感染细胞、替代患者免疫缺陷系统。噬血细胞综合征的治疗策略分为两个主要方面：短期策略以控制过度炎症状态为主，长期策略以纠正潜在的免疫缺陷（积极控制原发病）为主。诱导治疗的主要目标是抑制危及生命的炎症过程，它是噬血细胞综合征发病的基础。噬血细胞综合征是一种致死性疾病，一年的总体生存率仅为5%，过去的30年化疗联合异基因造血干细胞移植使得噬血细胞综合征的总体生存率提高到了60%。然而，对于原发性和难治/复发性噬血细胞综合征，行异基因造血干细胞移植仍然是治愈此类疾病的有效手段。过去的几十年中噬血细胞综合征患者行异基因造血干细胞移植显著提高了疗效，但是噬血细胞综合征行造血干细胞移植有着较高的死亡率和并发症。目前，噬血细胞综合征行异基因造血干细胞移植仍然存在很多争论，包括移植指征、供者选择、移植时间、预处理方案、移植后的混合嵌合等问题。本章总结了噬血细胞综合征行异基因造血干细胞移植的研究进展。

二、历 史

1986年Fischer等报道了首例噬血细胞综合征患者成功进行了异基因造血干细胞移植，异基因造血干细胞移植显著地提高了噬血细胞综合征患者的预后。国际组织细胞协会在HLH-1994方案中引用了VP-16和造血干细胞移植，这被认为是此方案中将噬血细胞综合征患者的总体生存率提高到66%±8%的主要原因。HLH-1994方案中推荐原发性噬血细胞综合征及难治/复发性噬血细胞综合征患者行异基因造血干细胞移植采用传统的清髓性预处理方案。联合化疗仅仅能暂时有效地控制家族性噬血细胞综合征发作，若不行异基因造血干细胞移植则患者无法达到长期生存。对于家族性噬血细胞综合征患者，尽管化疗或者免疫治疗能有效缓解患者的临床症状，但复发很难避免。因此，在开始进行异基因造血干细胞移植治疗推荐以后，研究者开始聚焦于改进异基因造血干细胞移植对于噬血细胞综合征的治疗效果。2002年Henter等报道了第一个多中心的前瞻性研究，结果表明FHL患者（n=119）联合化疗达缓解后再行造血干细胞移植（hematopoietic stem cell transplantation，HSCT）可以获得明确治愈。随访 43 年，总体生存率达 55%，多数死亡发生在早期诊断后或移植前。Mahlaoui 等就单中心报道了 38 名患者化疗后行 HCT，长期随访 14 年，生存率结果同上述研究类似。

此后，虽然噬血细胞综合征行异基因造血干细胞移植的资料有限，以下 4 项研究仍是对这一罕见疾病的较大数据量的报道。Horne 等报道了患者接受 HLH-1994 方案治疗后，行亲缘或是无关供者造血干细胞移植。Baker 则是回顾性分析了在美国通过国家骨髓库行无关供者移植（大多数 HLA 相合或是一个位点不合）的报道。Ouachee-Chardin 等报道了单中心的患者大多数行单倍体移植，多数患者接受类似的标准预处理方案，包括白舒非（busulfan，Bu）、环磷酰胺（cyclophosphamide，CTX/Cy）、VP-16 及 ATG。Cooper 等报道了单中心的一些患者（不同的供者来源），接受阿仑单抗/氟达拉滨/马法兰为基础的减低强度的预处理（RIC）方案。所有报道中至少一半的患者是原发性（或家族性）噬血细胞综合征，其余是继发性噬血细胞综合征。以上研究中显著的结果是清髓性预处理方案对噬血细胞综合征的移植相关死亡率（transplant-related mortality，TRM）高。30% 的患者在移植后 100 天内死亡。死亡的原因很多，包括感染、出血、器官衰竭、移植物抗宿主病（GVHD）等。在骨髓抑制期原发植入失败的发生率为 9% ~ 22%。一系列数据表明，HCT 的并发症和结果受噬血细胞综合征疾病状态的影响，移植时疾病激活状态则导致总体生存率减低，合并中枢神经系统疾病总体生存率降低。另一项发现是，在这一系列研究中，无论患者是否经历原发植入失败、移植物排斥或是稳定的供者嵌合，噬血细胞综合征本病均复发或持续存在于一些患者中。

2002 年以来，不同的临床研究报道了噬血细胞综合征患者行清髓性预处理的异基因造血干细胞移植后 5 年总体生存率为 50% ~ 70%，进行减低强度的预处理则总体生存率为 75% ~ 92%。清髓性预处理的总体生存率较前有所提高，但是移植后 100 天内的移植相关死亡率较高，可能为多种原因所致，比如静脉闭塞性病（VOD）、肺炎等，其中高的原发植入失败率占 9% ~ 22%。

移植前不缓解患者的总体生存率低于缓解患者，揭示了移植前有效控制疾病的重要性。尽管不同的团队报道了减低强度的预处理对比清髓性预处理有较高的总体生存率，但仍需要进一步地积累数据，从造血干细胞移植的各方面阐明减低强度预处理的移植指征、供者选择、移植时间、合适的预处理方案，以及移植后混合嵌合的处理。

三、移植指征

原发性噬血细胞综合征、复发或进展期噬血细胞综合征及中枢神经系统受累的噬血细胞综合征患者推荐行异基因造血干细胞移植。

FHL 为遗传异常，病程将逐渐进展到药物不能控制而危及生命，故一旦确诊，即确立了明确的移植指征。造血干细胞移植已经成为救治该类儿童的唯一希望。低年龄、有中枢神经系统侵犯提示预后不良。欧洲协作组报道了他们按照 HLH-1994 方案治疗 249 例噬血细胞综合征患者的情况，其中 50% 的患儿接受了异基因造血干细胞移植，随访长达 6.6 年后发现，移植后 5 年存活率达 66%。在原发性噬血细胞综合征中，目前有病例报道 XIAP

缺陷原发性噬血细胞综合征异质性比较强，*XIAP* 缺陷原发性噬血细胞综合征相关死亡和未行移植的患者相比，没有体现移植的优势，因此有研究提出对于 *XIAP* 缺陷原发性噬血细胞综合征行异基因造血干细胞的争议，但该结果仍需要进一步探索及验证。

HLH-2004 方案建议有家族史或基因证实为家族性噬血细胞综合征，以及非家族性噬血细胞综合征在 HLH-2004 方案初始诱导治疗 8 周后病情严重、持续或复发的噬血细胞综合征患者行异基因造血干细胞移植。患者噬血细胞综合征缓解后再次出现 HLH-2004 诊断标准中的 3 条或以上诊断标准，即定义为噬血细胞综合征复发。目前已报道的样本量较大的是国际组织细胞协会组织开展的临床研究（HLH-1994）。该研究中治疗方案主要包括环孢素、地塞米松、VP-16 三联治疗联合造血干细胞移植，长期生存率约为 54%。其中，EBV 相关噬血细胞综合征是感染继发性噬血细胞综合征中最常见的种类。既往多项研究均发现 EBV 相关噬血细胞综合征与其他感染继发性噬血细胞综合征相比，预后较差，但儿童患者较成人预后稍乐观。因此，尽管部分 EBV 相关噬血细胞综合征患者对免疫化学治疗有一定反应，对于相当数量的难治 / 复发性 EBV 相关噬血细胞综合征患者，仍推荐 allo-HSCT 为必要的挽救治疗手段。

对于化疗后噬血细胞综合征复发或是合并中枢神经系统异常的噬血细胞综合征患者最好的治疗策略仍没有确定，通常应强化治疗使噬血细胞综合征本病达到缓解状态再行异基因造血干细胞移植。此类患者只有移植成功，中枢神经系统症状才可能得到永久性控制。

造血干细胞移植对于提高噬血细胞综合征患者的长期生存率功不可没，是目前唯一能根治该疾病的方法。因此，明确诊断为原发性噬血细胞综合征特别是家族性噬血细胞综合征后，应尽早寻找供者，做好移植的准备并适时移植。

四、移植前评估及供者选择

对于噬血细胞综合征行异基因造血干细胞移植患者需要在移植前做好评估准备工作，造血干细胞移植对脏器功能的影响表现在以下方面：预处理药物毒性可能直接导致对脏器的严重损伤；粒细胞缺乏和免疫抑制剂可能导致严重的感染；供者免疫重建可能导致严重的急性和慢性 GVHD；长期的免疫抑制剂应用和 GVHD 增加继发肿瘤和慢性疾病的风险；对生育能力、生长发育方面的影响。移植前需要进行评估以决定患者是否可以移植以及移植的最佳时间。移植前还需要进行患者的身体状况评估及供者身体状况评估情况来决定移植。原发性噬血细胞综合征患者在确诊时就应该开始寻找供者。

选择合适的干细胞供者和来源对于噬血细胞综合征患者行异基因造血干细胞移植非常重要。噬血细胞综合征的供者选择中，HLA 完全相合的健康同胞是最理想的造血干细胞来源，因此优先考虑同胞 HLA 全相合供者，如果没有同胞 HLA 全相合供者，选用无关全相合供者和单倍体供者也是可行的，治疗效果也在逐步提高。Messina 等报道单倍体供者移植后植入失败比例增加，无病生存率（event-free survival，EFS）下降明显，但经二次移植后，总生存率较 HLA 相合供者无显著差别。笔者所在中心采用亲缘单倍体供者移植治疗成人 EBV 相关噬血细胞综合征，3 年总生存率达到 63.3%。因此，2018 年我国噬血细胞综合征专家共识指出，对于有移植指征的患者，即使只有单倍体供者，也建议在有条件的移植单位积极进行 allo-HSCT 治疗。

当选择供者时，应该考虑同胞供者可能携带致病基因，所有原发性噬血细胞综合征患者家庭成员应该排除家族性噬血细胞综合征迟发的可能。在选择亲缘供者时应全面评估供者的 NK 细胞活性和脱颗粒功能检测、与噬血细胞综合征缺陷基因相对应的蛋白检测，以及噬血细胞综合征缺陷基因筛查，并检测 EBV-DNA。HLA 相合的单杂合突变的同胞携带者可以作为 HCT 供者。

目前对于噬血细胞综合征行异基因造血移植采用脐血来源的干细胞是存在争议的。日本 Ohga 等比较报道了脐血移植和无关相合供者疗效相当。家族性噬血细胞综合征采用脐血移植似乎效果更优。这一结果说明了脐血可以作为一种干细胞来源用于噬血细胞综合征患者行异基因造血干细胞移植，但是合适的预处理方案仍需讨论。然而，韩国 Yoon 等报道了脐血移植结果不佳。脐血移植的缺点就是当供者嵌合率下降时脐血缺乏供者淋巴细胞输注的来源。

五、移植时机

从患者疾病角度评估，所有原发性噬血细胞综合征的患者都是移植的指征，所以当原发性噬血细胞综合征诊断确定时就应该积极寻找供者。快速地明确基因免疫缺陷有助于区别继发性噬血细胞综合征，使得尽快移植。HLH-1994 方案治疗结果提示对于伴有一定活动程度的噬血细胞综合征仍然可以进行造血干细胞移植。

噬血细胞综合征缓解状态比激活状态下行移植效果要好，因为激活状态下会增加植入失败的风险，减少总体存活率。常规化疗能完全缓解的噬血细胞综合征患者仅占总体的50% ～ 75%，HLH-1994 方案治疗后的 2 个月疾病仍处于缓解状态是噬血细胞综合征生存率提高的独立预后因素。因此在移植前良好地控制疾病状态，推迟移植时间，使噬血细胞综合征达到缓解状态是正确的，移植应尽可能在患者药物治疗达到临床缓解后及时进行。sCD25 是监测噬血细胞综合征疾病状态的有用的临床指标，可以作为确定移植时间的指征。

评估移植风险时，需要评估患者年龄、心脏和血管系统、肺脏、既往感染或潜在感染、消化系统、肝脏、肾脏，对儿童患者在预处理之前进行神经系统评估、营养状况、输血史、过敏史、心理评估等多方面综合评估异基因造血患者是否适合移植。

六、预处理方案

治疗噬血细胞综合征的传统的清髓性预处理方案通常包括白消安、环磷酰胺、VP-16和 ATG。然而，许多研究报道清髓性预处理可能带来的移植相关死亡率较高，因为多种原因导致的原发植入失败发生率较高，占 9% ～ 22%。携带 *XIAP* 基因缺陷的患者对清髓性预处理的耐受性较低。然而应用减低强度的预处理较清髓性预处理减少了移植相关死亡率。减低强度的预处理广泛应用于非恶性疾病，足够的数据证实患者应用此方案治疗减少了移植相关并发症。减低强度的预处理异基因移植预防了移植排异，确立了供者来源的细胞在一定水平足以治愈疾病。减低强度的预处理可以使有并发症的不能耐受传统清髓性预处理的噬血细胞综合征患者顺利进行异基因造血干细胞移植（表 9-1）。

表 9-1　噬血细胞综合征的异基因造血干细胞移植总结

参考文献	病例数	预处理方案	植入率	混合嵌合率	aGVHD 发病率	复发率	VOD 发生率	100 天死亡率	总体生存率
Henter et al.，2002	65	Bu, Cy, Etop, ±ATG	89%	4%	/	5%	/	31%	62%（OS：3 年）
Horne et al.，2005	86	Bu, Cy, ±Etop, ±ATG	90%	19%	32%	8%	/	27%	64%（OS：3 年）
Quachee et al.，2006	48	Bu, Cy, ±Etop, ±ATG	78%	50%	17%	/	29%	/	59%（OS：10 年）
Eapen et al.，2007	35	Bu, Cy, ±Etop, ±ATG	94%	23%	52%	23%	/	26%	62%（OS：5 年）
Baker et al.，2008	91	Bu, Cy, Etop, ±ATG	91%	10%	41%	/	18%	35%	45%（OS：5 年）
Cesaro et al.，2008	61	Bu, Cy, Etop or Mel, ±ATG	95%	21%	31%	/	/	18%	45%（OS：5 年）
Pachlopnik et al.，2009	10	Bu, Cy, ATG	90%	/	70%	10%	50%	30%	70%（Various）
Al-Ahmari et al.，2010	11	Bu, Cy, ±Etop, ±ATG	100%	33%	9%	0%	9%	0%	91%（Various）
Yoon et al.，2010	19	Bu, Cy, Etop, ±ATG	84%	/	26%	5%	11%	26%	73%（OS：5 年）
Marsh et al.，2010	14	Bu, Cy, Etop, ±ATG	100%	18%	14%	7%	0%	29%	43%（OS：3 年）
Ohga et al.，2010	43	Bu, Cy, Etop, ±ATG	83%	19%	/	5%	/	17%	65%（OS：10 年）
Oshrine et al.，2014	11	Bu, Cy, ±Etop, ±ATG	100%	33%	9%	0%	/	0%	91%（Various）
Marsh et al.，2014	33	Ful, Mel, Alemtuzumab	100%	72%	4%	/	/	/	80%（OS：1 年）
Allen et al.，2018	34	Mel, Flu, Alemtuzumab	100%	94%	17%	14.70%	/	13%	68%（OS：18 个月）
Park et al.，2018	16	Ful, Mel, ATG	100%	/	31%	20%	/	31%	48.6%（OS：5 年）
Chandra et al.，2020	10	Bu, Flu, ATG or Alemtuzumab	100%	100%	10%	2.00%	/	12%	43%（OS：1 年）

注：Bu（busulfan，白舒非），Cy（cyclophosphamide，环磷酰胺），Etop（etoposide，依托泊苷），ATG（anti-thymocyte globulin，兔抗胸腺细胞球蛋白），Mel（melphalan，美法仑），Flu（fludarabine，氟达拉滨），Alemtuzumab（阿仑单抗）。

治疗噬血细胞综合征的减低强度预处理的方案通常包括阿仑单抗、氟达拉滨和白消安，治疗效果较好，应用逐渐增加。Marsh 等报道噬血细胞综合征行减低强度的预处理 2 ～ 3 年的总体生存率为 92%，相比较清髓性预处理的总体生存率为 43%。然而，减低强度的预处理的混合嵌合和植入失败的发生率较高，是移植后面临的主要问题。

阿仑单抗是重组的人源化单克隆抗体，主要针对淋巴细胞表面 CD52 抗原的表达，针对激活的 T 淋巴细胞和巨噬细胞，是减低强度预处理中有效的免疫抑制剂。因为阿仑单抗在输注后 1 ～ 2 个月都能维持有效的溶解淋巴细胞的浓度，所以长的半衰期决定了 CD52 单抗对受者和植入物都有影响。当远端给药（–21 天）时，主要对受者起作用，就会减少移植物排斥的风险，但是因为减少了对移植物的作用，所以对 GVHD 的预防作用就弱。若近端给药（–9 天），则干细胞输注时体内 CD52 浓度较高，相当于体内去除 T 细胞，减少了 GVHD 的发生率，但是增加了原发植物失败的风险并且削弱了移植后的免疫重建功能。中间给药（–13 天）则对供受者均有影响，平衡了上述关系。美国 Chandrakasan 等报道了中间给药（–13 天）减少了混合嵌合的发生，减少了 GVHD 的发生，移植后再次输注干细胞的次数也会相应减少。尽管减低强度的预处理显示治疗有效，但是仍需长期随访证实这一结论。

马法兰和曲奥舒凡为基础的减低强度预处理方案是有前途的备选方案。Lehmberg 等报道了高危的原发性噬血细胞综合征患者行马法兰、氟达拉滨、曲奥舒凡和塞替哌为基础的减低强度的预处理，患者对预处理的耐受性较好，移植相关死亡率较低。对 FHL 婴儿行减低强度的预处理单倍体异基因造血干细胞移植可以有效地恢复免疫调节，减少移植相关死亡率和移植后并发症。日本学者报道了无关脐血移植治疗原发性噬血细胞综合征的可行性，其减低强度预处理方案包括马法兰、氟达拉滨和 ATG。当脐血成为唯一的干细胞来源时应该仔细选择预处理方案，因为行减低强度的预处理后混合嵌合发生较高，而脐血缺乏后续供者淋巴细胞输注（donor lymphocyte infusion，DLI）的细胞来源。

七、移植后植入鉴定及复发

在异基因造血干细胞移植中，供者造血干细胞的植入是 HSCT 成功的标志，通过检测供受者之间不同的基因标记可以找到植入证据。供者造血干细胞植入的生物学证据可以是供者基因标记的出现或是受者基因标记（包括肿瘤基因标记）的消失。

对于噬血细胞综合征患者，行异基因造血干细胞移植后需定期监测骨髓形态、供受者嵌合体，同时每个类型各有其特殊性。例如，对于原发性噬血细胞综合征患者，移植后植入鉴定需要复查原发噬血相关基因是否存在，是否转为供者型；对于 EBV 相关噬血细胞综合征患者，需要移植后定期检测 EBV DNA 拷贝数，如果 EBV 拷贝数在移植后进行性增高，并进一步进行了 EBV 感染淋巴细胞亚群鉴定，且出现不能用感染解释的不明原因的发热、全血细胞减少、脾大、血清铁蛋白升高、sCD25 升高等噬血细胞综合征相关表现，需高度警惕噬血细胞综合征复发的可能性；对于肿瘤相关噬血细胞综合征患者，移植后定期检测微小残留病变（minimal residual disease，MRD）有利于预示疾病是否复发。

八、预处理毒性

预处理过程是影响造血干细胞移植疗效、不良反应及移植相关并发症的重要环节，其主要目的是达到充分的免疫抑制以避免移植物排斥，清除原发病。经典的清髓性预处理能够最大程度地杀灭肿瘤细胞、复发率低，但早晚期毒副反应及其他并发症较为常见。

预处理毒性是指与预处理直接相关的各主要脏器损害，不包括移植物抗宿主病（GVHD）、出血及感染等。通常移植后治疗相关死亡除与 GVHD、出血、感染相关外，很重要的毒性损伤直接来源于预处理毒性。预处理相关的黏膜炎通常发生在放化疗后 48 ～ 72 小时，其累及范围包括口腔、食管及胃肠系统。环磷酰胺是造成心脏毒性的主要因素，且是剂量依赖性的，多数可逆。移植前需充分评估心脏功能状态，特别是曾有心脏病史或使用蒽环类药物的患者，更应该严格注意环磷酰胺（CTX）剂量和出入量平衡，必要时预防性使用利尿剂。预处理期间检测心电图、中心静脉压及每日体重、出入量变化，有助于发现高危患者。全身放射治疗（total body irradiation，TBI）是导致肺损伤的常见原因，白消安、司莫司汀被认为很有可能与肺损伤相关。通常症状显著出现在移植后 30 天，其表现包括急性肺损伤、慢性间质性肺纤维化和肺泡出血。临床特征表现为咳嗽伴活动后进行性呼吸困难，可伴有发热及体重降低。双肺听诊无异常或肺底部湿啰音。肺部损伤的主要治疗方法有支持治疗、氧疗、预防流感和肺炎球菌的疫苗接种等。多数患者预处理过程中出现肝酶水平一过性升高的肝损害表现，严重的肝脏毒性反应主要是指肝窦阻塞综合征（sinusoidal obstruction syndrome，SOS），肝损害发生的危险因素主要与预处理强度相关，目前预处理肝脏毒性的治疗主要指支持治疗和避免肝毒性药物的使用。出血性膀胱炎是预处理后常见毒性反应，是膀胱和（或）输尿管黏膜炎性表现，主要由大剂量应用CTX 造成，CTX 及其代谢产物丙烯醛通过肾脏排泄，可直接损伤膀胱上皮，造成上皮细胞变性坏死、黏膜内层形成破溃，破溃出血，导致明显膀胱炎症状和出血症状。总体发生率在 10% ～ 40%，早期表现为镜下血尿，伴或不伴有尿急、尿频、尿痛等症状。目前缺乏特异性治疗方法，通常采用美司钠解救及碳酸氢钠等水化碱化等支持治疗。预处理引起的中枢神经系统并发症主要包括癫痫发作、颅内出血、白质脑病。预处理期间癫痫通常发作在 BU 给药的第 3 天或者第 4 天，通常常规采用苯妥英钠作为癫痫的预防用药。移植前预处理是造血干细胞移植的重要环节，预处理毒性的发生主要与预处理强度相关。全面评估患者的主要脏器情况，结合年龄、基础疾病状态，优选合理的预处理方案，严密监测患者主要脏器功能指标，以便及早发现严重的毒副作用。

九、植入失败和移植相关死亡

Allo-HSCT 的目的是清除受者体内的恶性克隆，用供者来源的造血干细胞（HSC）替代受者来源的 HSC，并重建供者来源的造血与免疫。供者 HSC 在受者体内的稳定植入是异基因造血干细胞移植获得成功的基础。

HSC 的成功植入需要几个基本前提：①清除受者骨髓的 HSC"龛位"（niche），以利于供者 HSC 植入；②供者 HSC 归巢至受者骨髓 niche 并保持自我更新、增殖和多向分化能力；③采取有效措施预防宿主抗移植物反应（排异）。临床上 HSC 的成功植入具体表现为髓系、红系和巨核系细胞的恢复。中性粒细胞植活定义为连续 3 天中性粒细胞超过 $0.5×10^9/L$，血小板植活定义为连续 7 天血小板不低于 $20×10^9/L$ 并脱离血小板输注；红细胞植活定义为血红蛋白不低于 80 g/L 且脱离输血。移植后中性粒细胞恢复较快，中位时间为 10 ～ 17 天，常在 28 天内。血小板恢复时间变异较大，快者可在 2 周左右，慢者可延迟至移植后数月甚至 1 年。植入失败（engraftment failure，GF）是指自体造血干细胞移植或异基因造血干细胞移植后未能成功获得造血恢复。从临床处理层面，植入失败的定义主要基于外周血三系造血细胞（中性粒细胞、红细胞、血小板）计数植活时间：原发植入失败是指移植后 28 天（也有研究定义为 21 天或 35 天或 42 天）时中性粒细胞、血小板、血红蛋白均未达到植活标准；而继发植入失败是指在已经获得植入的基础上再次出现三系中至少两系的造血细胞计数下降。

植入失败的主要机制是免疫介导的移植物排斥，其他非免疫机制包括骨髓微环境损伤、病毒感染、使用骨髓抑制药物及败血症等。在噬血细胞综合征既往相关研究中，因为多种原因导致的原发植入失败发生率较高，占 9% ～ 42%，清髓性预处理原发植入失败占 9% ～ 22%，继发植入失败在 0 ～ 4%。Ouachee 等的研究认为继发植入失败的高发生率可能反映了与选用单倍体供者（约 60% 为单倍体）有关。有研究比较了在儿童噬血细胞综合征中，认为与传统清髓性预处理（conventional myeloablative conditioning，MAC）方案相比，RIC 方案出现植入失败概率更高（7% vs. 42%，*P*=0.02）。在笔者所在中心 15 例成人原发性噬血细胞综合征单倍体 allo-HSCT 中出现 2 例植入失败。植入失败尤其是原发植入失败通常需要进行二次移植挽救治疗才能获得存活机会，二次移植挽救性治疗植入失败已获得一定疗效。但首次移植植入失败者接受二次移植常受限于诸多因素，如一般状态差、伴随活动性感染、脏器功能无法承受在短时间内再次接受放化疗等。

移植相关死亡在一些患者是因为移植前噬血细胞综合征本病没有有效地控制，所以原发性噬血细胞综合征患者在移植前需努力达到疾病的缓解状态。然而，一些原发性噬血细胞综合征患者移植前疾病控制良好，也有移植相关死亡的报道发生，这可能是因为潜在的肝脏和肺脏的损伤使得噬血细胞综合征患者在应用马法兰为基础的清髓性移植时易患肝静脉阻塞症（hepatic veno-occlusive disease）和肺炎。移植后 100 天内的早期死亡多见于噬血细胞综合征的复发。大多数移植后死亡见于移植后 1 年，移植后复发则多见于移植后的第 2 年。

清髓性预处理对于噬血细胞综合征的 TRM 非常高。30% 的患者在移植后 100 天内死亡。死亡的原因很多，包括感染、出血、器官衰竭、GVHD。按照预期，HLA 相合供者的生存率比较高（70% 相合 vs. 50% ～ 54% 不合供者）。然而，VOD 和非感染性肺炎是所有类型移植中最主要的死亡原因。很多研究中认为噬血细胞综合征的激活或持续存在是死亡的主要原因。清髓性移植治疗噬血细胞综合征的标准预处理方案包括马法兰、环磷酰胺和 VP-16 有或无 ATG。然而，MAC-HCT 的移植相关死亡发生率为 30% ～ 50%，早期 TRM 的主要原因是感染、VOD、肺炎、植入失败和 GVHD。理论上，RIC 方案较 MAC 脏器损伤小，患者输血要求降低，早期感染风险下降，并且导致的组织损伤和炎症反应相对轻微，降低了 GVHD 风险，同时方案强度又明显大于非清髓性预处理（NMAC），有利于降低复发率。与 NMAC 一样，RIC 较好地提高了患者对预处理的耐受性，对于这些并不适合传统 MAC 移植的患者，多数报道提示 10 天 TRM 可以控制在 10% 以下。即便如此，仍不能忽视 RIC 的相关毒副作用，尤其是对所谓的高风险适应证患者。同时，也需要注意 RIC 移植有自身的特点，如迟发型急性 GVHD，因此患者中晚期 TRM 有可能增加。

十、并　发　症

肺部存在大量表达组织相容性抗原的细胞及抗原提呈细胞，也是免疫网络发生细胞因子合成与淋巴细胞激活等复杂效应的场所。肺部并发症在移植后发生率为 25% ~ 35%，占死亡原因的半数左右。移植后肺部并发症的诊断中，首要鉴别的是感染与非感染性疾病，以支气管镜进行支气管肺泡灌洗液检查即支气管肺泡灌洗（broncho alveolar lavage，BAL）或经支气管肺活检是鉴别诊断的重要手段。对 BAL 必做的检查项目应包括细菌及真菌检测、细胞学染色、定量培养，以直接荧光抗体染色剂 PCR 方法检测病毒抗原，卡氏肺孢子虫肺炎则需要通过细胞学特殊染色、PCR 方法进行鉴定。鉴别诊断中常规应进行筛查的病原包括细菌、真菌、病毒、原虫等。移植后早期非感染性肺部并发症包括弥漫性肺泡出血、放化疗相关性肺损伤、输血相关性肺损伤、非心源性毛细血管渗漏综合征；移植后晚期非感染性呼吸道并发症包括闭塞性细支气管炎、机化性肺炎与迟发型特发性肺炎综合征。免疫抑制剂是治疗中的必需组成，还包括足够的供氧、必需的广谱抗生素预防等。

　　肝脏并发症是移植后常见的并发症，发生率为 47.6% ~ 84.2%，这些疾病异质性很强，既可以是无症状的转氨酶升高，也可表现为暴发性肝衰竭。能引起移植后肝功能异常的病因很多，且疾病的类型与移植后时间密切相关，包括肝窦阻塞综合征、药物性肝损伤、病毒性肝炎、急性移植物抗宿主病的肝损伤等。临床表现类似，但治疗方法不尽相同，需进行仔细的鉴别诊断，通过多种手段寻找真正的病因，改善预后。

　　移植后神经系统并发症主要包括中枢神经系统感染、脑血管病、癫痫发作、代谢性脑病、药物介导的中枢神经系统毒副作用、噬血细胞综合征中枢累及等。移植后不同原因导致的神经系统并发症，临床表现及特点不尽相同；移植临床实践中，根据病史、体检、辅助检查，尤其是脑脊液检查、脑电图检查及影像学检查，包括计算机断层扫描（computed tomography，CT）和（或）MRI，可以明确诊断。

　　造血干细胞移植过程中，患者肾脏可能经历多重挑战，包括高剂量的放化疗、贫血、移植物抗宿主病、机会性感染、免疫紊乱、水和电解质失衡，以及抗生素的大量使用等。因此功能损伤是移植后常见且重要的并发症，包括移植后早期的急性肾损伤及晚期的各种慢性肾损伤，以及出血性膀胱炎等临床综合征。各种肾脏并发症发病率高，严重威胁患者生活质量甚至移植预后，但是目前仍无有效防止手段。在临床工作中，应早诊断、早防治，以减少出血性膀胱炎发病率，提高移植后患者的生存质量。

　　造血干细胞移植后植入综合征是造血干细胞移植后中性粒细胞恢复初期发生的一种临床综合征，其临床表现包括发热（T > 38.5℃）、皮疹、体重增加、弥漫性肺实质浸润，与急性移植物抗宿主的表现接近，在其诊断及鉴别诊断方面有一定困难。Nakagawa 等认为移植预处理的毒性与外源性的 G-CSF 的使用共同促进了促炎因子（TNF-β、IL-2、INF-α 和 IL-8 等）的产生增多，之后在中性粒细胞恢复期，由于高浓度的环孢素、他克莫司、两性霉素或巨细胞病毒感染等触发因素，可诱导大量中性粒细胞局部迁移浸润血管，中性粒细胞脱颗粒，氧化代谢过程使血管通透性增加，导致血管内皮损伤。给予糖皮质激素有良好的疗效，其可能通过抗炎效应和免疫抑制效应发挥作用。

　　毛细血管渗漏综合征是指由于各种原因造成毛细血管内皮细胞损伤，使得毛细血管通透性增加，大量血浆蛋白进入组织间隙，从而出现进行性全身性水肿、低蛋白血症、低血容量性休克、急性肾缺血等临床表现的一组临床综合征，一般发生于移植早期。治疗原则是积极处理原发病，祛除引起毛细血管渗漏综合征的病因，维持正常血容量，改善循环功能，保证足够的氧供。

移植相关血栓性微血管病（transplant associated thrombotic microangiopathy，TA-TMA）是造血干细胞移植的一个重要并发症。临床表现为血管内皮损伤所致的微血管病性溶血、微血栓形成及相应的器官功能损害，后者主要包括肾功能损害及神经系统损害。TA-TMA是一组具有相似病理生理特征及临床表现的疾病群。溶血尿毒综合征及血栓性血小板减少性紫癜与其相似但又不完全相同。血浆置换对经典的血栓性血小板减少性紫癜疗效较好，因其可去除血管性血友病因子裂解蛋白酶（a disintegrin-like and metalloprotease with thrombospondin type 1 motif member 13，ADAMTS13）抗体，并补充 ADAMTS13，有效率为78% ～ 91%。去纤肽是一种单链寡聚核苷酸多分散混合物，可通过抑制体内 TNF-β 介导内皮细胞凋亡，保护内皮细胞不受损伤，减少内皮细胞促炎因子表达，具有降低血浆纤溶、抗血栓形成、抗炎和溶解血栓活性。应用去纤肽有治疗成功的病例报道。利妥昔单抗是抗CD20 抗体，在某些个案中治疗 TA-TMA 有效。TA-TMA 虽经治疗，但预后仍差，病死率为60% ～ 90%。

VOD 发生率文献中报道在噬血细胞综合征移植中为 0 ～ 50%，但报道提出前发生率高于其他疾病行异基因造血干细胞移植中发生率。发生率高的原因推测可能与大多数噬血细胞综合征患者都有肝脏受累、门静脉区域淋巴组织细胞浸润等有关。VOD 发生与患者疾病状态的关系尚不明确。

十一、混合嵌合

嵌合体（chimerism）这个词用来描述造血干细胞移植后受者出现异基因供者的造血细胞或淋巴细胞。完全嵌合指移植受者的所有造血细胞和淋巴细胞都来源于异基因供者。部分嵌合或混合嵌合指受者来源的造血细胞或淋巴细胞与供者来源的同时存在。研究证实移植后嵌合演变是一个动态过程，在某一时间点为完全供者嵌合可发展为混合嵌合。反之亦然，混合嵌合的患者受者细胞所占比例会增加或下降。分裂嵌合指供者细胞在某种造血细胞或淋巴细胞中存在而在其他种细胞中不存在。判断患者为完全嵌合时，应当考虑多纳入包括造血细胞和淋巴细胞类型等多种检测方法。在移植后的前几周，应用灵敏的检测方法几乎在所有患者的骨髓或外周血中都能检测到受者来源的细胞。供者成分在95% 以上定义为完全供者嵌合体，供者成分在 2.5% ～ 95% 定义为混合嵌合体，供者成分在 2.5%以下为完全患者型时，表明供者细胞原发植入失败。

半数以上的噬血细胞综合征患者行减低强度预处理，然而，移植早期混合嵌合的不稳定可能导致噬血细胞综合征复发和植入失败。在含有阿仑单抗的预处理中，阿仑单抗的使用时间可能影响混合嵌合的发生率。免疫抑制剂的减撤、供者淋巴细胞输注（DLI）和干细胞的植入通常用于干预混合嵌合的发生、植入失败及二次移植。进一步的研究需要对大样本的患者数据进行分析从而确立干预的剂量、时间和有效性。

对小鼠的临床研究表明稳定的10% ～ 20% 供者嵌合足以纠正很多非恶性疾病。混合造血或 T 细胞嵌合大于最小的阈值，就可以恢复穿孔素缺陷小鼠的穿孔素的免疫调节功能。

似乎供者成分大于 10%～20% 就能预防噬血细胞综合征复发，而供者嵌合低于 10% 噬血细胞综合征就会复发。定期监测混合嵌合非常重要，为了稳定供者嵌合，应该早期减撤免疫抑制剂或是供者淋巴细胞输注。关于混合嵌合的发生时间和植入失败很难给出明确的结论，阿仑单抗的给药时间与疾病密切联系，非恶性疾病早期给予阿仑单抗会减少混合嵌合的发生和植入失败。

　　噬血细胞综合征不同预处理方案混合嵌合的发生率为 4%～100%，MAC 方案的混合嵌合发生率为 4%～50%，RIC 方案的混合嵌合发生率为 29%～100%。目前儿童噬血细胞综合征普遍应用的 RIC 方案中认为实质性的混合嵌合是供者成分低于 25% 或者需要进行二次细胞治疗。

　　根据患者移植后混合嵌合发生的趋势、活动性感染、GVHD 及其他因素需要考虑DLI。移植早期供者混合嵌合快速或是持续下降到达阈值，可能引起噬血细胞综合征复发或是植入物排斥时建议行 DLI。供者嵌合在移植后 6 个月内下降至低于 40%～60% 需要考虑行 DLI，否则嵌合率将进一步降至 20%。供者嵌合早期持续或快速下降是噬血细胞综合征复发或是移植物排斥的高危因素。

十二、预　　后

　　根据 HLH-1994 方案，噬血细胞综合征移植后的 3 年生存率为 64%。没有合并中枢神经系统疾病或是已经治愈的噬血细胞综合征患者行 HLA 相合无关或是相关的清髓性移植，已经取得了好的结果。通过联合化疗能够达到快速、完全缓解的噬血细胞综合征患者则移植效果更好。因此，初始治疗后疾病状态、移植干细胞的来源、供者类型是噬血细胞综合征患者行 HCT 影响其总体生存率的重要预后因素。

　　多因素分析提示发病年龄较小、凝血功能异常等是影响生存的独立预后因素。Ohga等报道 EBV 相关噬血细胞综合征较 FHL 预后好。可能 Ohga 团队报道的多为儿童，笔者所在中心移植患者多为成人及青少年，结果显示家族性噬血细胞综合征疗效优于 EBV 相关噬血细胞综合征，可能与儿童随着年龄增长免疫力逐渐提高相关。噬血细胞综合征患儿即使诊断时没有神经系统损害的表现，移植后也可能有长期的认知和社会心理损害。

十三、移植后复发

　　目前关于移植后复发的界定及鉴别诊断较困难，因为移植后 30 天免疫力缺乏，所以很难使用免疫抑制剂或是细胞因子，噬血细胞综合征行 HCT 的标准要求严格。患者移植早期没有感染诱因持续发热，通过鉴别诊断明确血清铁蛋白升高、sCD25 升高、全血细胞减少，应考虑噬血细胞综合征复发，对于这些患者应考虑噬血细胞综合征治疗。噬血细胞综合征行 HCT 患者早期复发可考虑给予低剂量 VP-16 治疗。

十四、各　　论

（一）治疗原发性噬血细胞综合征

原发性噬血细胞综合征的分类、流行病学、发病机制、临床表现及生化影像学指标、诊断与治疗详见第二章原发性噬血细胞综合征。

早期噬血细胞综合征儿童采用清髓性预处理（Bu/Cy/VP-16，增加或减低剂量ATG），MAC在移植早期即100天内的移植相关死亡率非常高，大于30%。而减低强度预处理（包括氟达拉滨、马法兰、阿仑单抗）可以获得较低的TRM。所以，RIC显著改善了噬血细胞综合征患者的长期生存率，已成为噬血细胞综合征儿童患者行异基因造血干细胞移植的标准预处理方案。目前关于成人单倍体噬血细胞综合征移植的报道较少。笔者报道的3例成人噬血细胞综合征行单倍体移植需要加强免疫抑制促进植入及克服HLA不合的免疫屏障，避免植入失败，所以选择了MAC预处理而非RIC。而且，单倍体移植治疗噬血细胞综合征的其他方案也是有效的。对于有先天性遗传缺陷的患者，许多中心采用MAC预处理联合体外T细胞去除的方案预防GVHD，也是一个很好的选择。目前广泛应用的单倍体异基因造血干细胞移植治疗非恶性疾病，RIC预处理的骨髓移植联合后CTX方案预防GVHD也应该考虑。

VOD和非感染性肺炎是以白舒非为主的MAC中主要的移植相关死亡的原因。这可能是因为噬血细胞综合征患者有肝肺损伤，易于发生VOD和肺炎。此3例患者预处理耐受性尚可，没有出现严重的预处理相关毒性，发生的aGVHD Ⅰ～Ⅲ是可以接受的。

预处理方案包括Bu/Cy/VP-16/ATG，大多数取得了明确的疗效。总体生存率为55%，大多数死亡发生在诊断后至移植前期间。Cooper等2006年报道了12例噬血细胞综合征患者（其中包括5例家族性噬血细胞综合征患者）行预处理方案为Campath/氟达拉滨/马法兰的减低强度的异基因造血干细胞移植，9例存活患者中3例混合嵌合但仍然无病生存。Mahlaoui等2007年报道了单中心行异基因造血干细胞移植的患者有类似结果。Baker等2008年报道了无关供者行Bu/Cy/VP-16/ATG的预处理方案，总体生存率为53%，100天内的死亡率较高。Ohga等2010年报道了采用清髓性Bu/Cy/VP-16/ATG的预处理方案或减低强度MEL/FLU/ATG的预处理方案，10年患者的长期无病生存率为65.0%±7.9%。正如Jordan分析，噬血细胞综合征患者潜在的肝肺损伤，使这些患者在接受Bu为基础的预处理方案时VOD和肺炎的发生率较高。Bu在一些应用Mylotarg或是肝脏放疗的患者中应该谨慎使用。因此，笔者选择了TBI/VP-16/Cy/ATG为基础的预处理方案，目的是避免应用Bu为基础的预处理从而减少VOD和肺炎的高发生率。笔者报道的3例原发性噬血细胞综合征患者行预处理方案为TBI/VP-16/Cy/ATG的单倍体异基因造血干细胞移植术后，本病均处于完全缓解状态，移植后中位随访时间30个月内无病生存，没有患者发生原发植入失败或是移植物排斥，3例患者移植后多次复查骨髓嵌合率100%，噬血细胞综合征基因筛查转为供者基因型。

造血干细胞移植是可能治愈原发性噬血细胞综合征的唯一方法。对于具有基因突变的原发性噬血细胞综合征，选用亲缘供者需特别慎重，因为家庭成员中可能有相同的基因突变，使供者的选择范围缩小。单倍体移植具有可简单迅速得到供者及拟行二次移植时可方便地再次得到供者的干细胞等优点，在原发性噬血细胞综合征的治疗中具有一定的优势，但同时存在更大的风险。

感染诱因比如 EBV 感染可能在噬血细胞综合征的发病及严重程度中扮演着重要的角色。有先天性缺陷但是没有任何临床表现也没有任何发病诱因的患者是否可以从异基因造血干细胞移植中获益，需要更多的前瞻性研究来证实。成人患者复发 / 难治性噬血细胞综合征，如果没有明确诱因但是有持续的 CD107a 脱颗粒功能缺陷和 NK 细胞功能降低，建议行基因检测明确诊断。

STBXP2 突变不仅影响细胞毒性 T 细胞，而且影响肠道、肾脏上皮细胞，可导致严重的渗透性腹泻和肾近曲小管功能障碍。严重的威胁生命的肠道病变可能发生在典型家族性噬血细胞综合征发作之前，当患者有难治性腹泻时应该与 FHL-5 相鉴别。FHL-5 患者从小遭受肠道、肾脏、神经系统及非血液系统疾病，只有行异基因造血干细胞移植才能改善免疫缺陷，使患者从中获益。即使 FHL-5 患者移植成功，但是临床表现仍会有肠道和肾脏相关的膜转运缺陷。

Chediak-Higashi 综合征（CHS）、免疫缺陷综合征相关噬血细胞综合征或色素性疾病相关噬血细胞综合征，包括 Griscelli 综合征 2 型（GS-2）和 X 连锁淋巴组织增生综合征（XLP）都有着类似的免疫表型，易合并噬血细胞综合征暴发。治疗延迟可能增加死亡的风险和神经系统并发症的风险。噬血细胞综合征治疗方案是诱导 CHS、GS-2 和 XLP 患者缓解的一线手段。

尽管没有明确的疗效显示移植能够延迟或是阻止 CHS 患者神经系统功能障碍，异基因造血干细胞移植仍然是解决 CHS 患者造血和免疫缺陷的最有效的治疗方法。虽然缺乏对比试验，但减低强度的预处理在毒性和总体生存率方面优于清髓性预处理。对于有早期 CHS 表现的患者需进行分子学特点和 CTL 细胞毒功能分析，可能明确患者有发生噬血细胞综合征的高危因素。缺乏 CTL 细胞毒功能的患者是发生噬血细胞综合征的高危人群，应尽快行异基因造血干细胞移植。CTL 细胞毒功能正常和双等位基因突变不能排除发生噬血细胞综合征的可能性，需进一步加以证实。

造血干细胞移植可以有效治疗 GS-2 免疫缺陷。GS-2 患者一经确诊噬血细胞综合征就应行 HCT。移植前应主要考虑神经系统噬血细胞综合征，移植后神经系统症状也很常见。异基因移植的毒性较高，对于 GS-2 患者建议行减低强度预处理的造血干细胞移植，通过减低预处理毒性来减少移植后的神经系统并发症。

XLP-1 是一种 *SH2D1A/SAP* 基因突变引起的少见的免疫缺陷。临床表现包括噬血细胞综合征、淋巴结肿大、低丙种球蛋白血症，通常由 EBV 感染诱发。噬血细胞综合征是 XLP-1 最严重的临床表现。XLP-1 患者移植后效果良好，不进行异基因造血干细胞移植则预后不佳，需密切监测疾病的进展情况。Marsh 等报道了减低强度预处理移植包括阿仑单抗、福达拉滨和马法兰的方案对于 XLP-1 患者效果好，移植后没有复发或是淋巴结肿大。XLP-1 有噬血细胞综合征病史者应该考虑行减低强度预处理移植。

XLP-2 患者对于清髓性预处理移植的耐受性较差，长期生存率较低，缓解期患者行减低强度预处理则移植后长期生存率可达 86%。预处理方案和噬血细胞综合征活动期影响异基因造血干细胞移植的结果。*XIAP* 缺陷的患者无论行清髓性还是减低强度预处理都需要谨慎，应选择疾病缓解期行异基因造血干细胞移植。

原发性噬血细胞综合征是异基因造血干细胞移植的适应证。因移植过程中并发症的发生率和死亡率较高，需要我们更好地总结病例，进一步把握合适的移植时机及制订较为统一的移植方案以期提高疗效。

（二）治疗 EBV 相关噬血细胞综合征

EBV 相关噬血细胞综合征的分类、流行病学、发病机制、临床表现及生化影像学指标、诊断与治疗详见第三章第二节 EBV 相关噬血细胞综合征。

文献报道以 EBV 既往感染所致 EBV 相关噬血细胞综合征多见。阿昔洛韦等抗 EBV 治疗无效。除常规的对症支持治疗外，主要依靠化疗和骨髓移植治疗。异基因造血干细胞移植（HSCT）为患者提供了一个新的免疫系统，异体的效应 T 细胞具有强大的清除 EBV 作用，T 细胞受体直接定位于 EBV 特异的抗原决定簇，直接产生快速异体细胞免疫反应。用正常细胞替换免疫缺陷的细胞，是唯一能够使 EBV 相关噬血细胞综合征获得长期缓解及治愈的有效措施。

笔者统计了所在中心收治的 30 例 EBV 相关噬血细胞综合征移植病例，大多数为难治/复发性 EBV 相关噬血细胞综合征，且供者为单倍型，需要加强免疫抑制以促进干细胞顺利植入、有效跨越 HLA 不合的免疫屏障。既往的研究结果提示，在 Flu/CY 基础上加入 TBI 或 BU 以加强免疫抑制，可以更加有效地促进干细胞植入。因为在应用白舒非为基础的清髓性预处理时易患 VOD 和肺炎，所以采用了 TBI 的清髓性预处理方案。30 例患者中，存活 19 例，死亡 11 例，3 年存活率为 51%。移植前 EBV DNA 拷贝数 $\leq 10^5$ 总体生存率显著高于 EBV DNA $> 10^5$ 总体生存率（$P \leq 0.05$）；移植前噬血细胞综合征本病缓解（CR+PR）期的生存率显著高于未缓解（non-remission，NR）期生存率（$P \leq 0.05$）。可见移植前 EBV DNA 拷贝数、疾病的缓解状态是影响生存率的重要因素。Ogha 等报道了 14 例儿童 EBV 相关噬血细胞综合征患者行造血干细胞移植，7 例患者应用无关供者脐带血作为干细胞来源，4 例行同胞全合异基因造血干细胞移植，11 例行 MAC 预处理，9 例行非放疗的预处理方案，10 年的总体生存率为 85.5%。其中，以无关供者脐带血作为干细胞来源的患者总体生存率 > 65%，EBV 相关噬血细胞综合征患者的总体生存率比家族性噬血细胞综合征要高。Ogha 等报道的 EBV 相关噬血细胞综合征儿童相对我中心的 EBV 相关噬血细胞综合征成人患者较多使用了脐带血作为干细胞的来源（占 50%）和 RIC 预处理方案移植（占 26%），这可能是移植后总体生存率较高的重要原因。同时儿童免疫系统发育不完全，随年龄增长，免疫系统发育完全，自身抵抗病毒能力增强也是其预后良好的重要因素。

总之，异基因造血干细胞移植是治疗成人 EBV 相关噬血细胞综合征的有效手段，能够使患者获得长期生存。单倍体异基因造血干细胞对于成人难治/复发的 EBV 相关噬血细胞综合征患者是可行的。为了减少移植相关死亡率，移植后 EBV 的再活化需要早期给予积极有效的治疗。

（三）治疗中枢神经系统受累的噬血细胞综合征

年轻的原发性噬血细胞综合征患者持续 NK 细胞活性减低合并中枢神经系统受累需要

行异基因造血干细胞移植才能将中枢神经系统问题彻底解决。大多数噬血细胞综合征患者合并中枢神经系统受累，移植后神经系统功能和认知发展得到了提高，长期随访显示多数人的生活质量正常或接近正常。这些结果证实了造血干细胞移植治疗噬血细胞综合征合并中枢神经系统受累的有效性。移植后神经系统认知损伤可能发生在移植后的数月或数年。据报道，移植后 MRI 可以检测到中枢神经系统损伤减轻。

十五、总结及展望

尽管噬血细胞综合征患者行异基因造血干细胞移植还有很多不确定的因素需要讨论，我们仍期待异基因造血干细胞移植能够显著地提高噬血患者的生存率。随着基因组测序方法的广泛使用，以基因和分子遗传学为背景的遗传性原发性噬血细胞综合征的问题将很快被解决。新的治疗模式，比如基因治疗纠正穿孔素缺陷正在进行评估。穿孔素基因转移到穿孔素缺陷的小鼠的造血干细胞模型中显著改善了免疫失调。

移植显著改善了噬血细胞综合征患者的预后，提高移植前的疗效将显著提高移植疗效。更多的临床试验和挽救性治疗及二线治疗需要提高异基因造血干细胞移植的疗效。

（迪娜·索力提肯　魏　娜　王　昭）

第二节　自体造血干细胞移植治疗噬血细胞综合征

噬血细胞综合征根据病因，分为原发性和获得性两大类，淋巴瘤是导致继发性噬血细胞综合征的重要病因之一，发病率随着年龄的增长而增高。化疗联合异基因造血干细胞移植可显著提高复发 / 难治性淋巴瘤相关噬血细胞综合征患者的生存率，而对于药物治疗后达到完全缓解的淋巴瘤相关噬血细胞综合征患者，尤其 B 细胞淋巴瘤相关噬血细胞综合征，可考虑行自体造血干细胞移植。现有研究表明，自体造血干细胞移植已成为治疗淋巴瘤相关噬血细胞综合征的重要手段之一。自体造血干细胞移植不受供者限制，不会产生供受者间免疫排斥反应，适用范围较广，且移植并发症相对较少，具有安全、费用低等优点，对于继发性噬血细胞综合征行自体造血干细胞移植的临床治疗效果值得期待。下文介绍了噬血细胞综合征行自体造血干细胞移植的研究进展。

一、机　　制

挽救性化疗 + 高剂量治疗 + 自体干细胞移植已成为治疗淋巴瘤相关噬血细胞综合征的有效治疗方案，即患者自身的造血干细胞在大剂量化疗后重新注入患者体内，作为造血救援的重要形式。基本原理是消除自身反应性免疫记忆和免疫系统的再生，消融免疫系统，包括耗尽自身反应性记忆 T 细胞和 B 细胞，重建免疫耐受性，重建新的自身耐受免疫 T 细胞和 B 细胞谱系，增强免疫调节机制，并诱导患者抗炎环境的改变。Taeko 等研究发现弥漫大 B 细胞淋巴瘤相关噬血细胞综合征患者接受 5 个周期常规化疗后，行自体造血干细胞移植并取得良好预后。

二、移植指征

对化疗敏感、年龄相对较轻且体能状态较好的淋巴瘤相关噬血细胞综合征一线化疗后的巩固治疗；药物治疗后达到完全缓解的淋巴瘤相关噬血细胞综合征患者，尤指 B 细胞淋巴瘤相关噬血细胞综合征；常规治疗未见疗效的复发 / 难治性噬血细胞综合征患者，可考虑行自体造血干细胞移植。

儿童自体造血干细胞移植适应证，通常年龄小于 8 岁：①初治难治或复发的霍奇金淋巴瘤相关噬血细胞综合征患者；②首次或多次复发、耐药的伯基特淋巴瘤相关噬血细胞综合征；③初治难治或复发的间变性大细胞淋巴瘤相关噬血细胞综合征患者。

成人自体造血干细胞移植适应证，自体干细胞移植（autologous stem cell transplant，ASCT）用于淋巴瘤相关噬血细胞综合征一线化疗后巩固治疗：①年龄 ≤ 65 岁的套细胞淋巴瘤，ASCT 一线巩固治疗是标准治疗的重要组成部分；②除外低危间变性淋巴瘤、ALK 阳性间变性大细胞淋巴瘤的各种类型的侵袭性外周 T 细胞淋巴瘤；③年轻高危弥漫大 B 细胞淋巴瘤相关噬血细胞综合征；④对化疗敏感的淋巴母细胞淋巴瘤；⑤双打击淋巴瘤，2016 年 WHO 分类更新为高级别 B 细胞淋巴瘤，伴随 MYC 和 Bcl-2 和（或）Bcl-6 易位、MYC/Bcl-2 蛋白双表达的弥漫大 B 细胞淋巴瘤；⑥原发中枢神经系统淋巴瘤相关噬血细胞综合征。ASCT 是复发或难治患者的挽救性巩固治疗有效（完全缓解或部分缓解）的各种类型侵袭性淋巴瘤和部分惰性淋巴瘤相关噬血细胞综合征的优先选择，ASCT 作为解救性巩固治疗策略：①挽救治疗敏感的复发或原发难治（一线诱导治疗反应部分缓解、稳定或进展）的弥漫大 B 细胞淋巴瘤相关噬血细胞综合征；②挽救治疗敏感的第 1 次或第 2 次复发的滤泡性淋巴瘤，特别是一线免疫化疗缓解时间短（< 2 ～ 3 年）或高滤泡淋巴瘤国际预后指数的患者；③挽救治疗敏感的复发或原发难治性霍奇金淋巴瘤相关噬血细胞综合征；④非 ASCT 一线治疗后复发、挽救治疗敏感、不适合异基因造血干细胞移植治疗的套细胞淋巴瘤（mantle cell lymphoma，MCL）相关噬血细胞综合征；⑤挽救治疗敏感、不适合异基因造血干细胞移植治疗的外周 T 细胞淋巴瘤（peripheral T cell lymphoma，PTCL）相关噬血细胞综合征；⑥多次复发的某些惰性淋巴瘤，如华氏巨球蛋白血症和边缘区淋巴瘤相关噬血细胞综合征等；⑦一线治疗获得部分缓解或挽救治疗敏感的伯基特淋巴瘤（BL）相关噬血细胞综合征。

三、移植时机

对药物治疗后达到完全缓解的噬血细胞综合征患者，可考虑行自体造血干细胞移植。

噬血细胞综合征缓解状态比激活状态下行移植效果要好，因为激活状态下增加了植入失败的风险，减少了总体存活率。对常规化疗能完全缓解的噬血细胞综合征患者仅占 50% ～ 75%，HLH-1994 方案治疗后的 2 个月疾病仍处于缓解状态是噬血细胞综合征生存率提高的独立预后因素。在移植前良好地控制疾病状态，使噬血细胞综合征达到缓解状态是正确的。众多研究显示，自体造血干细胞移植疗效会受到 Ann Arbor 分期、IPI 评分、骨髓侵犯、移植前状态等的影响，因此在进行自体造血干细胞移植前，尽量使患者达到完全缓解状态。

四、预处理方案

（一）自体造血干细胞移植前干预

淋巴瘤相关噬血细胞综合征的治疗分为两个方面：一方面是针对噬血细胞综合征的治疗，控制炎症反应和器官功能障碍，以达到控制噬血细胞综合征活化进展的目的；另一方面是针对淋巴瘤的治疗，控制原发病，达到防治噬血细胞综合征复发的目的。通过药物治疗尽早达到完全缓解（CR）和部分缓解（PR）。

（二）自体造血干细胞动员、采集和冻存

用于临床移植的造血干细胞来源有外周血、骨髓和脐血，其中外周血造血干细胞的采集最为方便，细胞因子动员的外周血祖细胞是自体造血干细胞移植的首选，因为它们比骨髓来源的干细胞能够获得更多的 CD34$^+$ 干细胞和更好的植入，从而更快地重建造血系统。移植后造血功能的重建主要取决于输入造血干细胞的数量和质量。

1. 动员　①采用静态单独重组人粒细胞集落刺激因子（rhG-CSF），动员的剂量应达到 10 ～ 16 μg/（kg·d），多应用于正常供者或自体外周血造血干细胞动员。②化疗联合 rhG-CSF 是淋巴瘤相关噬血细胞综合征患者自体造血干细胞移植最常采用的动员策略，应在计划化疗 3 ～ 6 个疗程后实施。rhG-CSF 的剂量通常为 5 ～ 16 μg/（kg·d），可为治疗有效的一线或挽救治疗方案，或常用的动员方案，如大剂量环磷酰胺（3 ～ 7 g/m^2）或依托泊苷（1.6 ～ 2.0 g/m^2）等。③普乐沙福是一种 CXC 趋化因子受体（CXCR4）拮抗剂，可动员外周血中的干细胞，如果单独应用 rhG-CSF 效果不良，可加入普乐沙福联合应用加强动员效果。化疗联合普乐沙福和 rhG-CSF 可能获得更佳的动员效果，但尚需前瞻性临床研究评估。④研究表明在中等剂量的环磷酰胺（ID-CTX）和粒细胞集落刺激因子（G-CSF）对外周血造血干细胞动员时选择性加用重组人血小板生成素（rhTPO），可提高自体造血干细胞移植的治疗效果。化疗后每日监测血常规，待接近中性粒细胞缺乏时给予粒细胞集落刺激因子皮下注射 10 μg/（kg·d），待白细胞 ≥ 5×10^9/L 且单核细胞比例 ≥ 10% 时，对患者进行外周血造血干细胞采集。

2. 采集　采用美国 Bax-ter CS-3000 plus 血细胞分离机进行自体外周血造血干细胞分离。自体外周血造血干细胞采集次数为 1 ～ 2 次，要求单个核细胞 ≥ 3.0×10^8/kg，CD34$^+$ 细胞 ≥ 2.0×10^6/kg，于 –80℃环境中冻存。CD34$^+$ 是细胞表面的糖蛋白，用来标记造血干细胞。在研究和临床应用中采用 CD34$^+$ 选择的方法来富集造血干细胞，CD34$^+$ 细胞数量的多少也决定了移植能否成功开展。CD34$^+$ 细胞数量越多，其造血恢复越快。提高输注 CD34$^+$ 细胞数不仅能缩短自体造血干细胞移植后粒细胞、血小板植入

时间，而且可能获得更好的总生存期，降低疾病复发风险。自体外周血造血干细胞动员后CD34$^+$细胞采集量是移植成功的关键因素。采集结果判定：①采集成功：获得的CD34$^+$细胞数≥2.0×10^6/kg。②采集失败：获得的CD34$^+$细胞数＜2.0×10^6/kg。③采集优良：获得的CD34$^+$细胞数≥5.0×10^6/kg。目前国内外学者大多认为输注CD34$^+$细胞数≥2.0×10^6/kg是进行单次自体造血干细胞移植较为安全的界值。

3. 冻存　自体外周血干细胞移植（auto-PBSCT）过程需要将细胞冷冻保存在于-80 ℃环境中，含有二甲基亚砜（DMSO）的混合物内。DMSO是确保细胞存活所必需的，然而，它的输注可能会对干细胞接受者产生毒性。研究发现，5% DMSO组注射期间及注射后不久不良反应发生率最低。

（三）预处理方案

自体造血干细胞移植预处理的目的是最大限度清除或降低肿瘤负荷，目前尚无标准的预处理方案，因缺乏移植物抗肿瘤效应，应采用清髓性预处理方案。以下介绍淋巴瘤相关噬血细胞综合征预处理方案：①常用的预处理方案包括BEAM方案（卡莫司汀＋依托泊苷＋阿糖胞苷＋美法仑）、BEAC方案（卡莫司汀＋依托泊苷＋阿糖胞苷＋环磷酰胺）、CBV方案（环磷酰胺＋依托泊苷＋卡莫司汀）和包含TBI（全身照射治疗）的方案。②以全身照射TBI为基础的预处理方案具有更多的近期和远期毒性，如继发第二肿瘤、肺毒性、生育障碍和白内障形成等，同时部分患者需接受或计划接受限制性毒性剂量的局部放射治疗，因而不包含TBI的联合化疗方案是更常用的预处理方案。③包含噻替哌的预处理方案显示可以提高原发性中枢神经系统淋巴瘤相关噬血细胞综合征的疗效。④在多项临床研究中，一些新的药物替代卡莫司汀显示其可行性，特别是以苯达莫司汀替代卡莫司汀，初步显示出良好的疗效和安全性。

BEAM方案、BEAC方案和CBV方案疗效和毒性比较：高剂量治疗（HDT）＋自体造血干细胞移植（AHSCT）被认为是药物治疗后达到完全缓解的淋巴瘤相关噬血细胞综合征患者，尤指B细胞淋巴瘤相关噬血细胞综合征患者的有效治疗方法，既往研究表明3种预处理方案对总体生存率无明显统计学差异。有研究发现，BEAM方案与一些更高的非血液学毒性相关，BEAM方案组出现2级或2级以上黏膜炎和腹泻的频率明显更高。CBV方案组预处理后需输注血小板治疗的情况明显低于BEAM方案组。

由于侵袭性NHL相关噬血细胞综合征对放射治疗敏感，TBI已被添加到ASCT的条件治疗方案中。但大量研究表明TBI治疗后因辐射可引起继发第二肿瘤、肺毒性、生育障碍和白内障形成、神经毒性，以及穿透和渗透整个中枢神经系统（包括眼睛、软脑膜间隙和脊髓）等副作用，在过去的几年里，为了最大限度地提高抗肿瘤效果和减少毒性，在ASCT的治疗方案中，TBI已经被放射免疫治疗（RIT）取代。RIT针对疾病部位的辐射治疗，同时限制非受累关键器官的暴露，因此在ASCT的调理过程中，它可以安全地取代全身照射治疗。RIT的主要毒性和限制因素是骨髓毒性，这种毒性很容易被干细胞拯救逆转。研究发现，放射标记抗CD20单克隆抗体90Y（Zevalin）对惰性B细胞、侵袭性B细胞非霍奇金淋巴瘤、复发弥漫大B细胞淋巴瘤相关噬血细胞综合征均显示出显著的活性，Z-BEAM联合ASCT可以达到良好的客观缓解率（ORR），并且RIT治疗后未见明显的输液反应及血液毒性，是一种安全有效的治疗方法。

BEAM 预处理方案在过去被用于中枢神经系统淋巴瘤相关噬血细胞综合征，它包括具有不同血脑屏障穿透能力的药物，如马法仑和依托泊苷，患者接受连续的高剂量甲氨蝶呤和阿糖胞苷使疾病达到缓解状态，然后进行预处理 BEAM，最后进行自体造血干细胞移植。研究发现，包括中枢神经系统穿透剂在内的治疗方案被使用可更好地提高预处理疗效。噻替哌是一种亲脂性药物，具有较好的中枢神经系统通透性，卡氮芥（BCNU）和噻替哌为基础的调理化疗是中枢神经系统淋巴瘤相关噬血细胞综合征患者移植前最常用的预处理方案。

现有预处理方案主要包含卡莫司汀，已有证据表明卡莫司汀可引起积累性或迟发性骨髓抑制、肝脏毒性、肾功能损害、特发性肺综合征等全身不适反应，为减少卡莫司汀相关的毒性，研究人员探索用其他药物代替卡莫司汀。2012 年，Kim 等发表了他们的研究 NEAM（米托蒽醌、依托泊苷、阿糖胞苷和美法仑）方案；Visani 等报道了采用 BeEAM（苯达莫司汀、依托泊苷、阿糖胞苷和美法仑）方案治疗复发 / 难治性霍奇金淋巴瘤（relapsed/refractory Hodgkin's lymphoma，R/R HL）和非霍奇金淋巴瘤（non-Hodgkin's lymphoma，NHL）的患者；Musso 等在 84 例 R/R 淋巴瘤患者中报道了 FEAM（福莫司汀、依托泊苷、阿糖胞苷和美法仑）方案，其血液学毒性与 BEAM 方案相似。为了提高抗肿瘤疗效，研究者开展了各种研究，重点是在常规调理方案中加入新药，包括单克隆抗体和免疫调节剂。一项前瞻性多中心研究调查了利妥昔单抗联合 HDT 和 AHSCT 治疗侵袭性 B 细胞非霍奇金淋巴瘤相关噬血细胞综合征的可行性和有效性，结果表明所有患者耐受良好，利妥昔单抗毒性很小。

（四）自体造血干细胞输注

预处理结束后 1 天行造血干细胞回输，回输后每日监测血常规，造血重建指征为在血制品脱离注射下，中性粒细胞植活定义为连续 3 天中性粒细胞 $> 0.5 \times 10^9/L$，血小板植活定义为连续 7 天血小板 $\geqslant 20 \times 10^9/L$ 并脱离血小板输注；红细胞植活的定义为血红蛋白 $\geqslant 80 \ g/L$ 且脱离输血。

五、移植相关死亡及噬血细胞综合征再活动

疾病复发是导致患者 ASCT 治疗失败和死亡的主要原因之一。移植后噬血细胞综合征再活动也是噬血细胞综合征移植后早期（移植后 100 天内）需要密切关注的情况。如果移植后出现不明原因的发热，除外感染，伴有血清铁蛋白异常增高、sCD25 升高，同时骨髓中出现噬血现象，要高度怀疑噬血细胞综合征再活动的可能。移植相关死亡在一些患者是因为移植前尚未达到疾病完全缓解或部分缓解。

为减少植入失败、移植相关死亡率（TRM）及噬血细胞综合征再活动的发生，在自体干细胞移植前患者药浴入层流无菌病房，进行全环境保护，无菌护理，无菌饮食，常规服用胃肠清洁药物，静脉用丙种球蛋白预防感染，当血红蛋白 $< 60 \ g/L$ 时给予红细胞输注，血小板 $< 20 \times 10^9/ L$ 或有出血倾向时给予血小板输注。预处理期间水化、碱化尿液，预防

出血性膀胱炎，用前列腺素 E_1 及低分子量肝素预防肝静脉闭塞病。移植期间注意心、肝、肾功能，水电解质平衡。移植后给予重组人粒细胞集落刺激因子促进造血重建，至白细胞计数 $> 2.0 \times 10^9 / L$。在自体造血干细胞移植后需要有效的维持治疗，有临床研究表明噬血细胞综合征患者在自体造血干细胞移植后复发，给予患者小剂量激素可获得长期无病生存。对于出现噬血细胞综合征复发者，及时给予低剂量 VP-16 可以有效控制病情，随着免疫逐渐重建，达到临床治愈。国际上正在开展 ASCT 后一些新药维持治疗的临床试验，如 B 细胞抗原受体（B-cell antigen receptor，BCR）抑制剂［包括布鲁顿氏酪氨酸激酶（Bruton tyrosine kinase，Btk）抑制剂、脾酪氨酸激酶（spleen tyrosine kinase，Syk）抑制剂、PKCβ 抑制剂］、蛋白酶体抑制剂、免疫调节药物、PI3K/AKT/mTOR 抑制剂、Bcl-2 抑制剂、组蛋白去乙酰化酶抑制剂、抗 CD30 单克隆抗体和免疫治疗［包括程序性细胞死亡蛋白 -1（programmed death-1，PD-1）抑制剂或嵌合抗原受体 T 细胞免疫疗法（chimeric antigen receptor T-cell immunotherapy，CAR-T）］等。对于巨块型或残留病灶的患者，HSCT 前（后）可给予受累部位放射治疗，以获得更好地缓解或降低局部病灶复发，但对生存的影响不确定，基于微小残留病变监测的预先清除治疗策略有待于临床研究的探讨和证实。

六、总结与展望

自体造血干细胞移植已应用于淋巴瘤相关噬血细胞综合征的治疗中，并取得了一定疗效，ASCT 在治疗常规治疗效果不佳的复发 / 难治性噬血细胞综合征或药物治疗后达到完全缓解的淋巴瘤相关噬血细胞综合征患者时，可促使机体重建免疫系统和造血系统，降低病情凶险度。尽管噬血细胞综合征患者行自体造血干细胞移植还有很多不确定的因素需要讨论，我们仍期待自体造血干细胞移植能够从控制原发病、重建免疫系统等方面来显著提高噬血细胞综合征患者的生存率。随着新型药物如来那度胺、伊布鲁替尼、硼替佐米、CAR-T 细胞、免疫检查点抑制剂等现已被广泛研究，靶向性、个性化药物不断改进，将其联合自体造血干细胞移植用于治疗噬血细胞综合征的疗效值得期待。

（华政洁　迪娜·索力提肯　王　昭）

参 考 文 献

噬血细胞综合征中国专家联盟，中华医学会儿科学分会血液学组，2018. 噬血综合征诊治中国专家共识［J］. 中华医学杂志，98（2）：91-95.

中国抗癌协会血液肿瘤专业委员会，中华医学会血液学分会白血病淋巴瘤学组，中国临床肿瘤学会抗淋巴瘤联盟，2018. 造血干细胞移植治疗淋巴瘤中国专家共识（2018 版）［J］，中华肿瘤杂志，40（12）：927-934.

Allen C E，Marsh R，Dawson P，et al，2018. Reduced-intensity conditioning for hematopoietic cell transplant for HLH and primary immune deficiencies［J］. Blood，132（13）：1438-1451.

Bair S M，Brandstadter J D，Ayers E C，et al，2020. Hematopoietic stem cell transplantation for blood cancers in the era of precision medicine and immunotherapy［J］. Cancer，126（9）：1837-1855.

Baker K S，Filipovich A H，Gross T G，et al，2008. Unrelated donor hematopoietic cell transplantation for hemophagocytic lymphohistiocytosis［J］. Bone Marrow Transplant，42（3）：175-180.

Chandra S，Chandrakasan S，Blachy J，et al，2021. Experience with a reduced toxicity allogeneic transplant regimen for non-CGD primary immune deficiencies requiring myeloablation[J]. J Clin Immunol，41（1）：89-98.

Cooper N，Rao K，Gilmour K，et al，2006. Stem cell transplantation with reduced-intensity conditioning for hemophagocytic lymphohistiocytosis[J]. Blood，107（3）：1233-1236.

Fu L，Wei N，Wang J S，et al，2017. The clinical characteristics of adult hemophagocytic lymphohistiocytosis treated with haploidentical donor hematopoietic stem cell transplantation[J]. Zhonghua Nei Ke Za Zhi，56（4）：273-278.

Gao L，Xiang X，Zhang C，et al，2019. Upfront autologous hematopoietic stem cell transplantation in patients with high-risk stage Ⅲ to Ⅳ Hodgkin lymphoma：a multicenter retrospective cohort study[J]. Hematology，24（1）：225-231.

Henter J I，Samuelsson-Horne A，Arico M，et al，2002. Treatment of hemophagocytic lymphohistiocytosis with HLH-1994 immunochemotherapy and bone marrow transplantation[J]. Blood，100（7）：2367-2373.

Horne A，Janka G，Maarten Egeler R，et al，2005. Haematopoietic stem cell transplantation in haemophagocytic lymphohistiocytosis[J]. Br J Haematol，129（5）：622-630.

Imashuku S，2002. Clinical features and treatment strategies of Epstein-Barr virus-associated hemophagocytic lymphohistiocytosis[J]. Crit Rev Oncol Hematol，44（3）：259-272.

Imashuku S，Hibi S，Todo S，et al，1999. Allogeneic hematopoietic stemcell transplantation for patients with hemophagocytic syndrome（HPS）in Japan[J]. Bone Marrow Transplant，23（6）：569-672.

Li Z H，Wang Y，Wang J，et al，2016. Successful haploidentical stem cell Transplantation for three adults with primary hemophagocytic lymphohistiocytosis[J]. Bone Marrow Transplant，52（2）：330-333.

Li Z H，Wang Y，Wang J，et al，2017. Haploidentical hematopoietic stem cell transplantation for adult patients with Epstein-Barr virus-associated hemophagocytic lymphohistiocytosis[J]. Leuk Lymphoma，59（1）：77-84.

Mahlaoui N，Ouachee-Chardin M，de Saint Basile G，et al，2007. Immunotherapy of familial hemophagocytic lymphohistiocytosis with antithymocyte globulins：a single-center retrospective report of 38 patients[J]. Pediatrics，120（3）：e622-e628.

Maurer S，Herhaus P，Lippenmeyer R，et al，2019. Side effects of CXC-chemokine receptor 4-directed endoradiotherapy with pentixather before hematopoietic stem cell transplantation[J]. J Nucl Med，60（10）：1399-1405.

Mitrus I，Smagur A，Fidyk W，et al，2018. Reduction of DMSO concentration in cryopreservation mixture from 10% to 7.5% and 5% has no impact on engraftment after autologous peripheral blood stem cell transplantation：results of a prospective，randomized study[J]. Bone Marrow Transplant，53（3）：274-280.

Naithani R，Asim M，Naqvi A，et al，2013. Increased complications and morbidity in children with hemophagocytic lymphohistiocytosis undergoing hematopoietic stem cell transplantation[J]. Clin Transplant，27（2）：248-254.

Nishi M，Nishimura R，Suzuki N，et al，2012. Reduced-intensity conditioning in unrelated donor cord blood transplantation for familial hemophagocytic lymphohistiocytosis[J]. Am J Hematol，87（6）：637-639.

Ohga S，Kudo K，Ishii E，et al，2010. Hematopoietic stem cell transplantation for familial hemophagocytic lymphohistiocytosis and Epstein-Barr virus-associated hemophagocytic lymphohistiocytosis in Japan[J]. Pediatr Blood Cancer，54（2）：299-306.

Ouachee-Chardin M，Elie C，de Saint Basile G，et al，2006. Hematopoietic stem cell transplantation in hemophagocytic lymphohistiocytosis：a single-center report of 48 patients[J]. Pediatrics，117（4）：e743-e750.

Park H S，Lee J H，Lee J H，et al，2019. Fludarabine/Melphalan 100 mg/m（2）conditioning therapy followed by allogeneic hematopoietic cell transplantation for adult patients with secondary hemophagocytic lymphohistiocytosis[J]. Biol Blood Marrow Transplant，25（6）：1116-1121.

Sawada A，Ohga S，Ishii E，et al，2013. Feasibility of reduced-intensity conditioning followed by unrelated cord blood transplantation for primary hemophagocytic lymphohistiocytosis：a nationwide retrospective analysis in Japan[J]. Int J Hematol，98（2）：223-230.

Schuster F，Stachel D K，Schmid I，et al，2001. Griscelli syndrome：report of the first peripheral blood stem cell transplant and the role of mutations in the RAB27A gene as an indication for BMT[J]. Bone Marrow Transplant，28（4）：409-412.

Seo J，2015. Hematopoietic cell transplantation for hemophagocytic lymphohistiocytosis：recent advances and controversies[J]. Blood Res，50（3）：131-139.

Yeh J C，Shank B R，Milton D R，et al，2018. Adverse prognostic factors for morbidity and mortality during peripheral blood stem cell mobilization in patients with light chain amyloidosis[J]. Biol Blood Marrow Transplant，24（4）：815-819.

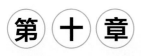

第十章 噬血细胞综合征的免疫化学治疗和分子靶向治疗

噬血细胞综合征是一类由原发或继发性免疫过度激活导致的致命性炎症反应综合征。噬血细胞综合征是一种罕见病，患者的临床表现缺乏特异性，因此早期识别诊断并积极治疗是挽救患者生命的关键举措。噬血细胞综合征是一组异质性疾病，需要对不同病因导致噬血细胞综合征的患者进行分层管理并实施个体化治疗。概括来说，噬血细胞综合征的治疗需同时兼顾三大方面：首先，噬血细胞综合征病情危重，需要积极进行对症及脏器支持治疗；其次，需尽快控制危及生命的炎症状态，控制病情进展；最后，从根本上祛除噬血细胞综合征的病因或诱发因素以预防复发。

对于成人噬血细胞综合征的治疗尚无前瞻性临床研究的结论，基于 HLH-1994 方案研究的传统免疫化学治疗是目前推荐的诱导方案，对于病情危急或恶化的非风湿病相关的噬血细胞综合征患者，需尽快开始应用 8 周的 HLH-1994 方案治疗。由于青少年和成人对依托泊苷的需求和耐受性相对较低，故而《噬血细胞综合征诊治中国专家共识》推荐对依托泊苷进行年龄相关的剂量调整。HLH-2004 方案也包含 HLH-1994 方案中的依托泊苷联合地塞米松，并在初始诱导治疗就加用了环孢素，但是提前使用环孢素并未能进一步改善患者结局，因此，HLH-1994 方案仍然是国际组织细胞协会和各项临床研究推荐的最经典的诱导治疗选择。

对噬血细胞综合征的诱导治疗不耐受、诱导治疗无效，或在诱导治疗减量后出现疾病进展者为难治 / 复发性噬血细胞综合征，建议尽早接受挽救治疗，目前国内外尚无统一的推荐方案。依托泊苷成功治疗噬血细胞综合征早在 1980 年就有文献报道，多年的临床和实验研究表明，依托泊苷可选择性祛除活化的 T 淋巴细胞而抑制炎性细胞因子的产生，这些研究结果也奠定了依托泊苷在噬血细胞综合征治疗中不可或缺的地位。由多柔比星脂质体、依托泊苷、甲泼尼龙组成的 DEP 化疗方案对难治 / 复发性噬血细胞综合征效果良好。纳入了 63 例难治 / 复发性噬血细胞综合征患者的临床研究显示，应用 DEP 方案治疗，27.0% 的患者获得完全缓解，49.2% 获得部分缓解，总体反应率为 76.2%。对于难治 / 复发性 EBV 相关噬血细胞综合征，在 DEP 方案基础上加用培门冬酶或是门冬酰胺酶组成 L-DEP 方案，有助于更好地控制病情以作为异基因造血干细胞移植的桥接治疗。但是，传统免疫化学治疗也因为自身的诸多问题受到了一些挑战。细胞毒性化疗药物及大剂量激素的应用，会有骨髓抑制、消化道出血、肝肾毒性等近期不良反应，同时也不断有文献报道显示，在噬血细胞综合征治疗后中位 24 个月时出现依托泊苷相关的第二肿瘤，如急性白血病、骨髓增生异常综合征等，其发生主要与依托泊苷剂量累积及联合应用其他细胞毒药物相关。近年来，随着各种类型、不同作用机制的新药的涌现，噬血细胞综合征的治疗获得了较大的进步。本章将对在新药时代背景下噬血细胞综合征的治疗研究进展进行阐述。

第一节　新型免疫化学治疗

除了经典的噬血细胞综合征诱导治疗方案之外，国内外学者也在治疗方面做了诸多探索，尤其是在新药时代，新型免疫化学治疗为噬血细胞综合征的治疗开辟了新的道路。笔者就目前报道的新型免疫化学疗法在噬血细胞综合征中的应用做简要阐述。

一、抗胸腺细胞球蛋白－混合免疫治疗

抗胸腺细胞球蛋白（ATG）是一种多克隆免疫球蛋白，是通过将人胸腺细胞注射至兔或马的体内制备而成。ATG 主要通过补体依赖性细胞溶解作用来诱导外周血 T 淋巴细胞消耗。ATG 还有一些 B 细胞特异性抗体，可抑制 B 细胞增生并诱导 B 细胞凋亡。在血液系统疾病中，ATG 最常用作重型再生障碍性贫血的免疫抑制治疗，其次，在异基因造血干细胞移植的预处理方案中，ATG 被用于清除患者体内的 T 淋巴细胞而发挥预防 GVHD 的作用。此外，ATG 可以用于造血干细胞移植或是实体脏器移植后难治性 GVHD 患者。在噬血细胞综合征患者中，ATG 也有用武之地。

异常活化的 T 细胞及单核巨噬细胞系统是噬血细胞综合征的特征性表现，因此 T 细胞清除治疗在噬血细胞综合征中也被探讨。来自法国的一项临床研究显示，无论患者是否曾应用甲泼尼龙及依托泊苷治疗，应用 ATG[5 ～ 10 mg/（kg·d），共用 5 天］对于原发性噬血细胞综合征疗效确切且有较高的缓解率，在纳入研究的 45 例原发性噬血细胞综合征患者中，33 例（73.3%）获得完全缓解（CR），11 例（24.4%）获得部分缓解（PR），仅 1 例患者无治疗反应。在有中枢神经细胞受累的 19 例患者中，仅 11 例（57.9%）患者获得 CR，而不伴有明显中枢神经系统受累的 26 例患者中，11 例（88.5%）患者可以获得 CR，二者间差异显著。但对经 ATG 疗法后未能立即衔接移植的患者，维持 CR 的中位时间仅为 1.3 个月。

另外，一项单中心的回顾性研究发现，相比于传统的 HLH-1994 方案，激素、环孢素联合 ATG 的免疫化学方案可使更多的原发性噬血细胞综合征患者获得病情控制（47% vs. 74%），但是噬血细胞综合征复发率在含有 ATG 的方案中更高（13% vs. 32%）。为了使患者获得更高的缓解率及更低的复发率，依托泊苷与 ATG 联合用于治疗噬血细胞综合征患者的临床研究正在进行中，但是结果尚未揭晓。

在 2018 年发表的《噬血细胞综合征诊治中国专家共识》中，已经将 ATG 与依托泊苷、地塞米松联合（混合免疫治疗，HIT-HLH）治疗方案用于难治/复发性噬血细胞综合征患者挽救治疗推荐方案之一。方案具体应用为：ATG 5 mg/（kg·d），共用 5 天；在第一剂 ATG 应用后的 7 天左右应用依托泊苷 100 mg/（m²·d），此后每周重复应用依托泊苷一次，

共用 7 次；地塞米松 20 mg/（m² · d）连用 7 天，减为 10 mg/（m² · d）连用 7 天，后减量为 5 mg/（m² · d）应用 14 天，2.5 mg/（m² · d）应用 14 天，1.25 mg/（m² · d）应用 14 天。ATG 在非原发性噬血细胞综合征的治疗应用比较局限，仍需更多的临床试验数据支持。值得一提的是，ATG 亦有可能增加 T 细胞耗竭所致的感染风险。在噬血细胞综合征患者的异基因移植中，应用 ATG 清除 T 细胞可能导致移植物抗白血病作用减弱，使疾病复发风险增加。

二、利妥昔单抗

利妥昔单抗是抗 CD20 抗原的单克隆抗体。CD20 是一种表达于大部分 B 细胞表面的蛋白，利妥昔单抗的主要作用机制是耗竭 CD20 阳性的 B 细胞。利妥昔单抗能通过一种或多种抗体依赖性机制来耗竭 B 细胞，包括 Fc 受体 γ 介导的抗体依赖性细胞毒作用和吞噬作用，补体介导的细胞溶解、生长停滞、B 细胞凋亡。既往研究显示，Fc 受体 γ 介导的抗体依赖性细胞毒作用和抗体依赖性吞噬作用是主要机制。

人类细胞上的 EBV 受体为 B 细胞表面分子 CD21，这是补体 C3d 组分的受体，又称为补体受体 2 型（CR2）。EBV 在感染机体时，首先感染初始 B 淋巴细胞，EBV 利用 B 细胞分化的正常途径，使自身在记忆性 B 细胞中保持转录静止状态，从而尽量减少免疫识别，因此记忆 B 细胞成为了机体内 EBV 潜伏的场所。CD20 单抗可以特异性杀伤 B 细胞，从而减少 EBV 诱导的过度免疫反应。一项回顾性研究总结了 42 例 EBV 相关噬血细胞综合征患者，在接受了激素、依托泊苷和（或）环孢素的传统噬血细胞综合征治疗的基础上，加用 375 mg/m² 的利妥昔单抗治疗，结果表明，患者对含有利妥昔单抗的噬血细胞综合征治疗方案耐受性良好。利妥昔单抗治疗后 2 ～ 4 周，患者血清铁蛋白水平较用药前下降了约 30%（4260 μg/L vs. 1149.5 μg/L）。在 36 例可分析的患者中，用药前外周血 EBV-DNA 的中位载量为 114 200 拷贝 /ml，利妥昔单抗治疗后 EBV-DNA 的中位载量为 225 拷贝 /ml（P=0.0001）。其中，22 例（61%）患者 EBV-DNA 载量在治疗后低于 1000 拷贝 /ml 或是检测不到。联合应用利妥昔单抗，43% 的患者临床状态也获得好转，包括发热、肝脾大、液体潴留等。此外，还有利妥昔单抗单药治疗 EBV 相关噬血细胞综合征的个案报道，经治疗后患者噬血得到了缓解，且 EBV-DNA 转阴。

据报道，利妥昔单抗用于对免疫抑制治疗、血浆置换和（或）免疫吸附治疗无反应的伴有中枢神经系统受累的系统性红斑狼疮（SLE）患者，经治疗的所有患者都显示有临床改善，部分患者影像学检查上也获得了好转。在多种自身免疫性疾病中，B 细胞介导的体液免疫紊乱是主要的致病机制，利妥昔单抗可以有效清除 CD20 阳性的 B 细胞，诱导补体介导的细胞毒作用，并刺激细胞凋亡，因此对自身免疫性疾病的细胞因子风暴有控制作用，故亦有控制噬血细胞综合征病情的作用。风湿病相关噬血细胞综合征，即巨噬细胞活化综合征（MAS），最常发生于成人 Still 病、sJIA、SLE 等。对于 MAS 的诱导治疗，如果患者病情足够稳定，噬血细胞综合征特异性治疗不作为首选，通常推荐首先应用激素治疗，在此基础上可以加用甲氨蝶呤、环孢素（CsA）等免疫抑制剂控制基础风湿性疾病。如果 MAS 患者处于明显噬血活动状态，单纯应用脉冲式激素治疗难以控制细胞因子风暴，可以考虑启动噬血细胞综合征特异性治疗。但对于 MAS 这类相对容易控制且预后较好的一类噬血细胞综合征，HLH-1994 方案略显激进，且考虑到 HLH-1994 方案中化疗药物的毒副作用，CD20 单抗此时就可以作为优选。利妥昔单抗在 MAS 中的应用也逐渐有报道，但目前主要为个案报道。在 1 例 SLE 合并噬血细胞综合征患者中，应用利妥昔单抗取代 HLH-1994 方案中的依托泊苷进行治疗，患者获得了病情缓解，此后患者应用羟氯喹维持，随访患者在停用利妥昔单抗 1 年后仍处于疾病缓解状态。

对于淋巴瘤相关的噬血细胞综合征，尤其是 B 细胞淋巴瘤相关噬血细胞综合征，联合应用利妥昔单抗的免疫化学方案治疗显得尤为重要。有个案报道显示，利妥昔单抗、依托泊苷、甲泼尼龙、大剂量阿糖胞苷及顺铂的免疫化疗方案对于 EBV 阳性的经典霍奇金淋巴瘤相关噬血细胞综合征效果良好，且治疗后 EBV-DNA 可以转阴。对于 EBV 阳性的弥漫大 B 细胞淋巴瘤合并 / 不合并噬血细胞综合征，应用含有利妥昔单抗的标准化疗（R-CHOP）治疗后获得反应者，外周血 EBV-DNA 可能转阴，但是总体而言，并发噬血细胞综合征和（或）伴有 EBV 阳性均为淋巴瘤患者的不良预后因素。另外，值得注意的是，对于伴有慢性 EBV 感染的非淋巴瘤患者，应该完善 EBV 累及淋巴细胞亚群的分选检查后进行个体化治疗，不推荐常规使用利妥昔单抗以试图达到控制 EBV 感染的目的。因为在免疫紊乱情况下，利妥昔单抗会特异性清除 CD20 阳性的 B 细胞，甚至可能有增加恶性肿瘤的风险。

三、PD-1 单抗

几乎所有的 EBV 相关噬血细胞综合征患者均存在免疫逃逸，患者自身的免疫系统无法有效清除体内感染的 EBV，EBV 在患者体内不断刺激 T 细胞等免疫细胞的活化而导致细胞因子风暴。目前能够清除 EBV 感染的特效抗病毒药物尚未被发现，单纯细胞毒药物、人免疫球蛋白及激素等药物均仅能清除过度活化的免疫细胞而改善临床症状，但却不能真正祛除诱发噬血细胞综合征的病因：EBV 感染。与此同时，细胞毒药物也有可能损伤机体的免疫系统使其更难以清除感染的 EBV。

程序性细胞死亡蛋白 1（PD-1）是一种细胞表面的免疫抑制性受体，是 T 细胞衰竭的重要调节分子之一，PD-1/PD-L1 信号通路在慢性感染和肿瘤发展过程中可以抑制抗原（病毒或肿瘤）特异性细胞毒 T 细胞（CTL）的功能而发挥免疫逃逸的作用。研究表明，在 EBV 或是其他病毒感染后，体内 CTL 细胞表面的 PD-1 表达增加，从而发生免疫逃逸，PD-1 抑制剂对慢性病毒感染的动物模型有效，如 JC 病毒感染后导致的进行性多灶性脑白质变性模型。PD-1 单抗是一种新型的免疫检查点抑制剂，在 EBV 阳性的胃癌、NK/T 细胞淋巴瘤患者中已经取得较高的反应率。对于以上研究结果，可能的解释是，作为免疫检查点抑制剂，PD-1 单抗通过与 PD-1 结合阻断了 PD-1 与 PD-L1 的相互作用，释放了被 PD-1 阻断的抗原 CTL 的效应功能，从而恢复慢性感染者或是肿瘤患者体内 CTL 的功能，进而发挥抗肿瘤及清除慢性病毒感染的作用。

目前，PD-1 单抗在噬血细胞综合征中的应用不断有报道。2020 年 *BLOOD* 杂志的一篇文章探讨了单独应用 PD-1 单抗治疗难治 / 复发性噬血细胞综合征的有效性和安全性。

该临床研究（ChiCTR 1900026232）纳入了 7 例难治 / 复发性 EBV 相关噬血细胞综合征患者，每 3 ～ 4 周静脉输注 100 ～ 200 mg 的 PD-1 单抗（nivolumab），经治疗，6 例患者获得治疗反应，其中 5 例获得 CR，且在中位随访 16 个月的时间，这 5 例患者维持缓解状态的时间超过 40 周。在获得 CR 的 5 例患者中，4 例患者血浆中 EBV-DNA 转阴。对 4 例在治疗后血浆 EBV-DNA 转阴的患者应用定量 PCR 技术均未在记忆 B 细胞、T 细胞及 NK 细胞内检测到 EBV-DNA。在安全性方面，没有患者出现 3 级及以上的免疫相关不良反应。此外，该研究对 1 例难治 / 复发性 EBV 相关噬血细胞综合征治疗后 EBV-DNA 转阴的患者进行了单细胞 RNA 测序，结果发现患者体内过度活化的 CD8 阳性 T 细胞的噬血细胞综合征相关基因是受抑制的，这些基因在 T 细胞活化过程中未能得到上调，如 *CD27*、*STXBP2*，这一重要的发现也许可以解释免疫系统无法有效清除感染的 EBV 的原因。PD-1 单抗治疗可以扩增高表达 PD-1 及 LAG-3 的 CTL 细胞亚群。同时，PD-1 单抗恢复被抑制的噬血细胞综合征相关的共刺激脱颗粒基因，利于 EBV 的清除。比较有趣的是，有 2 例伴有 *UNC13D* 基因杂合突变的患者对 PD-1 单抗的反应较好，这 2 例患者经治疗后 EBV-DNA 均转阴。以上现象，作者推测噬血细胞综合征相关基因的杂合亚等位基因突变所导致的免疫细胞杀伤功能缺陷可能被 PD-1 单抗修复。

但是，随着免疫检查点抑制剂在各种肿瘤中的应用，不断有报道显示该疗法可以诱发噬血细胞综合征。PD-1 单抗在治疗转移性黑色素瘤、非小细胞肺癌过程中有诱发噬血细胞综合征的案例报道，但及时应用大剂量激素治疗多可控制病情。因此，PD-1 单抗可能是一把双刃剑，既可以控制噬血细胞综合征的炎症反应，又可以在肿瘤的治疗中诱发炎症反应，更多的机制尚需进一步探索。

四、细胞免疫治疗

噬血细胞综合征是一种严重危及生命的细胞因子风暴综合征，及时有效地控制机体炎症反应是患者获得病情缓解的前提。但对于伴有先天基因缺陷、难治 / 复发，以及伴发中枢神经系统受累的噬血细胞综合征患者，在噬血细胞综合征获得缓解后尽快进行异基因造血干细胞移植是唯一可能治愈该疾病的治疗策略。虽然 DEP/ L-DEP 作为挽救治疗方案，能进一步使 70% 以上的难治 / 复发性噬血细胞综合征患者获得治疗反应，但不幸的是，多种因素导致一部分患者最终未能接受异基因造血干细胞移植，如经济困难、疾病未缓解状态、年龄大于 65 岁、无合适移植供者等，这一部分患者预后非常差，常短期内死亡。

病毒相关噬血细胞综合征是国内最常见的感染相关噬血细胞综合征，病毒感染后，患者的免疫系统无法有效地识别并清除病毒，病毒的持续感染引起了免疫过度激活而形成细胞因子风暴。EBV 相关噬血细胞综合征是最常见的病毒相关噬血细胞综合征，大多数 EBV 相关噬血细胞综合征患者预后较差。一项研究统计了 61 例 EBV 相关噬血细胞综合征患者，1 年总生存率仅为 25%，未能接受移植的难治 / 复发性 EBV 相关噬血细胞综合征患者，预后更差。近年来，过继性细胞免疫治疗在病毒相关肿瘤中被应用，输注的异基因淋巴细胞可以识别病毒感染细胞并控制潜伏感染。过继性细胞免疫治疗在血液病患者中也有应用，有研究发现，对于急性髓系白血病（AML）患者，输注粒细胞集落刺激因子

（G-CSF）动员后的外周血干细胞（PBSC）可以在不增加移植物抗宿主病（GVHD）的基础上介导移植物抗白血病（GVL）效应，增强患者血液学缓解率。输注 HLA 半相合供者 G-CSF 动员的 PBSC 是否能改善未能接受移植的难治 / 复发性 EBV 相关噬血细胞综合征患者的预后呢？基于此，笔者所在中心开展了一项临床研究，共纳入 19 例患者，在应用化疗方案 36 小时后输注 HLA 半相合供者 G-CSF 动员的 PBSC，输注细胞后 2 周，患者的外周血白细胞计数显著升高，纤维蛋白原及铁蛋白水平较治疗前显著降低。此外，患者外周血 EBV-DNA 拷贝数较输注细胞前显著降低（5.0×10^5 vs. 5.0×10^3，$P=0.001$）。但是，与单纯应用挽救治疗方案的患者相比，化疗联合细胞输注并未能显著提高噬血细胞综合征的缓解率。治疗后 3 个月内，化疗联合细胞输注组患者的生存率显著高于单纯应用挽救化疗组，但 3 个月后该优势丧失，因此，该方案并不能改善患者的远期预后。该研究提示异基因造血干细胞移植仍是难治 / 复发性 EBV 相关患者获得长期生存的唯一治疗策略，化疗联合细胞免疫治疗可短期内降低患者 EBV-DNA 拷贝数，延长短期生存，或可以作为异基因造血干细胞移植的桥接治疗。

健康供者的外周血白细胞可以识别和杀伤感染病毒的受者细胞，控制感染诱发的炎症反应。那么，在传统噬血细胞综合征治疗基础上输注供者未经 G-CSF 动员的外周血白细胞是否有益处呢？一项研究表明，输注单倍体供者的外周血白细胞的患者，其病毒拷贝数、铁蛋白及 sCD25 水平显著低于传统治疗组，患者 2 年的总体生存率在输注细胞组显著高于传统治疗组（22.73% vs. 13.33%，$P=0.028$）。因此，过继性细胞免疫治疗更利于降低病毒的负荷，改善患者疾病状态。

对于没有异基因造血干细胞移植机会的难治 / 复发性 EBV 相关噬血细胞综合征患者，在传统免疫化学治疗的基础上，输注 G-CSF 动员的或未动员的供者细胞的优劣性对比研究有待进一步开展。但以上研究均表明，过继性细胞免疫或可以作为无法进行异基因造血干细胞移植的难治 / 复发性 EBV 相关噬血细胞综合征患者的姑息性治疗。过继性细胞免疫治疗在输注的细胞数目、化疗的药物剂量、细胞输注时机等方面仍需进一步探讨，其改善患者预后的机制也有待进一步探讨。

（尤亚红　宋　悦　王　昭）

第二节　分子靶向药物治疗

噬血细胞综合征是一种危及生命的疾病，临床上以过度活化的免疫系统导致严重的过度炎症反应和病态免疫表现为特点，分为原发性噬血细胞综合征及继发性噬血细胞综合征。在噬血细胞综合征第一个临床指南即 HLH-1994 方案诞生前，噬血细胞综合征是一种致死性疾病，平均生存时间为 2 个月，HLH-1994 方案将噬血细胞综合征的诱导缓解率从过去的不足 10% 显著提高到 70%，随之进行的异基因造血干细胞移植更使得近 50% 的患者受益。尽管 HLH-1994 方案明显改善了噬血细胞综合征患者的转归，但仍有约 30% 的噬血细胞综合征患者对传统治疗方案无应答，且目前临床中噬血细胞综合征治疗主要为包含依托泊苷为基础的治疗方案，可导致药物相关毒性副作用及死亡，因此需要开展更多关于新治疗手段的研究，以降低噬血细胞综合征病死率及细胞毒药物治疗相关副作用。随着噬血细胞综合征发病机制研究的进展和分子生物学技术的不断提高，以及非化学治疗理念的提出，目前噬血细胞综合征的治疗策略也从全免疫抑制剂向毒副作用更小的生物制剂靶向治疗转变。

继发性噬血细胞综合征的病理机制为"细胞因子风暴"。目前认为噬血细胞综合征的病理过程是 NK 细胞和（或）CTL 的细胞毒功能下降或缺失导致不能有效清除被感染的细胞，持续存在的抗原血症通过树突状细胞激活抗原提呈，细胞毒功能的缺陷使细胞毒细胞不能清除活化的树突状细胞，从而导致持续激活 T 细胞，被激活的 T 细胞浸润多个器官并分泌包括 IFN-γ 在内的细胞因子，升高的 IFN-γ 等细胞因子水平随之激活巨噬细胞及其他细胞，进而这些细胞又分泌多种细胞因子，强化了这种正反馈的循环，从而导致细胞因子风暴。相关的促炎性因子包括 IFN-γ、IL-1、IL-6、IL-12、IL-18 和 TFN-α 等，现将目前应用于噬血细胞综合征治疗的分子靶向药物进行归纳。

一、芦可替尼

芦可替尼是 Janus 相关激酶（JAK 家族）JAK1 和 JAK2 的选择性抑制剂，JAK 激酶 / 信号转导和转录活化因子（STAT）即 JAK/STAT 信号通路，是多种细胞因子和生长因子在细胞内传递信号的共同途径。JAK 家族共有 4 位成员，分别为 JAK1、JAK2、JAK3 和 TYK2，且结构和功能相似，除了 JAK3 主要在造血细胞中表达外，大多数 JAK 家族成员均普遍表达于各种细胞。在 JAK/STAT 信号通路中，JAK 激酶通过 STAT 蛋白将细胞外信号转到细胞核内，介导造血细胞增殖、分化、凋亡、转化等功能。红细胞生成素、血小板生成素、粒细胞 – 巨噬细胞集落刺激因子、IL-3 和 IL-5 等信号可激活 JAK2 转导，而 IL-6、IL-10、IL-11、IL-19、IL-20、IL-22 和 IFN-γ 信号则同时激活 JAK1 和 JAK2 传导。JAK/STAT 抑制剂芦可替尼可抑制信号转导和转录激活依赖基因表达，为其作为减轻噬血细胞综合征中细胞因子驱动的高炎症反应靶向药物提供了临床应用依据。目前认为噬血细胞综合征的病理过程是由于 NK 细胞和（或）CTL 的细胞毒功能下降或缺失导致不能有效清除被感染的细胞，持续存在的抗原血症通过树突状细胞激活抗原提呈，细胞毒功能的缺陷使细胞毒细胞不能清除活化的树突状细胞，从而导致持续激活 T 细胞，被激活的 T 细胞浸润多个器官并分泌包括 IFN-γ 在内的细胞因子，升高的 IFN-γ 等细胞因子水平随之激活巨噬细胞及其他细胞，进而这些细胞又分泌多种细胞因子，强化了这种正反馈的循环，从而导致细胞因子风暴。噬血细胞综合征的许多关键细胞因子（包括 IFN-γ、IL-2、IL-6 等）通过 JAK/STAT 信号通路来传导信号。细胞因子与相应的受体结合后引起受体分子的二聚化，这使得与受体偶联的 JAK 激酶相互接近并通过交互的酪氨酸磷酸化作用而活化。JAK 激活后催化受体上的酪氨酸残基发生磷酸化修饰，继而这些磷酸化的酪氨酸位点与周围的氨基酸序列形成"停泊位点"，同时含有 SH2 结构域的 STAT 蛋白被招募到这个"停泊位点"。最后，激酶 JAK 催化结合在受体上的 STAT 蛋白发生磷酸化修饰，活化的 STAT 蛋白以二聚体的形式进入细胞核内与靶基因结合，调控基因的转录。噬血细胞综合征小鼠模型实验发现芦可替尼可抑制穿孔素缺陷的噬血细胞综合征小鼠 IFN-γ、IL-6、IL-12 的产生，并改善噬血细胞综合征相应的临床症状。

此外，JAK1/JAK2 信号途径在介导炎症反应和组织损伤等病理过程中发挥作用，其中 IL-2、IL-4 和 IL-7 等细胞因子通过介导 JAK 磷酸化并激活 T 细胞，导致 GVHD 发生。小鼠模型实验发现，JAK1/JAK2 抑制剂可以减少小鼠效应 T 细胞增殖，降低血清中促炎细胞因子水平，提高急性 GVHD 小鼠存活。目前基于芦可替尼在噬血细胞综合征及 GVHD 小鼠模型中的良好疗效，国内外已将芦可替尼用于治疗噬血细胞综合征及造血干细胞移植相关噬血细胞综合征。

笔者所在中心曾报道应用芦可替尼挽救治疗 3 例难治 / 复发性 HLH 患者，其中 2 例为 EBV 相关噬血细胞综合征，1 例为不明原因噬血细胞综合征患者。3 名患者经 HLH-1994 方案或 DEP/L-DEP 挽救方案治疗后不缓解或复发，患者体温持续升高，但均在加用芦可替尼的第 2 天体温降至正常且血清铁蛋白、sCD25、纤维蛋白原、血细胞计数等噬血细胞综合征评估指标和器官功能显著改善，2 例 EBV 相关噬血细胞综合征患者中，1 例患者接受了异基因造血干细胞移植，目前仍存活。由此对于难治 / 复发性 EBV 相关噬血细胞综合征患者，芦可替尼可以作为通往异基因造血干细胞移植的桥梁，对于应用 HLH-1994 方案或 DEP/L-DEP 挽救方案治疗失败的患者应用芦可替尼可延长患者疾病缓解时间，为异基因造血干细胞移植争取时间。此外，中心评估了 2017 年 1 月至 2019 年 3 月于我院住院期间接受异基因造血干细胞移植（allo-HSCT）而发生类固醇激素难治性急性移植物抗宿主病（SR-aGVHD）的 12 例 EBV 相关噬血细胞综合征患者，12 例应用芦可替尼的患者中，有 7 例达完全缓解（CR），3 例部分缓解（PR）和 2 例治疗失败，CR 率为 58.3%。另有 6 例 aGVHD 皮肤受累的患者获得 CR，接受芦可替尼的患者平均应用类固醇激素的时间为 28.1 天，HSCT 后的中位生存期为 64.6 周。由此，我们得出在 HSCT EBV 相关噬血细胞综合征患者中，芦可替尼的挽救性治疗具有较高的 CR 率和较短的类固醇激素应用时间。

目前最新的国内外研究已有将芦可替尼作为继发性噬血细胞综合征的一线治疗方案。Michigan Rogel 癌症中心自 2016 年 2 月至 2019 年 2 月一项关于继发性噬血细胞综合征患者应用芦可替尼作为一线治疗方案的单中心研究共纳入 5 名患者，研究发现患者 2 个月生存率为 100%，平均随访 490 天，无死亡病例。Inuk Zandvakili 等报道了 2 例芦可替尼一线治疗继发性噬血细胞综合征患者的病例，在应用芦可替尼 24 小时后患者体温得到控制，72 小时后患者血细胞计数、铁蛋白、纤维蛋白原及 sCD25 等噬血细胞综合征评估指标得到明显改善。国内外尝试应用的研究表明，芦可替尼可用于 HLH-1994 方案或 DEP 挽救治疗方案效果欠佳的难治 / 复发性噬血细胞综合征患者，为异基因造血干细胞移植争取更多的时间，也可尝试应用于一线治疗方案，此外，应用于噬血细胞综合征行造血干细胞移植患者 aGVHD 可减少类固醇激素的应用，改善 aGVHD 相关症状。

二、阿仑单抗

阿仑单抗是一种人源化 CD52 单克隆抗体，靶向淋巴细胞和单核细胞表面的 CD52 抗原，CD52 抗原在巨噬细胞和树突状细胞表面也有表达。阿仑单抗最初用于预防移植物抗宿主病，随后研究应用于恶性淋巴瘤，后在治疗全身性血管炎中进行了尝试，目前主要应用于多发性硬化患者的治疗。继发性噬血细胞综合征发病核心中的"细胞因子风暴"主要由活化的巨噬细胞分泌，因而清除表达 CD52 抗原的细胞可控制噬血细胞综合征患者炎症因子的持续活化，控制噬血细胞综合征疾病的进一步恶化。

2010 年 Matthew P 等报道了 1 例 39 岁的女性患者在诊断为噬血细胞综合征后先早期应用利妥昔单抗、丙种球蛋白、类固醇激素保守治疗方案，但疾病未控制，后给予 HLH-1994 方案化疗，但疾病仍持续恶化，因此尝试性应用阿仑单抗来阻断淋巴细胞－组织细胞活化这一周期，从而阻断"炎症因子风暴"这一恶性循环。应用阿仑单抗后的第 1 周患者的临床症状及实验室检查结果较前得到明显改善，为行造血干细胞移植争取了时间。因此提示阿仑单抗可作为噬血细胞综合征患者接受造血干细胞移植治疗的桥梁。2012 年有研究对 1 例 SLE 相关噬血细胞综合征患者尝试应用了阿仑单抗。对于有明确疾病诱因诱发的噬血细胞综合征而言，治疗的关键在于治疗原发疾病，因此此例病例在应用阿仑单抗前应用了类固醇激素、环磷酰胺、环孢素、依托泊苷，取得了一定的疗效，但未带来持久的缓解，建议患者应用 HLH-2004 方案化疗，患者拒绝，因此开始尝试性应用阿仑单抗，噬血细胞综合征及 SLE 持久缓解达 19 个月。因此，对于拒绝接受或难以耐受 HLH-1994/HLH-2004 方案化疗的噬血细胞综合征患者可尝试将阿仑单抗应用于 SLE 相关噬血细胞综合征的治疗。Rebecca 等的一项研究纳入了 22 例继发性噬血细胞综合征患者，在应用阿仑单抗之前，患者均接受了噬血细胞综合征的一线治疗方案，其中 64% 的患者取得部分缓解，77% 的患者存活至接受造血干细胞移植，且其中有 1 例患者未接受造血干细胞移植而持续存活；药物副作用观察方面，仅少数患者出现发热、荨麻疹或暂时性血细胞减少，但约 1/4 的患者出现了腺病毒血症，尤以巨细胞病毒血症为著，考虑与阿仑单抗导致淋巴细胞耗竭相关。因此，该研究认为阿仑单抗可作为难治复发性噬血细胞综合征的二线治疗，且可作为衔接造血干细胞移植的桥梁。

综上，阿仑单抗可作为继发性难治复发性噬血细胞综合征患者的二线治疗，可作为衔接造血干细胞移植的桥梁。同时，对于 SLE 相关噬血细胞综合征可尝试将阿仑单抗作为一线治疗。

三、阿纳白滞素

阿纳白滞素是一种重组人 IL-1 受体拮抗剂，可阻断 IL-1 的作用。阿纳白滞素在治疗炎症过程中的安全性及获益在许多疾病中均得到证实，包括系统性幼年型特发性关节炎（sJIA），IL-1 是构成 sJIA 炎症级联反应的主要介质，可作为该疾病的治疗靶点，提高 sJIA 相关巨噬细胞活化综合征（MAS）的生存率。

Kelly 等于 2008 年报道了 1 例由 sJIA 诱发 MAS 的儿童患者应用阿纳白滞素控制病情的病例，该 18 岁患者以发热及皮疹起病，明确诊断为 sJIA 相关 MAS 后即开始应用类固醇激素、环孢素及丙种球蛋白治疗，治疗 2 周后患者疾病状态仍持续活化，体温及皮疹无好转，遂开始联合阿纳白滞素控制病情，患者体温及皮疹明显好转，持续应用时间达 11

个月未出现药物副作用，停药后随诊 2 年未见疾病复发。Rajasekara 等报道了该中心一项单中心研究结果，研究共纳入 8 名诊断为败血症 /MAS/ 继发性噬血细胞综合征患者，以高铁蛋白血症为突出表现，8 名患者于中位住院时间第 5 天（3 ～ 13 天）开始应用阿纳白滞素，使用时间持续至患者临床症状和炎症指标改善（5 ～ 31 天），除应用阿纳白滞素外其中几名儿童同样接受了丙种球蛋白和（或）类固醇激素治疗。研究结果发现，使用阿纳白滞素后疾病死亡率为 12.5%（1/8），C 反应蛋白（CRP）水平下降 67.1%（P=0.03），铁蛋白水平下降 63.8%（P=0.3），未观察到中性粒细胞和淋巴细胞计数下降，无感染发生。Shakoory 等发现在患有严重脓毒血症的成人中，阿纳白滞素的随机安慰剂对照试验发现，以 1 ～ 2mg/（kg·h）的剂量持续输注 72 小时可使严重脓毒血症 / 噬血细胞综合征的成人死亡率下降 50%。Divithotawela 等于 2015 年报道了 1 例巨细胞病毒（CMV）相关噬血细胞综合征应用阿纳白滞素的病例。患者为 44 岁女性，因发热、头痛、谵妄和呼吸困难入院，入院后检查结果提示为噬血细胞性，因呼吸衰竭行气管插管，支气管肺泡灌洗液检查提示 CMV 阳性，在接受更昔洛韦、类固醇激素、广谱抗生素治疗后临床表现无改善，遂开始尝试阿纳白滞素治疗，每日皮下注射 100 g，患者体温迅速下降、气体交换障碍改善，最后疾病治愈，因此提示阿纳白滞素可治疗类固醇激素治疗不敏感的 CMV 相关噬血细胞综合征。此外，目前将阿纳白滞素与依帕伐单抗应用于新型冠状病毒肺炎（COVID-19）的相关试验正在进行。综合既往研究发现，应用阿纳白滞素治疗继发性噬血细胞综合征、MAS 不会导致血细胞减少、感染等常规化疗方案治疗噬血细胞综合征的常见并发症。

四、依帕伐单抗

依帕伐单抗是一种非竞争性抑制 IFN-γ 的人源性 IgG_1 单抗，可非竞争性地抑制 IFN-γ，与游离 IFN-γ 以及与其受体结合的 IFN-γ 都具有高亲和力，从而中断炎症循环，恢复免疫稳态。IFN-γ 是噬血细胞综合征"细胞因子风暴"中重要的炎症因子。IFN-γ 可以直接刺激体内巨噬细胞的活化，引发血细胞减少，在另一个实验模型中，IFN-γ 的持续过度表达可引起与自身炎症综合征相关的临床表现，包括一些与噬血细胞综合征相关的临床表现，如脾肿大、淋巴结肿大、高铁蛋白血症和巨噬细胞活化。2018 年 9 月依帕伐单抗被批准用于成人和儿童原发性噬血细胞综合征患者。原发性噬血细胞综合征常见的突变基因包括 *PRF1*、*UNC13D*、*STX11* 和 *STXBP2*，基因突变导致 T 细胞及 NK 细胞的细胞毒功能缺陷。在穿孔素缺陷的噬血细胞综合征小鼠模型中应用依帕伐单抗后可观察到肿大的脾脏及肝脏损伤有所缓解，但铁蛋白及血细胞减少改善不明显。依帕伐单抗的起始应用剂量为 1mg/kg，静脉输入时间持续 1 小时，每 3 ～ 4 天重复一次，根据临床反应计量可增加至 10 mg/kg，在治疗期间患者可同时接受地塞米松 [5 ～ 10 mg/（m^2·d）] 治疗。初始临床试验主要于儿童原发性噬血细胞综合征患者中开展，且几乎所有接受过依帕伐单抗治疗的儿科患者均积极衔接造血干细胞移植。因此，依帕伐单抗作为成人继发性噬血细胞综合征的疗效需进一步研究，在此类研究进行之前，依帕伐单抗不能替代成人噬血细胞综合征的标准一线治疗方案。

在一项将依帕伐单抗应用于难治/复发性噬血细胞综合征的研究中发现，接受依帕伐单抗治疗的患者中位缓解时间为 8 天，总体缓解率为 64.7%，其中 26% 的患者达 CR，30% 达 PR，7.4% 症状得到改善，在接受 HSCT 的患者中 12 个月的生存率为 69%；同一研究中发现其常见的药物不良反应包括感染（56%）、高血压（41%）、输液相关反应（27%）和发热（24%），其他较不常见的不良反应包括低血钾、便秘、皮疹、腹痛、CMV 感染、腹泻、淋巴细胞增多、咳嗽、易怒、心动过速和呼吸急促。目前正在进行的一项临床研究（NCT01818492）尝试应用依帕伐单抗治疗噬血细胞综合征中枢神经系统并发症，目前该临床试验中 2 例患者中枢神经系统症状得到改善。目前另一项多中心研究（NCT02472054，迄今已招募 29 名患者）正在研究原发性噬血细胞综合征患者中使用依帕伐单抗（与甲泼尼龙和环孢素联合使用）的疗效，患者在接受依帕伐单抗前未接受其他药物治疗。目前针对依帕伐单抗的治疗多为临床研究且多针对于原发性噬血细胞综合征，对于继发性噬血细胞综合征的应用尚缺乏大量临床试验数据，治疗疗效需进一步观察。

五、西罗莫司

西罗莫司又名雷帕霉素，是一种新型的免疫抑制剂，可抑制哺乳动物雷帕霉素靶蛋白（mammalian target of rapamycin，mTOR；一种丝氨酸/苏氨酸激酶，是细胞生长和增殖重要的调节因子），同时能抑制抗原和细胞因子（如 IL-2、IL-4、IL-15）引起的 T 淋巴细胞活化、增殖，临床上主要用于实体器官移植后的排异反应及自身免疫性疾病的治疗。目前对新型冠状病毒（SARS-CoV-2）的进一步研究发现，SARS-CoV-2 的炎症因子失调可表现为继发性噬血细胞综合征的临床表现，通常伴随有单核巨噬细胞系统活化，而 mTOR 在单核巨噬细胞系统活化中起到开关的作用，西罗莫司可阻断单核巨噬细胞系统活化，从而减缓或阻断 SARS-CoV-2 导致的噬血细胞综合征的发生。

六、IL-18 结合蛋白

IL-18 结合蛋白（IL-18BP）是 IL-18 的天然抑制剂，IL-18 是 IFN-γ 和 TNF-α 的诱导剂，有研究发现，在原发性噬血细胞综合征和继发性噬血细胞综合征患者血清中游离 IL-18 的浓度明显升高，且与疾病进展相关。Laura Chiossone 等通过小鼠模型研究了 IL-18BP 是否能降低噬血细胞综合征动物模型疾病的严重程度。利用感染巨细胞病毒从而诱发噬血细胞综合征小鼠模型，模型小鼠的特征有血细胞减少、肝脏和脾脏明显的炎症损伤及骨髓中可见噬血现象，引入 IL-18BP 后发现 IL-18BP 可降低此模型小鼠的巨噬细胞的吞噬功能，逆转模型小鼠的肝脾损伤，实验数据还显示 IL-18BP 可降低 CD8$^+$ T 淋巴细胞和 NK 细胞产生的 IFN-γ 和 TNF-α。这些数据表明，IL-18BP 在噬血细胞综合征动物模型治疗中是可以获益的，与抗病毒治疗相结合可能成为治疗噬血细胞综合征的一种有前景的策略。

综上所述，目前以上新型的分子靶向治疗通过针对参与噬血细胞综合征疾病发展的信号通路和参与疾病发展的免疫细胞分泌的细胞因子起作用，其目的是中断持续的免疫刺激，限制严重的过度炎症和组织损伤，相比于传统的化疗治疗手段副作用小、可耐受性强。但笔者认为，在潜在病因尚未明确之前，单独的细胞因子靶向生物制剂并不推荐作为噬血细胞综合征的一线治疗，可尝试应用于难治/复发性噬血细胞综合征的二线治疗或与一线治疗联合应用，从而为造血干细胞移植争取时间。

（陈蕾蕾　尤亚红　宋　悦　王　昭）

参 考 文 献

Chellapandian D，Das R，Zelley K，et al，2013. Treatment of Epstein-Barr virus-induced haemophagocytic lymphohistiocytosis with rituximab-containing chemo-immunotherapeutic regimens[J]. Br J Haematol，162（3）：376-382.

Chiossone L，Audonnet S，Chetaille B，et al，2012. Protection from inflammatory organ damage in a murine model of hemophagocytic lymphohistiocytosis using treatment with IL-18 binding protein[J]. Front Immunol，3：239-249.

Claudio K，Mercedes L，Fabian T，et al，2020. mTORC inhibitor Sirolimus deprograms monocytes in "cytokine storm" in SARS-CoV2 secondary hemophagocytic lymphohistiocytosis-like syndrome[J]. Clin Immunol，218（9）：539-541.

Divithotawela C，Garrett P，Westall G，et al，2015. Successful treatment of cytomegalovirus associated hemophagocytic lymphohistiocytosis with the interleukin 1 inhibitor - anakinra[J]. Respirol Case Rep，4（1）：4-6.

Kelly A，Ramanan A V，2008. A case of macrophage activation syndrome successfully treated with anakinra[J]. Nat Clin Pract Rheumatol，4（11）：615-620.

Liu P，Pan X，Chen C，et al，2020. Nivolumab treatment of relapsed/refractory Epstein-Barr virus-associated hemophagocytic lymphohistiocytosis in adults[J]. Blood，135（11）：826-833.

Marsh R A，Allen C E，McClain K L，et al，2013. Salvage therapy of refractory hemophagocytic lymphohistiocytosis with alemtuzumab[J]. Pediatr Blood Cancer，60（1）：101-109.

Meyer L K，Verbist K C，Albeituni S，et al，2020. JAK/STAT pathway inhibition sensitizes CD8 T cells to dexamethasone-induced apoptosis in hyperinflammation[J]. Blood，136（6）：657-668.

Sadaat M，Jang S，2018. Hemophagocytic lymphohistiocytosis with immunotherapy：brief review and case report[J]. J Immunother Cancer，6（1）：49.

Shakoory B，Carcillo J A，Chatham W W，et al，2016. Interleukin-1 receptor blockade is associated with reduced mortality in sepsis patients with features of macrophage activation syndrome：reanalysis of a prior phase III trial[J]. Crit Care Med，44（2）：275-281.

Sin J H，Zangardi M L，2019. Ruxolitinib for secondary hemophagocytic lymphohistiocytosis：first case report[J]. Hematol Oncol Stem Cell Ther，12（3）：166-170.

Song Y，Wang J，Wang Y，et al，2020. HLA-mismatched GPBSC infusion therapy in refractory Epstein-Barr virus-associated hemophagocytic lymphohistiocytosis：an observational study from a single center[J]. Stem Cell Res Ther，11（1）：265.

Vallurupalli M，Berliner N，2019. Emapalumab for the treatment of relapsed/refractory hemophagocytic lymphohistiocytosis[J]. Blood，134（21）：1783-1786.

Wang H，Gu J，Liang X，et al，2020. Low dose ruxolitinib plus HLH-1994 protocol：a potential choice for secondary HLH[J]. Semin Hematol，57（1）：26-30.

Wang J，Wang Y，Wu L，et al，2020. Ruxolitinib for refractory/relapsed hemophagocytic lymphohistiocytosis[J]. Haematologica，105（5）：e210-e212.

Wang S，Wu J，Jing X，et al，2019. Etoposide combined with ruxolitinib for refractory hemophagocytic lymphohistiocytosis during pregnancy：a case report and literature review[J]. Hematology，24（1）：751-756.

Zandvakili I，Conboy C B，Ayed A O，et al，2015. Ruxolitinib as first - line treatment in secondary hemophagocytic lymphohistiocytosis：a second experience[J]. Am J Hematol，93（5）：E123-E125.

Zhang H，Dai Z，Yang N，et al，2018. Infusion of leukocytes from HLA haplo-identical familial donors as an adjuvant in the HLH-2004 protocol to treat the virus-associated adult hemophagocytic lymphohistiocytosis：a retrospective study of 26 patients[J]. Ann Hematol，97（2）：319-326.

Zhang Q，Wei A，Ma H H，et al，2021. A pilot study of ruxolitinib as a front-line therapy for 12 children with secondary hemophagocytic lymphohistiocytosis[J]. Haematologica，106（7）：1892-1901.